口腔种植实操指南
Practical Procedures in Implant Dentistry

口腔种植实操指南

Practical Procedures in Implant Dentistry

主　编　（澳）克里斯托弗·霍
（Christopher C. K. Ho）

主　译　巴睿恺

副主译　周　恬　陈　莉　董　岩

北方联合出版传媒（集团）股份有限公司
辽宁科学技术出版社

图文编辑

张　浩　刘玉卿　肖　艳　刘　菲　康　鹤　王静雅　纪凤薇　杨　洋　戴　军　张军林

Title: Practical Procedures in Implant Dentistry
By Christopher C. K. Ho, ISBN: 9781119399179

图书在版编目（CIP）数据

口腔种植实操指南 /（澳）克里斯托弗・霍（Christopher C. K. Ho）主编；巴睿恺主译. —沈阳：辽宁科学技术出版社，2024.7
ISBN 978-7-5591-3609-1

Ⅰ. ①口…　Ⅱ. ①克…　②巴…　Ⅲ. ①种植牙—口腔外科学—指南　Ⅳ. ①R782.12-62

中国国家版本馆CIP数据核字（2024）第109923号

出版发行：辽宁科学技术出版社
（地址：沈阳市和平区十一纬路25号　邮编：110003）
印 刷 者：深圳市福圣印刷有限公司
经 销 者：各地新华书店
幅面尺寸：170mm × 240mm
印　　张：24.5
插　　页：4
字　　数：490 千字
出版时间：2024 年 7 月第 1 版
印刷时间：2024 年 7 月第 1 次印刷
出 品 人：陈　刚
责任编辑：杨晓宇
封面设计：袁　舒
版式设计：袁　舒
责任校对：李　硕

书　　号：ISBN 978-7-5591-3609-1
定　　价：298.00 元

投稿热线：024-23280336
邮购热线：024-23280336
E-mail:cyclonechen@126.com
http://www.lnkj.com.cn

译者名单
Translators

主　译

巴睿恺　空军军医大学第三附属医院（口腔医院）

副主译

周　恬　上海交通大学医学院附属第九人民医院

陈　莉　空军军医大学第三附属医院（口腔医院）

董　岩　空军军医大学第三附属医院（口腔医院）

译　者

潘黎莎　上海交通大学医学院附属第九人民医院

罗景庭　空军军医大学第三附属医院（口腔医院）

译者简介
Translators

主　译

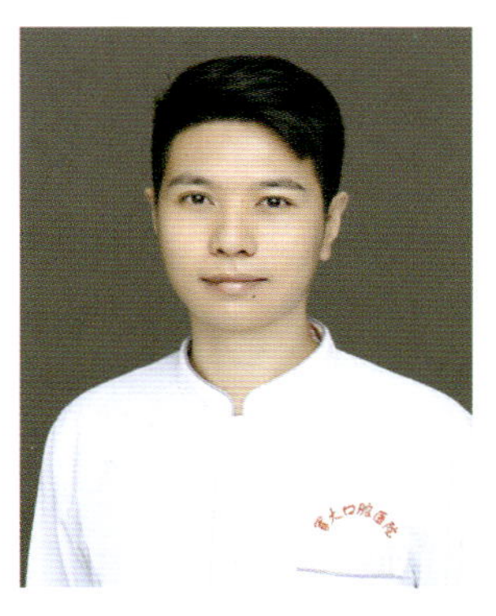

巴睿恺

副主任医师，副教授，空军军医大学第三附属医院（口腔医院）预防科。主持国家自然科学基金等项目3项。获国家发明专利2项、实用新型专利3项。主译、副主译及参编专著3部。科研方面曾获第十届国际颌面修复大会（ISMR）学术壁报评比第一名；临床方面曾获中华口腔医学会口腔修复学专业委员会第二届全国可摘义齿修复病例大赛一等奖，中华口腔医学会口腔美学专业委员会第五届CSED美学病例大赛二等奖，中华口腔医学会口腔修复学专业委员会第十四次全国年会“最佳临床设计病例”奖，中华口腔医学会第二十二届全国口腔学术年会“新蕾之星”奖等；教学方面曾获第六届陕西省青年教师教学竞赛医科组特等奖（第一名）。

副主译

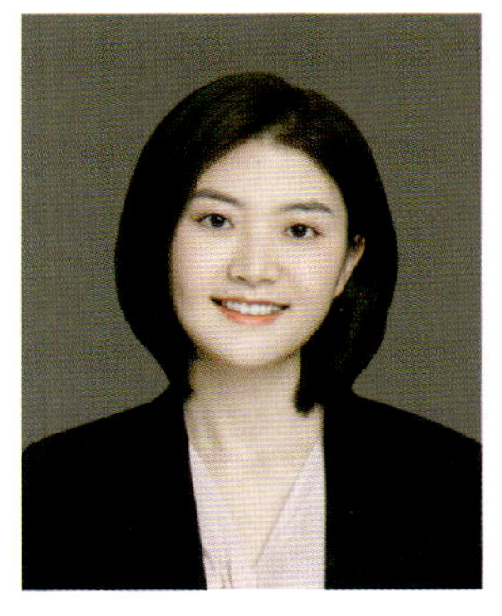

周　恬

主治医师，医学博士，上海交通大学医学院附属第九人民医院口腔颌面–头颈肿瘤科。德国埃尔朗根–纽伦堡大学访问学者。中华口腔医学会口腔材料专业委员会青年委员；上海市口腔医学会口腔材料专业委员会委员，上海市口腔医学会口腔康复专业委员会青年委员。主持国家自然科学基金项目1项，上海市浦江人才项目1项。获国家发明专利5项。以第一作者或通讯作者身份发表SCI论文10篇。

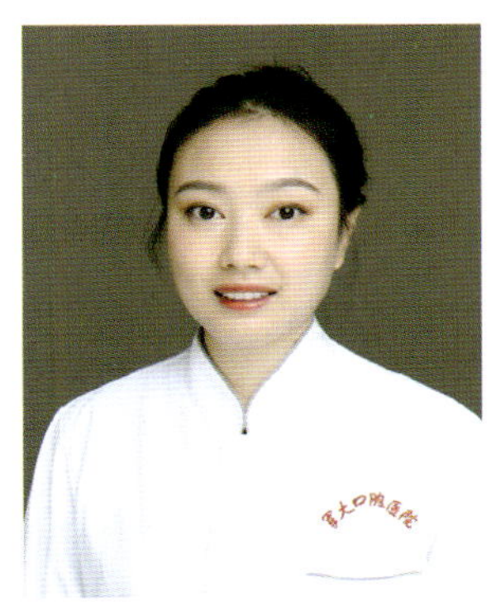

陈　莉

主治医师，讲师，空军军医大学第三附属医院（口腔医院）修复科。2023年获第二届长安杯种植病例展评优秀重建奖，2022年获第四届全球BEGO病例大赛一等奖，2017年获中国（西部）种植诊疗病例大赛二等奖，2016年获四川省种植年会口腔种植外科手术及修复病例比赛一等奖。获实用新型专利3项。参译及参编专著5部。

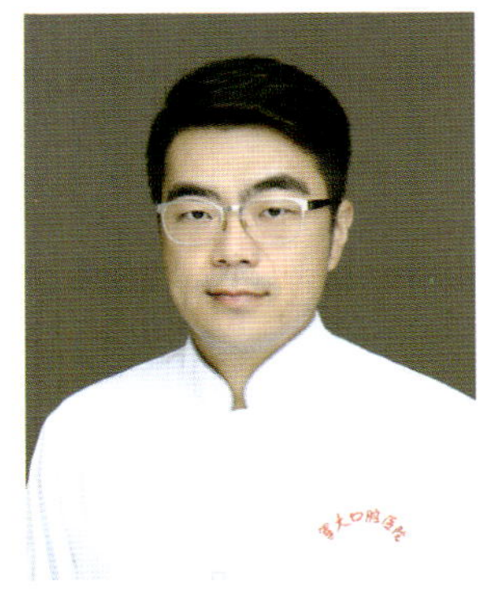

董　岩

副主任医师，副教授，空军军医大学第三附属医院（口腔医院）修复科副主任。陕西省医师协会口腔医师分会副会长；中华口腔医学会口腔颌面修复专业委员会委员；陕西省口腔医学会数字化口腔医学专业委员会常务委员，陕西省口腔医学会口腔修复学专业委员会委员。主持国家自然科学基金项目1项，陕西省自然科学基金项目2项，陕西省重点研发计划项目1项。作为第一发明人获批专利3项，作为参与人获批专利3项。发表SCI论文20余篇，其中以第一作者/共同第一作者/共同通讯作者身份发表12篇。主译专著3部，副主译专著1部，参编专著4部。

序言
Foreword

真的很高兴被邀请为这本口腔种植新书作序，口腔种植是一门从生物学基础到高阶临床治疗原则均快速发展的学科。要编写一本关于口腔种植方面的新书，并详细涵盖数字化设计、患者选择、种植体与生物材料、手术与修复步骤、维护、随访以及相关种植问题的诊断等主题，无疑责任重大。Christopher C. K. Ho成功地做到了这一点，为临床医生编写了一份明确而实用的“指南”。

感谢Christopher C. K. Ho及时的努力，种植领域发展如此之快，而且各年龄段的医生都不能忽略这一领域的基础和新技术。本书由国际种植专家团队编写。Christopher C. K. Ho在该领域多年的实践和教学中获得了丰富的临床及循证经验。他作为一位口腔全科医生完成了基本的种植培训和修复医生的高阶修复培训，并与全球种植、软硬组织外科方面的专家一起接受高阶外科培训。正是这种严谨和付出他才能立足于口腔种植领域，轻松应对日常的种植实践，治疗患者时没有压力，并取得持续的成功。本书记录了这个过程，在未来许多年这都是一本有价值的参考书。

我所认识的Christopher C. K. Ho是一位敬业而充满激情的临床医生、教育家、作家，并且在全球牙科教育学院（gIDE）种植硕士中有举足轻重的地位。对于医生来说，无论是年轻的毕业生还是经验丰富的从业者，都需要知道掌握一项技术并成为一位种植专家是需要这种奉献精神的，这一点很重要。多年的学习和训练伴随着或痛苦或快乐的日子，学习之路从平坦到陡峭，但在成为种植专家的旅程中，激情和自律从未消失。

我相信，本书将成为所有想要掌握和提高种植治疗技术医生的必读物。

尽情享受，刻苦训练，别忘了边学边享受这一过程。

Sascha Jovanovic, DDS, MS
Specialist in Periodontics (UCLA)
Specialist in Implant Therapy (Loma Linda University)
Specialist in Prosthodontics (Univ. of Aachen)
Master of Science in Oral Biology (UCLA)
Academic Chairman, gIDE Institute
Periodontist/Implant Surgeon, gIDE Dental Center
Assistant Professor, LLU School of Dentistry
Past-co-director, UCLA Implant Center
Past-president, European Association for Osseointegration (EAO)

编者名单
Contributors

David Attia, *BOH (DentSci) (Griffith), GradDipDent (Griffith), MSc (Oral Implantology) (Goethe), PGDipClin (Orth) (CoL)*
Clinical Lecturer
Australasian College of Dental Practitioners, Sydney, New South Wales, Australia

Michel Azer, *DDS (MIU), MS CAGS (BU)*
Former Clinical Assistant Professor
Henry M. Goldman School of Dental Medicine, Advanced Education Program Department of Periodontology, Boston, MA, USA

Subir Banerji, *BDS, MClinDent (Prostho), PhD, MFGDP(UK), FDS RCPS (Glasg), FICOI FICD, FIADFE*
Programme Director, MSc Aesthetic Dentistry
Senior Clinical Lecturer
King's College London, Faculty of Dentistry, Oral and Craniofacial Sciences, London, UK
Associate Professor
University of Melbourne Dental School, Melbourne, Victoria, Australia

Andrew Chio, *BDS (Melb)*
Private practice, Melbourne, Victoria, Australia

Aodhan Docherty, *BMedSci, BDent (Hons) (SYD), Grad Dip Clin Dent (Oral Implants) (SYD), PGDipClin (Orth) (CoL)*
Clinical Lecturer
Australasian College of Dental Practitioners, Sydney, New South Wales, Australia

Jonathan Du Toit, *BChD (UWC), MSc (Wits), Dip Oral Surg (CMFOS), Dipl Implantol (Frankfurt), MChD (OMP) (UP), FCD(SA) OMP*
Specialist in Periodontics and Oral Medicine
Senior Lecturer
Implant and Aesthetic Academy, Cape Town, South Africa

Tom Giblin, *BSc (Syd) BDent (Hons) (Syd) CertPros (Texas), DICOI*
Clinical Lecturer
Australasian College of Dental Practitioners
Private practice, Sydney, New South Wales, Australia

Christopher C.K. Ho, *BDS Hons (SYD), Grad Dip Clin Dent (Oral Implants) (SYD), M Clin Dent (Pros) (LON), D Clin Dent (Pros) (SYD), MRACDS (Pros), FIADFE, FPFA, FACD*
Head of Post Graduate School of Dentistry, Australasian College of Dental Practitioners, Sydney, New South Wales, Australia
Clinical Lecturer
Faculty of Dentistry, Oral and Craniofacial Sciences, King's College London, London, UK
Honorary Lecturer
Faculty of Dentistry, University of Sydney, New South Wales, Australia
Adjunct Associate Clinical Professor
Faculty of Dentistry, University of Puthisastra, Phnom Penh, Cambodia

Kyle D. Hogg, *DDS (Univ. of Michigan), AEGD (Univ. of Florida), MClinDent Prosthodontics (Lon)*
Post-graduate Tutor and Clinical Lecturer
King's College London, Faculty of Dentistry, Oral and Craniofacial Sciences, London, UK

Louis Kei, *BDSc Hons (Qld), MRACDS (GDP), DClinDent (Pros) (USyd), MRACDS (Pros)*
Clinical Lecturer
Faculty of Dentistry,
University of Sydney, New South Wales, Australia

Jess Liu, *DDS (NYUCD), MS (BU)*
Clinical Assistant Professor
Director of the Implant Fellowship
Henry M. Goldman School of Dental Medicine, Advanced Education Program Department of Periodontology, Boston, MA, USA

Anthony Mak, *BDS (SYD), Grad Dip Clin Dent (Oral Implants) (SYD)*
Private practice, Sydney, New South Wales, Australia

Tino Mercado, *DMD, GCClinDent (Oral Path) (Qld), MDSc (Perio) (Qld), MRACDS (Perio), PhD, FPFA, FICD*
Associate Professor
School of Dentistry, University of Queensland, Brisbane, Queensland, Australia

Sherif Said, *BDS, MSD, CAGS, FRCD(C)*
Diplomate of the American Board of Periodontics
Clinical Assistant Professor
Department of Periodontology
Henry M. Goldman School of Dental Medicine, Boston University
Private practice, Toronto, Canada

Lachlan Thompson,
Dip. Dental Technology (Perth)
Perth, Australia

Matthew K. Youssef, *BHSc MDent (LaTrobe), PG Dip Implants (CSU)*
Private practice, Melbourne, Victoria, Australia

关于配套视频

扫描下方二维码，关注“辽科社口腔图书出版中心”公众号，输入关键词“SCZN”，可观看视频讲解。

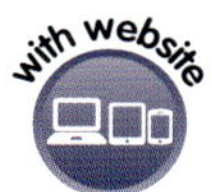

目录
Contents

扫一扫即可浏览
参考文献

第1章

前言
Introduction

Christopher C.K. Ho

骨结合现象给无牙颌患者的口腔功能和社会心理健康都带来了极大的提升。生活质量的提升主要表现为生活方式的改变，曾经的可摘义齿患者如今可以使用种植体辅助固位的固定义齿，义齿的固位与稳定都有了显著提高。在20世纪50年代，瑞典医生Per–Ingvar Brånemark在兔胫骨内利用光学钛制显微镜观察室研究再血管化与伤口愈合的实验中发现骨附着在了钛表面。随后，Brånemark致力于研究骨结合。他将骨结合定义为“活骨与承力植入物表面之间直接、有序的结构和功能接触”[1]。

多年来，种植体治疗取得了显著进展，具有许多创新和技术进步，包括三维（3D）成像、计算机辅助设计/计算机辅助制造（CAD/CAM）、新的生物材料、种植体结构与连接方式的改进，以及可以提高表面反应性，从而实现更好的骨–植入物接触的表面改性。历史上，外科医生和口腔修复医生合作已使这项治疗技术获得了高水平的成功。但是，随着植入种植体数量的增加和使用年限的增长，以及一些经验不足医生治疗失误的发生，并发症的出现也在逐年增加。

当种植治疗失败或出现并发症时，患者和临床医生都会感到沮丧。由于种植体植入术的经济与时间成本都很高，使得一旦治疗失败就很可能导致纠纷甚至是法律诉讼。没有哪项治疗可以免于失败，但是全面、恰当的评估、诊断及治疗计划对于治疗成功和减少并发症的发生起着至关重要的作用。除了严格的病例筛选和周密的治疗计划，治疗过程还需要严格遵守循证医学步骤，应用精湛、专业的技术，同时还要有持续的定期术后维护。

自从引入适当粗糙度表面的锥形种植体，种植修复的成功已成为可预期的，并且很少发生失败。早期失败大多归因于外科手术失误，例如，术中对周围骨产热过多或过度窝洞预备导致的种植体初期稳定性丧失。近期的失败主要发生于种植体周围感染或种植体过载，以及美学区种植体周围软、硬组织不足。大量长时间的临床研究与经验使我们不断完善和改进治疗规范。知识层面的巨大提升主要包括：

- 以修复为导向：历史上，以外科手术为导向的设计方案常常将种植体植入解剖可及的位置。但是，有些按照这种设计实施的病例会导致后期修复很难进行。以修复为导向的设计方案是一种反向设计；规划好修复体的理想位置及可能需要的骨增量，从而使种植体可以获得最佳的种植位点。
- 影像学：锥形束计算机断层扫描（CBCT）技术与规划软件的联合应用使整个种植修复流程提前进行三维规划，从而提高了种植体植入的安全性与可预测性。外科导板的使用使种植体植入方向更精确、更可靠，同时增强种植体的初期稳定性。它还能辅助医生确定在一步或分步植入手术中是否需要骨增量手术。
- 软组织界面的重要性：现在我们知道种植体周围软组织对于种植体的长期稳定性与可预测性具有至关重要的作用。种植体周围软组织界面同天然牙一样是阻挡微生物入侵的屏障。组织学上，种植体周围软组织包括结合上皮和嵴顶区结缔组织。这些结缔组织帮助隔绝口腔环境，纤维呈平行于种植体的袖口状环形分布。这种排布方式会影响组织对进入龈沟内的细菌和粘接剂的反应。天然牙拥有长入牙骨质中的牙龈纤维，但种植体周围纤维由于是平行于种植体排布的，因此更易与种植体表面分离。这有可能导致种植体周围炎或粘接剂挤入龈沟内常发生的软组织结合破坏。这种炎性破坏在牙周炎患者口内更常见。文献也表明种植体周围存在“生物学宽度”，理解较厚软组织的影响将有助于防止骨吸收并提高种植体稳定性[2-3]。
- 种植体设计：种植体的宏观、微观结构都在持续改进以获得更好的初期稳定性、更快的骨结合，同时增加骨–种植体接触。微动会影响组织愈合和血管化，超过100～150μm的微动会使种植体表面与血纤维蛋白凝块分离。现代种植体设计聚焦提升种植体初期稳定性，设计了一种能够使最宽部分位于牙槽嵴顶皮质骨内而顶端部分用以压入骨小梁内的锥形种植体。原始种植体为外六角连接，但是现代种植体设计聚焦带平台转移的内连接。这些通常是锥形连接，一些制造商的设计接近莫氏锥度。这项技术通过两种内连接结构的高度平行来增加摩擦。它已被证明可以减小微间隙尺寸并更均匀地分布应力；越来越多的证据表明它有助于保护种植体周围骨组织并能稳定软组织。大量关于种植体微结构的研究已表明了骨-种植体最佳接触环境，应用增材或减材技术从而获得合适的粗糙表面（Sa值1～2μm）。大多数种植体制造商通过使用酸蚀刻、喷砂或阳极氧化等处理方法获得该表面。这种粗糙度提高了表面的骨传导性。

- 数字化口腔种植学-计算机辅助设计/计算机辅助制造（CAD/CAM）、椅旁口内扫描和3D打印：近年来，该领域经历了重大的技术改进，包括应用CBCT可准确规划种植体植入路径的软件。现在通过3D打印技术打印手术导板已经很普及，因为3D打印的花费已大幅减少，许多牙科操作可以应用这项技术。CAD/CAM制作的个性化修复基台和种植固位杆能够达到被动就位、经济且同质性佳，与传统铸造金属支架相比无失真。如今临床医生有充分的可选材料，包括氧化锆、陶瓷、聚合瓷、钴铬合金和钛，使得现代临床医生可以根据需要选择兼顾美观与强度的合适材料。
- 负荷规约：以往的规范中要求在种植体植入后3～6个月的愈合期不能负荷。随着新型种植体拥有更好的初期稳定性与粗化表面，这种延期负荷的规范已经受到挑战，继而出现了48小时内种植体即刻负荷从而即刻行使功能的理念。更少的复诊次数使种植修复获得更多患者的接受。即刻负荷与传统负荷方式都拥有很高的种植体存留率，但是如果存在微动的可能，即刻负荷则有更高的种植失败率。
- 并发症与长期维护：时至今日，最早的种植患者已接受治疗逾50年，许多患者也已使用种植体几十年。并发症逐渐被认知。这些并发症可以是机械性的，例如螺丝松动/断裂、饰面材料断裂/磨损或种植体周围炎。恰当的治疗计划可以最大限度地减少此类失败和并发症。患者需了解和定期持续维护，而且种植体需要后期维护，甚至将来可能需要更换。

希望本书的读者能够获取种植治疗成功且可预期的相关知识，最终提高患者的生活质量。本书以一种使读者可以通过“原则”“步骤”“建议”这类标题获取相关信息的格式进行排版。这将给临床医生提供学习新技术的相关信息，并且为其实施治疗方案前的修改过程中提供持续的参考。希望这将确保临床医生在他们的牙科诊所进行种植修复领域最佳的实践操作。

第2章

患者评估与病史采集

Patient Assessment and History Taking

Christopher C.K. Ho

2.1 原则

谨慎的患者选择、评估和治疗计划是种植治疗成功的基础，将有助于避免未来的并发症或失败。自从Brånemark等[1]于1969年发表的研究表明骨内钛种植体的骨结合是成功的，使用骨内钛种植体越来越成为替换缺失牙齿的治疗选择。尽管口腔种植具有可预测性，仍有一小部分患者经历了种植失败，因此了解相关风险因素非常重要。知情同意是临床医生与患者之间的沟通过程，患者在了解问题的性质、风险以及程序和治疗方案（包括不治疗）益处的基础上，同意建议的治疗。

第一目标是收集治疗计划相关的所有信息。必须获得有关患者牙科和相关病史的适当信息，并结合放射影像诊断和研究模型进行全面检查。

2.1.1 病史

在进行任何外科手术之前，应始终评估患者的一般健康状况。虽然一般健康状况与种植体存留率之间的相关性很小[2]，但在某些情况下，种植操作可能会危及患者的健康，或可能与较高的骨结合失败率相关。通常使用医疗调查问卷，此外，口头询问患者健康方面的具体问题是最佳做法。在进行植入手术之前，临床医生应该问2个基本问题：

（1）患者是否适合进行手术？

（2）患者病史中是否存在干扰愈合和正常骨结合过程的因素？

这两个简单的问题应该成为询问患者是否能够接受外科手术以及确定

表2.1 种植手术的相对禁忌证

糖尿病
吸烟
未有效控制的心血管疾病/高血压
癌症/白血病
肾脏/肝脏问题
双膦酸盐药物
血液疾病/抗凝治疗
人类免疫缺陷病毒/免疫抑制
酗酒
心理疾病
怀孕
放射治疗

愈合过程中风险因素的基础。种植手术的绝对禁忌证很少，但某些情况可能会增加手术或伤口愈合并发症的风险。建议将表2.1中列出的情况作为可能的禁忌证，在种植手术前需做仔细考量。

2.1.2 用药史和过敏史

应记录药物列表（包括任何草药制剂或根据需要服用的药物）以及药物的剂量与适应证。应询问患者是否定期服用阿司匹林等非处方药物，因为在记录处方药物时经常忘记提及这一点。应记录任何过敏反应，以防止发生过敏。

2.1.3 既往病史

下文讨论了几种情况，但如果对预后有任何不确定性，则需要进一步调查。

2.1.3.1 心血管疾病

- 不受控制的高血压（血压＞160/90mmHg）使患者面临更大的脑卒中、心力衰竭、心肌梗死和肾衰竭风险。因此，种植手术可能会导致潜在的心脑血管问题。
- 在过去6个月内发生过心肌梗死的患者不应接受手术，有心绞痛病史的患者在接受种植手术时应口服硝酸甘油片或使用舌下喷雾剂。

- 有人工瓣膜、感染性心内膜炎或风湿热病史的患者可能需要使用抗生素预防。
- 抗凝治疗可能会导致术后大出血，服用华法林或肝素的患者术前国际标准化比率（INR）应<2.5。建议咨询患者的医生，以确定患者是否应停止阿司匹林等抗凝治疗。

2.1.3.2　糖尿病

- 糖尿病是一种影响葡萄糖代谢的常见内分泌疾病。糖尿病患者对伤口愈合并发症的易感性增加、炎症破坏增加。此外，他们的骨代谢和矿物质代谢发生改变，可能会干扰骨代谢[3]。一项对89名控制良好的2型糖尿病患者的前瞻性研究发现，下颌无牙颌患者种植的早期失败率为2.2%。种植辅助固位的覆盖义齿戴牙1年后这一比例增加到7.3%[4]。这项研究的结果显示5年存留率为90%[5]。如果糖尿病控制良好的患者进行种植手术，糖尿病不会阻碍骨结合。

2.1.4　年龄

- 禁止在骨骼发育不成熟的年轻患者中植入种植体。种植体的作用类似于强直的牙齿，缺乏萌出过程和对于生长变化的调整和补偿。随着时间的推移，这可能导致种植体被覆盖，也可能干扰颌骨的正常生长。需要间隔1年并通过一系列头影测量片进行单独评估，以确认种植体植入前骨骼确实停止了生长[6]。
- 对于老年患者，种植治疗没有年龄上限。然而，老年患者可能无法进行长时间的手术，并且具有更多的全身健康影响因素，适应新修复体的能力下降，口腔卫生习惯较差，可能需要更长的愈合时间，因为骨和钙代谢的变化可能会影响骨结合。
- 然而，文献表明年龄对种植体的骨结合没有影响，也不会影响种植体在骨结合后的存留率。

2.1.5　吸烟

- 文献表明，吸烟可能通过尼古丁的血管收缩作用损害伤口愈合，从而损害组织灌注和血管生成。这也可能降低组织抵抗感染的能力。

- 多项研究表明，吸烟与种植的高失败率之间存在显著关系[2,7-8]。Bain和Moy[8]发现，吸烟者种植失败的比例是不吸烟者的2倍多（11.3% vs 4.8%）。两项研究调查了吸烟对种植体初期愈合的影响[7,9]。他们发现吸烟者的失败率比不吸烟者高，尤其是在上颌骨。
- Bain[7]发现，吸烟者与非吸烟者之间，以及吸烟者与在种植体植入及初期愈合期间接受戒烟方案的患者之间，存在统计学上的显著差异。根据Bain的建议，患者应在种植手术前戒烟至少1周，并在种植手术后戒烟至少8周。吸烟者短期种植成功率与不吸烟者相似。然而，应告知长期重度吸烟者成功率降低的风险，尤其是行上颌种植的患者。

2.1.6 骨质疏松症和双膦酸盐治疗

- 骨质疏松症被定义为骨量和骨密度减少，骨折风险和/或发病率增加。目前没有证据表明骨质疏松症的临床诊断对骨骼的所有部位都有一致的影响。因此，骨骼其他部位骨质疏松症的诊断并不意味着上颌骨和下颌骨受到影响。系统回顾[10]报告没有证据表明骨质疏松患者的种植失败率较高。
- 双膦酸盐和其他骨质疏松相关药物的作用方式是破坏破骨细胞介导的骨吸收，这可能会减少成骨细胞的骨沉积，从而减少骨吸收和骨转换。
- 药物相关的颌骨坏死是长期使用双膦酸盐和复杂手术的潜在并发症。受损的骨愈合可能使暴露的骨被黏膜覆盖，导致慢性疼痛、感染、骨丧失，以及可能的病理性颌骨骨折。这些药物的静脉输注治疗、其他并发症、药物使用的持续时间和手术的复杂性都增加了风险。
- 在一项通过邮寄方式的问卷调查研究中，Mavrokokki等[11]估计，每周口服阿仑膦酸钠（Fosamax）治疗拔牙后颌骨坏死的风险为0.09%～0.34%，静脉注射用于治疗骨恶性肿瘤的风险为6.7%～9.1%。
- 美国口腔颌面外科医师协会更新了“关于双膦酸盐相关颌骨坏死”的立场文件（2014），列出了使用皮质类固醇、糖尿病、吸烟、口腔卫生不良和化疗等其他风险因素[12]。文件建议如下：
  - 对于口服双膦酸盐少于4年且无临床风险因素的患者，无须改变或延迟手术计划。有学者建议如果进行了种植手术，应提供知情同意书，说明如果患者继续服用抗再吸收剂，可能会导致长期种植失败，并且有低概率发生颌骨坏死的风险。

– 对于那些服用口服双膦酸盐少于4年且同时服用皮质类固醇或抗血管生成药物的患者，如果全身条件允许，应联系处方提供医生，考虑在术前至少2个月停用口服双膦酸盐（药物间歇期）。在骨愈合之前，不应重新开始使用抗再吸收药物。

– 对于服用口服双膦酸盐超过4年且有或无任何伴随药物治疗的患者，如果全身条件允许，应联系处方提供医生，考虑在口腔手术前停用抗再吸收药物2个月。在骨愈合之前，不应重新开始使用双膦酸盐。

• 目前的管理基于最低限度的证据和专家意见，重点是预防。必须就可能的风险和并发症获得知情同意。在考虑对这些患者进行种植治疗时，持续、仔细的监测至关重要。

2.1.7　放射治疗

• 放射治疗可能导致口腔受影响，例如口干、血管减少、黏膜炎、纤维化和放射性骨坏死。

• Colella等[13]的一项系统综述报告，放射治疗前种植失败率与放射治疗后种植失败率相似：分别为3.2%和5.4%。上颌骨的种植失败率（17.5%）明显高于下颌骨（4.4%），所有种植失败发生在放射治疗后3年内，大多数发生在1～12个月。当辐射剂量＜45Gy时，未报告种植失败。

• 高压氧治疗（HBO）的辅助应用已被建议用于治疗放射治疗患者。高压氧可增加血液到组织的氧梯度，通过刺激毛细血管生长和促进成骨提高受照射组织的愈合能力。治疗包括术前20次和术后10次，呼吸100%加压氧气约90分钟。Esposito等[14]在Cochrane对HBO和种植治疗的回顾中，没有显示出任何明显的临床益处。

• Ihde等[15]在一项系统综述中报告，与未经辐照的骨相比，辐照骨中植入物的失效率高出2～3倍，超过50Gy的剂量具有更高的失效率。对于供临床参考的最佳种植时间，在放射治疗前或放射治疗后不同时间间隔进行的种植失败率无显著差异。然而，上颌骨种植失败的概率至少增加2倍，根据存留率数据，无可推荐的特定种植体。

2.1.8 牙科病史

询问过去的牙科治疗史有助于了解牙缺失的原因，并确定患者可能存在的风险因素。牙缺失的病因可能是先天缺失、牙周病、修复后的牙齿断裂或龋齿、牙髓并发症以及其他原因。有牙周病病史的患者可能会丢失大量的牙槽骨，使种植体治疗变得复杂，需要骨增量，并且属于种植体周围炎易发的高风险类别。拔牙方式及拔牙过程中遇到的困难会为我们提供重要信息，因为外科拔除牙齿及其困难所导致的去骨表明未来可能需要硬组织或软组织增量。病史采集中获得的宝贵信息可以在开展诊疗之前启发临床医生应该做哪些准备。

确定患者的期望水平对于评估是否有可能实现预期结果很重要，或者术者是否需要向更有经验的同事寻求帮助。对于缺乏软组织的患者，用天然牙乳头重建完美的软组织美学几乎是不可能的，因此有必要讨论利用粉色瓷材料进行替代治疗。

良好的患者依从性是种植义齿长期成功的必要条件，定期的牙科护理可提供持续的评估、咬合验证和加强患者正确的口腔卫生习惯。这为患者提供了所必需的支持性护理，在初诊时，有必要提醒患者需要持续护理。定期的口腔卫生维护（洁牙）和良好的牙菌斑控制将为种植体周围健康组织提供必要的环境，种植治疗只有在达到这一点后才能进行。

2.1.9 社会史

社会史可能包括患者的发育史、家庭史和病史，以及有关生活事件、社会阶层、种族、宗教和职业等相关信息。

询问患者相关环境影响因素，例如酒精、烟草（数量和持续时间）和使用药物的品类、数量（包括非法药物）及频率，将有助于了解完整的病史。

2.2 建议

- 应采用系统和可重复的方法询问患者，以确保病史采集的全面性。
- 文档与检查表可用于确保临床医生在记录病史和检查患者时不会遗漏关键信息。当询问患者所需的相关信息时，文档与检查表可能会提供提示。

第3章

诊断记录
Diagnostic Records

Aodhan Docherty, Christopher C.K. Ho

3.1 原则

3.1.1 影像诊断与导板

以修复为导向的治疗计划是种植治疗的目标，而影像学检查是诊断和治疗计划的重要组成部分。影像学检查与导板的使用使种植体获得正确的三维植入方向，有效避让可能导致神经血管损伤或其他结构破坏的关键解剖区域。

影像学检查提供的信息包括：

- 骨量。
- 骨质。
- 与关键解剖结构的关系，例如下牙槽神经、鼻腭管、颏孔、上颌窦和其他牙齿。
- 疾病和病理状态的存在。

影像学检查用于术前规划，以确定拟用牙种植体的长度和直径，以及牙槽骨内的位置。现代口腔种植需要精确的种植体定位，以实现最终具有合适外形轮廓修复体的自然美学。使用放射导板可以更容易地获得正确的三维植入位点。种植体植入不当会导致软组织缺损、龈乳头缺失、牙龈退缩或其他解剖结构受损。

历史上，临床医生受限于使用传统的二维影像进行牙种植治疗规划。二维影像的主要缺点是缺乏横断面信息和解剖结构的精确位置[1]。二维影像技术主要包括：

- 口内根尖片：使用平行投照技术，该图像提供高分辨率信息以及局部区域的潜在相关病变；但是它的物理尺寸有限，并且是一个平面图像。
- 咬合片：提供患者骨骼解剖的整体视图，但由于结构重叠和放大，提供的信息有限。
- 头影测量侧位片：提供正中-矢状面颌骨宽度以及上下颌关系。
- 全景曲面断层片：提供重要结构和骨量的整体情况。然而，放大和失真是一个主要的限制，全景曲面断层片不能提供横断面信息。在诊断阶段，仍被广泛用作初筛记录。

3.1.1.1 三维成像

计算机断层扫描（CT）彻底改变了牙种植的治疗计划。它提供了大量高分辨率图像，例如全景、横断面、轴向和三维图像。主要缺点是成本高、操作复杂、辐射剂量高。考虑到辐射剂量，20世纪90年代末出现的锥形束计算机断层扫描仪是为颌面部区域设计的。CBCT成像减少了患者的辐射暴露，而且由于许多牙科诊所和放射中心都拥有这些机器，因此也更容易实践。CBCT提供高分辨率图像，解剖结构可视化并能识别局部病变，可提供待研究组织的多平面视图。CBCT利用锥形X射线束、放射源和探测器围绕患者旋转而成像。美国口腔颌面放射学学会（American Academy of Oral and Maxillofacial Radiology）将CBCT视为牙种植计划的检查标准[2]。

影像学检查遵循ALARA原则，即满足检查需求前提下选择辐射剂量最小的检查原则。口内片和全口曲面断层片通常相当于几天的背景辐射（Background radiation），而CBCT辐射剂量为1周或更长时间的额外背景辐射。CT检查相当于几周的背景辐射。CBCT允许选择较小的视野（FOV），通过将其限制在感兴趣区域（ROI），可以减少有效辐射剂量（表3.1）。CBCT的局限性在于评估软组织量，如果需要评估软组织量，最好使用CT成像。CT和CBCT的另一个限制是由于存在不透射线的修复体和种植体而产生的伪影。这可以看作是杯吸作用（金属物体的变形）、光束硬化（密集物体之间的暗条纹）、散射和运动伪影（影像检查拍摄时间越长，患者越容易动）。

3.1.1.2 导板

放射导板可用于诊断成像，这些导板基于所需的牙齿位置，根据正确的间距和生物力学原则进行相应规划。导板用以辅助决策种植设计是否可行、手术位点是否需行骨增量。导板上必须复制出最终的理想修复体位置，并且在进行CBCT的过程中保持稳定。有多种制作放射导板的方法，包括传统的导板和最新的数字化导板：

- 模拟/传统方法首先在研究模型上制作诊断蜡型，然后用真空保持器样导板或用自凝塑料制作导板，在修复体位置填充阻射材料（图3.1）。
- 数字化导板制作技术从口内扫描开始，并在程序中规划理想修复体位置。然后可以切削或3D打印放射导板。

导板（导向器/支架）具有多种功能：

- 模拟预期植入位点。这些都是根据种植体数量及最终修复体最佳位置进行定位的，以达到最佳的美学、功能和发音效果。种植体应确保与邻牙的距离＞1.5mm，与相邻种植体的距离＞3mm。

表3.1 电离辐射剂量表：将背景辐射与牙科、临床影像检查辐射剂量和澳大利亚年度安全限值进行比较

检查方法	有效剂量（μSv）	等效背景辐射剂量天数（天）
背景辐射1天（海平面）	7～8	1
1次牙科PA射线片	6	1
柯达（Kodak）聚焦前牙区CBCT	4.7	0.71
柯达（Kodak）聚焦上颌后牙区CBCT	9.8	1.4
柯达（Kodak）聚焦下颌后牙区CBCT	38.3	5.47
胸部X线片	170	25
临床头部CT	2000	1515
年度联邦职业安全限值（澳大利亚）	澳大利亚工人目前的辐射照射法定限值为5年平均20000μSv/年，有效剂量（全身）在1年内不得＞50000μSv	

［来源：Ludlow, J.B., Davies-Ludlow, L.E., Brooks, S.L. et al. (2006). Dosimetry of 3 CBCT devices for oral and maxillofacial radiology. Dentomaxillofac. Rad. 35: 219–226; White, S.C. and Pharaoh, M.J. (2009). Oral Radiology: Principles and Interpretation. St. Louis, MO: Mosby Elsevier; Australian Radiation Protection and Nuclear Safety Agency (2016). Radiation Protection in Planned Exposure Situations. ARPANSAR］

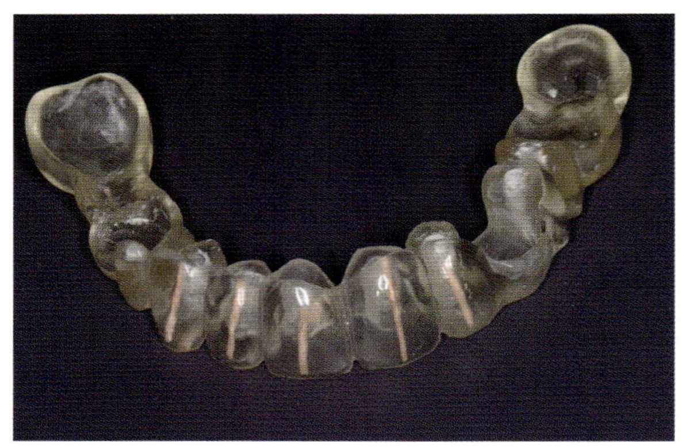

图3.1 模拟/传统放射导板。

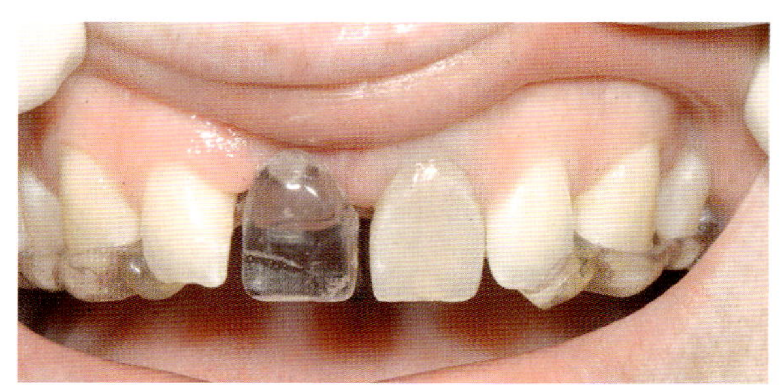

图3.2 丙烯酸放射/手术导板。

- 提示软、硬组织是否需要调整。
- 用以评估手术位点，辅助种植体植入。同时，允许可视化预判后期修复可否采用螺丝固位。

在初始修复工作期间构建的放射导板可与CBCT结合使用，使临床医生能够确定是否需要进行骨移植，并指导临床医生选择合适的修复体[3]。

阻射热熔牙胶、阻射义齿、添加硫酸钡的丙烯酸树脂等多种方法被用于进行辅助成像。阻射热熔牙胶用来模拟匹配种植体植入位置，从而在横断面放射片上提供建议植入方向的相关信息。然后，移除这些牙胶标记，并进一步修改放射导板，使其成为外科导板（图3.2）。

这些导板可以指示未来修复体的位置，但由于外科医生可能需要手动纠正种植体的位置，因此无法精确指示。导板可由牙齿、种植体、黏膜或骨进行支持。它们需要稳定、有固位力并精确密合，因为不密合可能导致模板定位不良和植入位置错误。此外，它们应该是刚性的，就位时不容易变形。

3.1.2　引导外科手术

修复规划软件已允许进行虚拟种植规划。CT和CBCT影像技术促进了口腔种植治疗计划的进展，因为现在可以将信息传输到种植规划软件中，从而以数字化方式进行病例设计。这是通过拟合CBCT和口内扫描结果实现的，允许临床医生执行虚拟种植体植入，甚至执行引导手术（图3.3）。这些计算机辅助设计（CAD）程序用于制作通过立体光刻（SLA）或3D打印制作的手术模板。在最近的一项系统综述中，Tahmaseb等[4]确定了24项临床和临床前准确性研究，涉及9种不同的静态手术引导系统。精确性的Meta分析显示手术位点骨入口处总平均误差为1.12mm（最大4.5mm），根尖处总平均误差为1.39mm（最大7.1mm）。这主要是由于导板未正确安放或在放置过程中发生了移动。因此，应谨慎尝试使用引导手术，特别注意使用前精确安放导板。最精确的导板是牙齿支持式板，而骨支持导板据报道具有最低精确度[4]。静态手术引导系统的准确性还需进一步完善。进一步技术发展出现了动态手术导航的推出（例如X-Guide™；X-Nav技术），其中实时手术由计算机软件引导，并提供交互式信息，以提高种植体定位的精度和准确性。

3.1.3　诊断记录

3.1.3.1　研究模型上𬌗架

利用面弓记录、转移患者上下颌位置关系（MMR），完成研究模型上

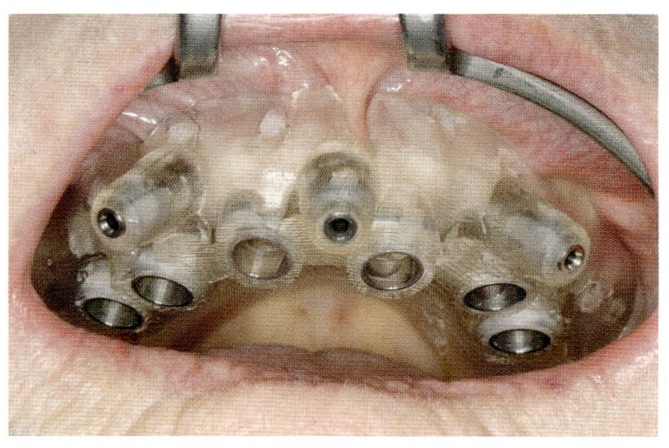

图3.3　全牙弓种植修复的引导手术。

殆架，从而使医生可以测量、分析咬合关系与修复空间，并制作导板。利用蜡和/或树脂牙在模型上进行诊断性试排牙。试排牙结果可转移至口内进行评估，用作放射导板或手术导板，并有可能成为临时修复体。最近，通过拟合椅旁口内扫描结果、CBCT的DICOM数据文件和3D光学扫描的STL文件，利用交互式3D软件可以实现全新的治疗规划。虚拟诊断性试排牙允许依据骨及软组织结构特点进行可视化的修复设计。根据分析骨嵴与预留修复体位置关系，从而更准确地确定种植体的长度、直径、位置和对齐方式。

3.1.3.2 摄影记录

摄影是种植医生必不可少的诊断和沟通工具。综合治疗计划需要深思熟虑，拍照是过程中必不可少的一步，当患者不在牙科诊所时，照片可以使医生查看患者口内和口外情况。而且照片还可以用于患者宣教，帮助他们了解拟定的治疗方案，并且是重要的临床记录和治疗计划过程中的辅助手段。

3.2 步骤

3.2.1 导板设计

3.2.1.1 传统导板

阻射热熔牙胶、阻射义齿、添加硫酸钡的丙烯酸树脂等多种方法被用于影像检查。使用阻射的牙胶标记物来模拟种植体的排列，提供关于横断面影像上预期植入位置的信息。然后，移除这些牙胶标记，并进一步修改放射导板，使其成为外科导板。这些导板可以指示未来义齿的位置但不精确，因为外科医生可能需要依据影像学检查手动纠正种植体的位置。

3.2.1.2 数字化导板

最近，数字化扫描的出现允许我们在缺牙间隙处制作数字化诊断蜡型、设计导板，然后用切削或3D打印来制作丙烯酸树脂导板。数字化导板设计要注意导板应从如邻缺隙牙等硬组织处获得足够的支撑，缺失牙也应包含在导板内，医生钻穿导板后预留放射标记物空间。有些医生喜欢在丙烯酸树脂导板上开窗从而直视确保导板完全就位。

尽管数字化技术不断发展，但是历史上它是从这种方法开始的：

（1）口内扫描（或传统印模）。

（2）构建带有阻射标记物的数字化放射导板。

（3）CBCT（小视野）。

（4）依据CBCT结果将放射导板转化为手术导板。

现代数字化流程有所简化，允许利用口内扫描和CBCT结果直接进行种植导板的设计和切削：

（1）口内扫描（或传统印模）。

（2）CBCT（小视野）。

（3）拟合口内扫描与CBCT结果，设计和制作手术导板。

3.2.2　摄影

以下几组照片是最低标准：

- 全脸正面照：该照片与患者在同一高度拍摄，应涵盖患者整个头部。这种垂直角度对于牙科摄影中拍摄的大多数照片都很重要。瞳孔和牙长轴用以辅助对正相机（图3.4）。

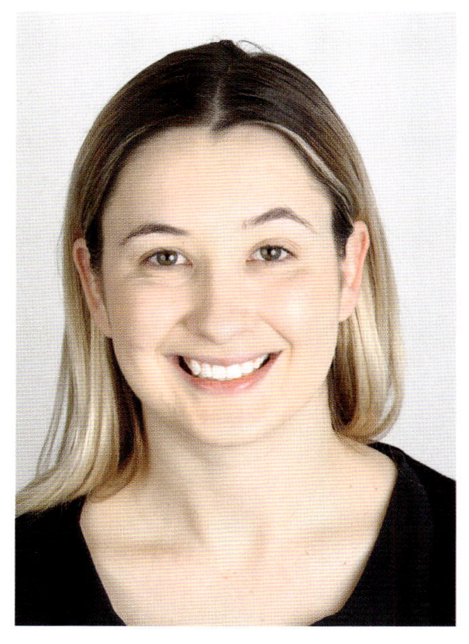

图3.4　全脸正面照。这张照片是在与患者相同的高度拍摄的，包括整个头部，可以在唇静止的情况下拍摄，也可以在笑容灿烂的情况下拍摄。

- 全脸微笑照（右侧、正中和左侧）：此组照片显示该角度下可见的唇部和牙齿。上颌侧切牙位于照片中心。对侧中切牙与侧切牙应可见，尖牙也要可见（图3.5～图3.7）。

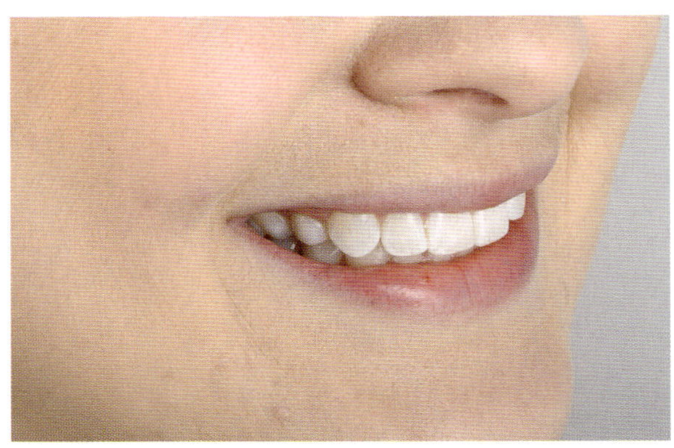

图3.5 右侧微笑照。

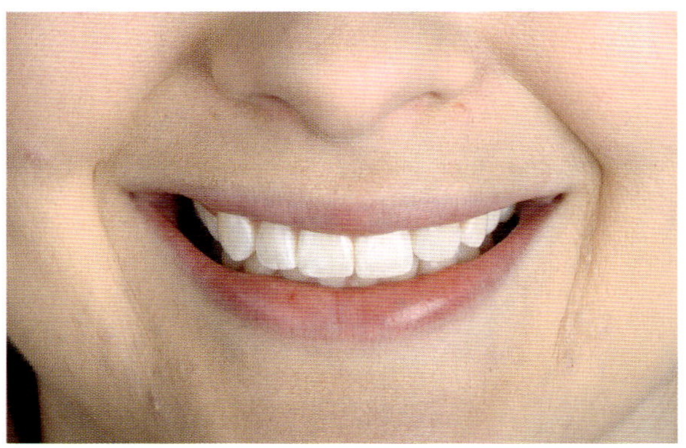

图3.6 正面微笑照。

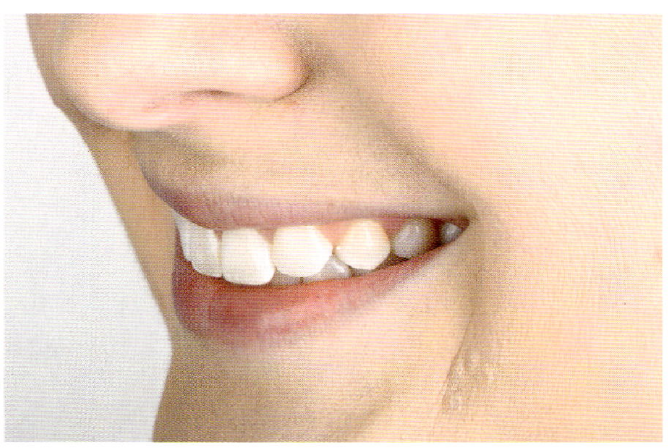

图3.7 左侧微笑照。

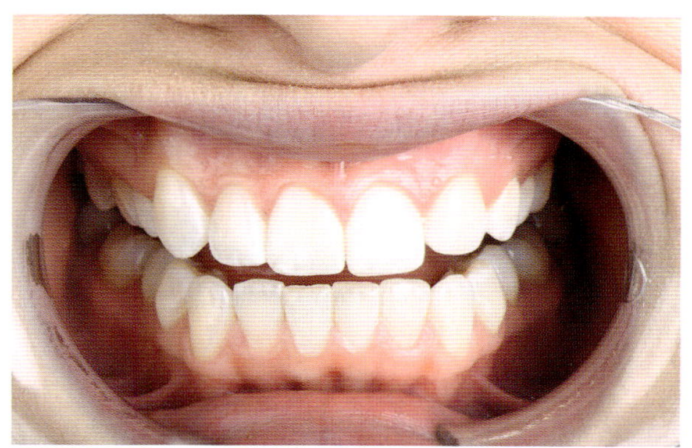

图3.8　牙齿分开的口内正中照。

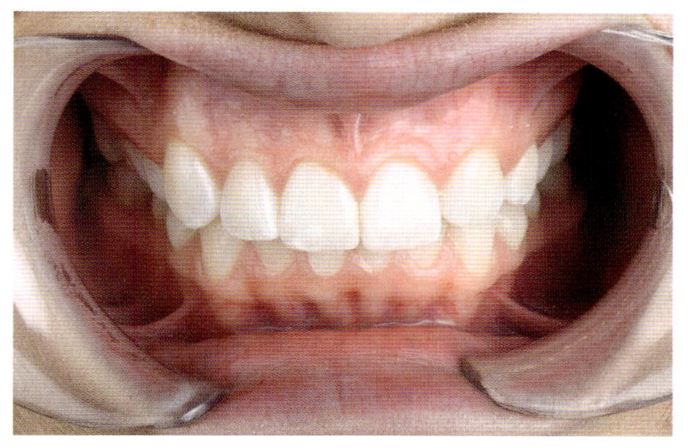

图3.9　咬合状态的口内正中照。

- 口内正中照：这是一张使用口颊牵开器牵开口角的口内照，牙齿咬合或轻微分开（图3.8和图3.9）。
- 左右侧上、下颌口内照：图像以侧切牙为中心，因此它位于照片的中心。将牵开器拉到拍摄照片的一侧，同时松松地握住对侧牵开器，使照片进一步向后延伸，以捕捉后牙图像（图3.10和图3.11）。
- 上、下颌牙列照（用反光板）：这是通过高质量反光板拍摄的照片，要包含尽可能多的牙齿。加热或用气枪吹拂以防止反光板起雾。嘴要尽量张开，从而使反光板摆放于最佳位置。下颌与上颌方法一致，但是应要求舌头后缩以防止其遮盖牙齿（图3.12和图3.13）。

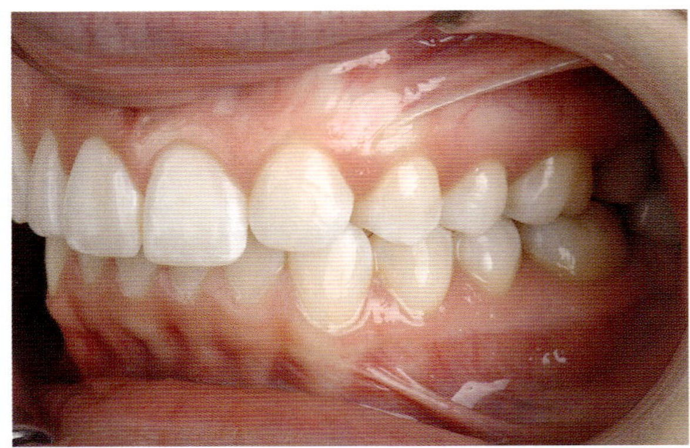

图3.10 左侧口内照。左侧侧切牙位于照片中心位置。

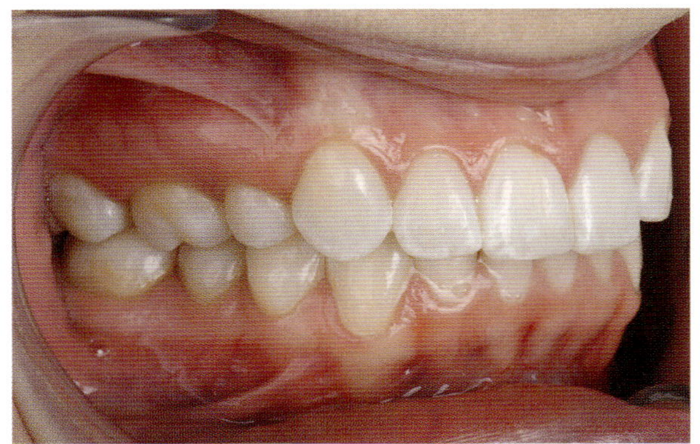

图3.11 右侧口内照。右侧侧切牙位于照片中心位置。

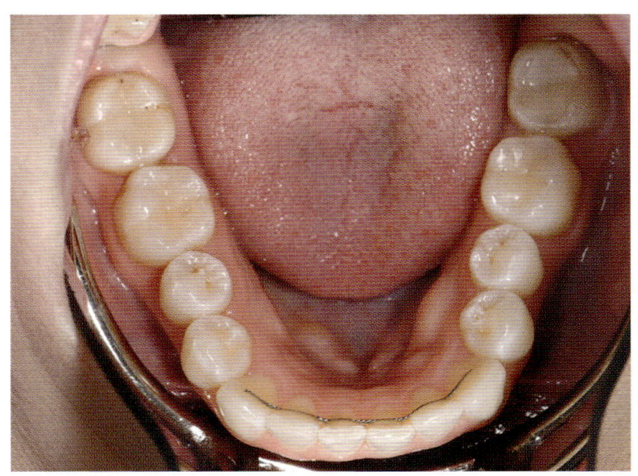

图3.12 反光板下拍摄的下颌牙列照。

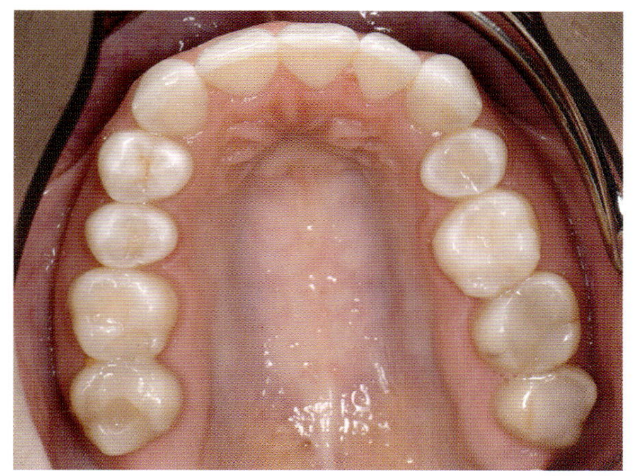

图3.13 反光板下拍摄的上颌牙列照。

3.3 建议

- 传统的根尖片和全景曲面断层片对于治疗计划仍然非常有用。尽管CBCT在治疗设计中至关重要，但由于任何给定的切层图像都可能存在形变，因此很难精确判断邻近规划种植位点的牙冠和牙根位置。医生如果在种植过程中只依据一个切面的影像就很有可能伤及邻牙。
- 当使用种植导板时，邻近种植位点的两邻牙处需要开窗，从而使医生能在直视状态下确认导板完全精准就位。开窗处可位于导板的不同位置，例如截骨处附近。
- 在进行影像学检查时要践行ALARA原则，将视野尽量缩小聚焦于感兴趣区域。现代CBCT大部分可以缩小聚焦视野，从而减少患者吸收的辐射剂量。

第4章

医疗法律注意事项和风险管理

Medico-Legal Considerations and Risk Management

Christopher C.K. Ho

4.1 原则

作为口腔医生，我们有责任为患者提供适当的知识、治疗和护理。为患者提供最优治疗方案也是医疗执业人员职业道德的重要内容。医患关系的基础是两个基本原则："仁爱"（Primum non nocere），即行善并保证患者的最大利益；"无害"（First do no harm），即不造成伤害[1]。获得患者必要的知情同意非常重要，这样他们不仅可以了解治疗的优缺点，还可以了解可能发生的任何风险或意外后果。

每个国家都有可能影响牙科治疗的不同法律法规，这些法律法规旨在确保患者治疗的安全。这需要医疗单位及人员具备设计治疗、感染控制、保障工作场所安全、满足继续教育要求和在治疗过程中使用恰当材料的能力。

重要的是，医务人员仅可以提供在执业范围内接受过适当培训的治疗。口腔医生应能够证明所接受的教育和培训，并填写所有参加的继续教育日志。此外，医生需要以条理清晰且易读的方式记录检查、评估、治疗及患者知情同意等方面内容。随着数字化记录的出现，病程记录的清晰度与易保存性都得到了提高，不再会发生过去使用胶片时影像易退变的情况。越来越多的数字化印模和扫描的使用已经消除了存储物理模型的繁重任务，可以云存储数据，并相对轻松地访问虚拟模型。

4.1.1 知情同意

知情同意是指在充分了解可能后果的情况下授予的许可，通常是指患者在了解可能的风险和益处的情况下给予医生治疗的许可。由于种植治疗是一种选择性治疗，它应包含患者与医生间的双向沟通，从而提供一个无偏倚且客观的治疗观念。还应包括预期结果、治疗的替代方案，以及对治疗难度和并发症或失败风险的理解。通常，这是口头传达给患者的；许多医生还提供知情同意书和其他明确记录为患者提供相关治疗的文件。

4.2 步骤

4.2.1 牙科记录

牙科记录是重要的医疗和法律文书，记录治疗的各个方面，以及使用的生物材料、设备和种植系统的相关信息。它应该完整、准确、易读。如果遇到与治疗相关的投诉，或患者进一步的法律诉讼，病历记录是医生唯一的辩护理由。

病历记录应包括：

- 就诊原因（主诉）。
- 系统疾病史。
- 牙科治疗史。
- 社会史和家庭史。
- 临床检查——口外及口内检查。
- 诊断记录，包括照片、X线片、研究模型、诊断蜡型等。
- 手术治疗阶段：
  - 服用或开出的药物及其剂量，包括局部麻醉剂、镇静剂和抗生素。
  - 外科翻瓣设计和伤口闭合，包括缝线尺寸及类型。
  - 种植系统及批号。
  - 使用的生物材料，包括植骨材料、胶原膜、植骨钉。
  - 初期稳定性和植入扭矩，种植体稳定性商值（ISQ）。
  - 术后指导与管理。
- 修复阶段：
  - 种植体骨结合情况评估。

- 印模方法与材料。
- 摄影及背景选择。
- 加工单填写。
- 戴牙时使用的部件，基台固位螺丝扭矩，固位方式（螺丝固位/粘接固位）及螺丝通道封闭方式。
- 戴牙后的基线X线片。
- 口腔卫生指导和后续复诊频率。

• 复诊：
  - 检查修复体的完整性。
  - 检查咬合。
  - 通过探诊深度和探诊时出血来评估种植体周围组织的健康状况。
  - 通过X线片监测骨水平。

4.3 建议

• 检查表是一种通过补偿人类记忆和注意力的潜在限制来减少失败的辅助工具（图4.1）。它有助于确保执行任务时的一致性和完整性。利用检查表进行总结是一个很好的做法，以提供一致的治疗，因为医生及其团队经常在多次执行相同的步骤后，在熟悉和重复的情况下，让自己跳过某些步骤。检查表有助于防止此类事故，并提醒团队所需的步骤和程序。笔者喜欢在咨询和治疗过程中使用检查表。咨询时，检查表确保向患者解释全部内容，并提供沟通内容的书面文件。此外，这项工作还被贯彻到临床实践中，包括手术所需内容的检查表，以及术前检查表，以确认患者已准备好接受手术。检查表中可能包含的内容包括：
  - 患者确认治疗步骤。
  - 病史更新，包括服用的任何药物和新增过敏原。
  - 术前使用的抗生素和止痛药。
  - 计划使用的种植体和相关零部件的库存。
  - 预期事件，例如软组织或硬组织移植、临时增加的治疗项目以及即刻负荷。

• 确保已经解释了所有治疗方案，即使该方案并非您所精通的领域。这应包括治疗的所有优缺点及任何风险。

种植手术检查单

患者姓名 ______________ 日期 ______

麻醉前

人员：护士、麻醉医生

- ☐ 患者确认其身份并签署同意书

____

- ☐ 已确认手术步骤/修复方式

____

患者是否存在：

已知过敏原

- ☐ 否
- ☐ 是

医疗担忧

- ☐ 否
- ☐ 是，还需要设备/医疗援助

____

是否在近60分钟内给予抗生素预防?

- ☐ 是
- ☐ 不适用

手术前

人员：护士、麻醉医生、口腔医生

- ☐ 确认所有医疗团队成员都已介绍自己的名字和角色

是否已展示X线片

- ☐ 是
- ☐ 无可用

可能进行的操作

- ☐ 植骨
- ☐ 软组织移植
- ☐ 临时增加的治疗项目
- ☐ 即刻负载

计划种植位点和型号

	牙位	种植体型号
①	______	______
②	______	______
③	______	______
④	______	______
⑤	______	______
⑥	______	______

患者离开手术室前

人员：护士、麻醉医生、口腔医生

- ☐ 已告知术后注意事项

____

- ☐ 已给予纱布止血

____

向转诊牙医报告

- ☐ 是
- ☐ 无可报告人

____

CARE IMPLANT
DENTISTRY

图4.1 种植手术检查单。（来源：Care Implant Dentistry）

- 如果治疗超出专业知识或经验范围，请准备好转诊患者。
- 与患者进行咨询并提供书面治疗计划是一种良好的做法。必须留出时间让患者有机会讨论和提出与预期治疗相关的任何问题。
- 需要告知患者所有可能的治疗费用和时间。还应包括未来所有的治疗费用及维护费用。

第5章

种植体植入注意事项：牙缺失的影响
Considerations for Implant Placement: Effects of Tooth Loss

Kyle D. Hogg

5.1 原则

拔牙是全世界最常见的牙科手术之一，拔牙窝一般会正常愈合。从3个相关层面来看，人类牙缺失的影响可能是最容易理解的，即对局部的影响、对个体的影响和对人群的影响（图5.1）。牙缺失对局部、个体和人群的影响对临床决策及治疗策略有着深远意义。虽然拔牙位点以可预测的方式愈合，但牙缺失对个体的影响可能会有很大差异。有大量证据表明，在人群水平上，牙缺失与口腔健康相关生活质量下降有关，此外，个体水平上会有更大差异[1]。

5.1.1 牙缺失的局部影响

一颗或多颗牙缺失常引起支持牙齿的牙槽突显著变化[2]，而对于颌骨基础骨影响较小。图5.2描绘了下颌骨的吸收变化。从有牙齿的状态（左下图）到牙槽骨吸收晚期的状态（右上图）。

拔牙后，牙槽窝立即充满血液，并形成血凝块[3-4]。拔牙后的第1周内，充盈拔牙窝的血凝块迅速重塑，富含血管结构、成纤维细胞和炎性细胞的肉芽组织开始填充拔牙窝[3,5]。在拔牙后的第1周～第3周，结缔组织开始取代肉芽组织[3,5-6]。此时，上皮细胞穿过下面的结缔组织，很快关闭拔牙窝的创口。在拔牙后大约6周，肉芽组织和结缔组织逐渐被初级基质及编织骨取代，到第12周～第24周，拔牙窝主要包含初级基质和编织骨[3,5]。虽然

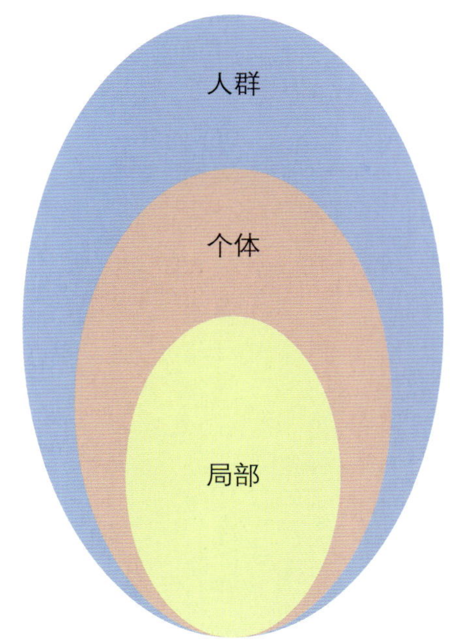

图5.1 牙缺失的三重效应。

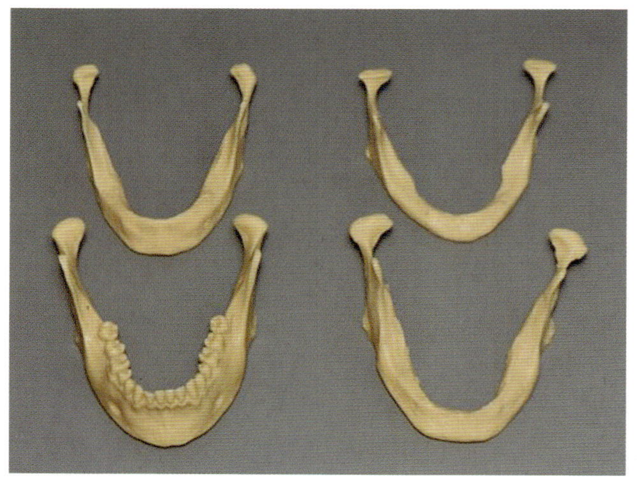

图5.2 下颌无牙颌的吸收方式。（注意，牙槽突显著减少，基骨变化较小）

拔牙窝中的初始组织构建是一个相对快速的过程，但将编织骨重塑为板状骨需要更长时间，拔牙后12～24周很少观察到板状骨[5]。图5.3描述了拔牙窝的愈合如何随时间演变。

这种组织内稳态的恢复并不能阻止愈合后局部软、硬组织轮廓的改变，因为剩余牙槽嵴结构在水平方向和较小程度的垂直方向上都减少了

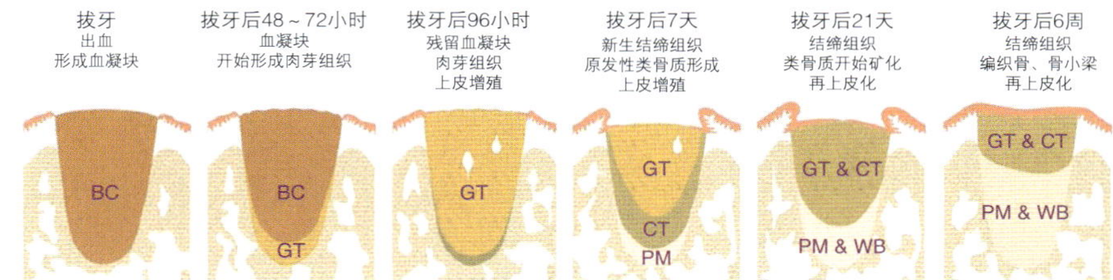

图5.3 拔牙窝的渐进愈合。BC，血凝块；GT，肉芽组织；CT，结缔组织；PM，临时基质；WB，编织骨。

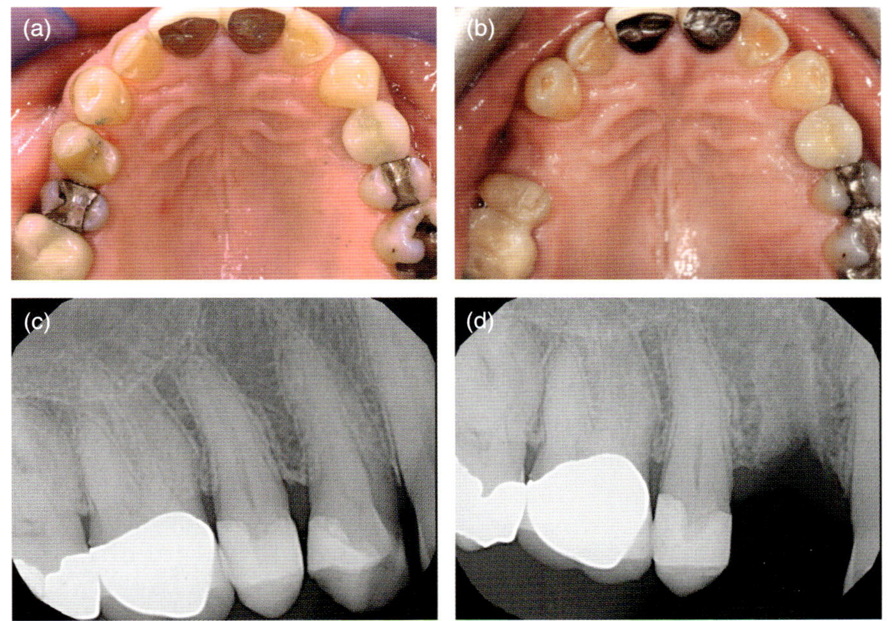

图5.4 单颗牙拔除的软、硬组织愈合（右上第一前磨牙）。（a）非创伤性拔除前。（b）拔除后4个月。（c）拔牙前X线片。（d）拔牙后4个月X线片。

（图5.4）。愈合后牙槽嵴宽度平均缩小3.87mm，而垂直高度平均缩小1.67mm[7]。剩余牙槽嵴宽度的变化在颊侧最为明显[8-9]。这种可见的骨吸收方式通常会导致较窄和较短的剩余牙槽嵴，相对于拔牙前，剩余牙槽嵴向舌、腭侧吸收[10]。考虑到美学与功能要求，这种骨吸收方式可能会直接影响种植体植入位置的确定。

拔牙后软组织的变化比硬组织的变化更快，拔牙后前2周观察到其变化超过50%[11]。拔牙前，软组织厚度与其下方颊侧骨板厚度无显著相关性[12]。在颊侧骨板较薄的患者中，拔牙后软组织厚度通常会增加，有时会显著增加[11,13]。软组织增厚可能掩盖了潜在的牙槽嵴高度不足。相反，骨壁较厚的患者与拔牙前相比，软组织厚度没有变化[11]。

拔牙后软、硬组织的变化可能因吸烟等全身因素而进一步加剧[14]。局部因素包括牙齿及周围组织的先存状态、拔牙的数量、邻牙存留状况、拔牙后拔牙窝的状况、硬组织与软组织生物型的影响以及临时修复体的使用[15]。

5.1.2 牙缺失在个体层面的影响

患者拔牙后的愈合方式以及患者从功能、情绪和生活质量角度对牙缺失的反应都存在差异。虽然几乎所有患者在拔牙后的前几周内都会持续出现初始软组织愈合，但在牙槽骨中形成矿化骨的时间段却存在较大个体差异[5]。根据牙缺失的位置和数量，牙缺失通常可能会引起功能或美学缺陷，导致咀嚼效率下降、发音或美学障碍（图5.5）。值得注意的是，有强有力的证据表明，牙缺失的分布和位置对口腔健康相关的生活质量有影响。当余留牙数量少于有咬合的牙齿数量下限（10对有咬合的牙齿）或总剩余牙数量下限（20颗牙）时[1]，与口腔健康相关的生活质量分数往往会急剧下降，这与短牙弓的概念一致[16]。关于牙缺失对个体生活质量影响的研究主要集中在人群水平上的报告数据，因此可能掩盖了个体水平上的差异。个体对牙缺失的情绪反应存在很大差异，这与牙缺失的分布或数量没有密切关系[17]。

5.1.3 牙缺失在人群层面的影响

特别是在过去几十年里，许多国家的牙列缺失患病率一直在下降[18]。然而，在许多人群中，牙列缺失的发病率存在很大差异，社会经济和社会人口指标与牙列缺失发病率之间，或增加口腔治疗与牙列缺失发病率之间没有简单、可观察的关系[19]。越来越多的患者倾向于保留患牙，这也使中老年患者中牙列缺损的患病率增加[20]。部分患者已经改变以往的治疗预期与偏好，选择尽量保留患牙或用固定义齿修复缺失牙[21]。

5.2 步骤

牙缺失的短期和长期影响应该是牙齿拔除知情同意书的一个重要部分。在术前咨询期间，应考虑完整的病史，并特别考虑可能指示手术治疗

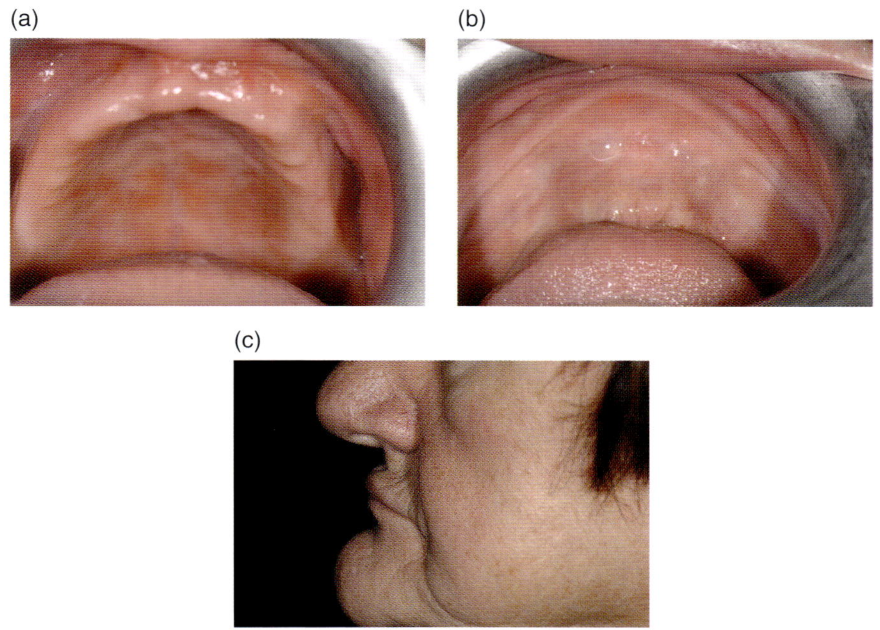

图5.5　垂直高度和面部软组织支持丧失。（a，b）患者上颌无牙颌（a）和下颌无牙颌（b）的临床照片。（c）在不进行全口义齿修复的情况下，对患者的面部轮廓、垂直高度和软组织支持产生的影响。

禁忌证或影响有效伤口愈合的方面。应该进行全面的口内、口外检查，同时获得患者对于计划开展的治疗和拔牙手术的知情同意。以往的拔牙部位也应该仔细检查，讨论拔牙病史和拔牙原因，评估患者的拔牙愈合反应。评估患者的颞下颌关节及咬合稳定性可能有助于确定患者是否适合短牙弓。最后，应就牙缺失对患者功能、美学和发音的预期影响进行公开讨论。

5.3　建议

- 评估预期牙缺失部位的拔牙前软、硬组织轮廓。仔细考虑牙槽嵴的平均水平宽度和垂直高度缩小（分别为3.87mm和1.67mm）可能会如何影响计划的手术及修复治疗。
- 拔牙前，利用常规X线片和CBCT三维影像来评估牙槽突的情况、颊侧骨板厚度、是否存在根尖周病变以及拔牙位点邻近的重要解剖结构。
- 微创拔牙以保护拔牙窝周围牙槽骨，并避免对骨或软组织造成医源性创伤，这可能导致愈合牙槽嵴的吸收加剧。

- 拔牙后，彻底清创并探查拔牙窝。清除任何软组织残留物，并确定拔牙窝骨壁的相对连续性。考虑在牙缺失部位和任何未来的修复治疗中，不干预，或位点保存，或牙槽嵴增高术等不同方案的优缺点。
- 通过戴手套的手指在上、下颌牙弓颊面滑动，感觉牙根突起，可以评估骨的生物类型。平滑的牙槽嵴预示着拔牙后牙槽嵴会具有良好的骨轮廓，而具有显著骨突起的牙槽嵴可能导致拔牙后相当大的颊侧骨丧失。

第6章

种植体植入的解剖学与生物学原则
Anatomic and Biological Principles for Implant Placement

Kyle D. Hogg

6.1 原则

掌握口腔颌面部解剖结构的全面知识是提供安全、有效、可预测的成功种植手术的先决条件。在术前评估期间准确评估患者的解剖结构，不仅对于制订全面的治疗计划，而且对于限制手术并发症的潜在风险至关重要。综合病史、患者访谈及临床检查应辅以常规二维X线片和三维影像学检查结果（如有必要），以向外科医生提供相关解剖学的充分信息。本章将概述头部和颈部的重要解剖结构，重点是该区域的骨、血管、神经分布和肌肉组织（有关种植体植入位点附近重要毗邻解剖结构的相关内容，参见第7章和第8章）。

6.1.1 骨

颅颌面部骨是头部的骨骼结构，用于保护大脑和支撑面部。成年人的颅颌面部骨由22块单独的骨组成（8块成对的骨，6块单独的骨）。其中21块是不可移动的，并组合成一个整体；第22块骨是下颌骨，它是唯一一块可移动的颅颌面部骨。可以进一步细分为颅骨（数量为8）和颌面骨（数量为14）。颅骨共同构成颅盖，保护大脑并容纳中耳和内耳结构。颌面骨支撑面部结构，形成鼻腔和眼眶，并容纳牙齿。面部骨骼在口腔美学和种植学方面特别重要，成对的上颌、腭和颧弓以及单独的下颌骨常参与到种植治疗之中。表6.1总结了构成颅颌面部骨骼的骨[1]。图6.1～图6.3显示了颅颌面部骨骼的示意图及与之相连的骨骼。

表6.1 颅颌面部骨骼总结

骨	成对	单独	颅骨/颌面骨	相连骨骼
额骨		X	颅骨	上颌骨、颧骨、蝶骨、顶骨、筛骨、鼻骨、泪骨
顶骨	X		颅骨	颞骨、额骨、顶骨、枕骨、蝶骨
颞骨	X		颅骨	下颌骨、颧骨、蝶骨、顶骨、枕骨
枕骨		X	颅骨	颞骨、寰椎（C1）、顶骨、蝶骨
蝶骨		X	颅骨	上颌骨、筛骨、腭骨、犁骨、额骨、顶骨、颞骨、枕骨、颧骨
筛骨		X	颅骨	上颌骨、腭骨、犁骨、鼻骨、泪骨、下鼻甲、额骨、蝶骨
颧骨	X		颌面骨	上颌骨、额骨、颞骨
上颌骨	X		颌面骨	上颌骨、颧骨、额骨、蝶骨、筛骨、腭骨、犁骨、鼻骨、泪骨、下鼻甲
腭骨	X		颌面骨	上颌骨、腭骨、犁骨、下鼻甲、筛骨、蝶骨
犁骨		X	颌面骨	上颌骨、腭骨、筛骨、蝶骨
鼻骨	X		颌面骨	上颌骨、鼻骨、额骨
泪骨	X		颌面骨	上颌骨、额骨、筛骨、下鼻甲
下鼻甲	X		颌面骨	上颌骨、腭骨、泪骨、筛骨
下颌骨		X	颌面骨	颞骨

［来源：Norton, N. (2007). Netter's Head and Neck Anatomy for Dentistry. Philadelphia: Saunders Elsevier. ©2007, Elsevier］

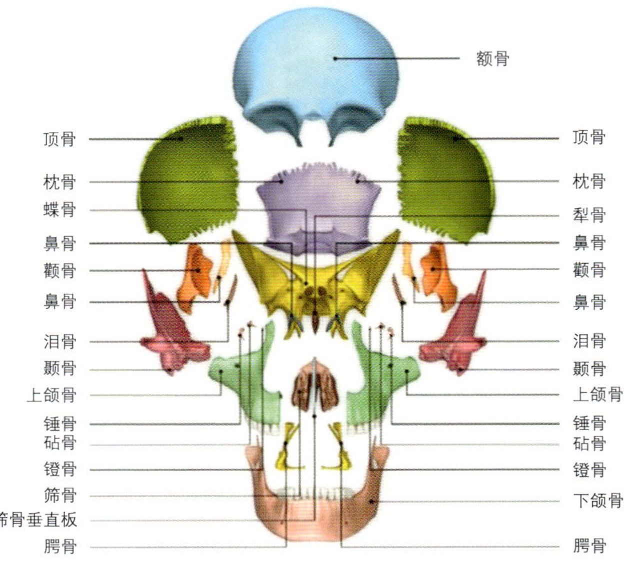

图6.1 颅颌面部骨骼分解图。（来源：sciencepics/Shutterstock.com）

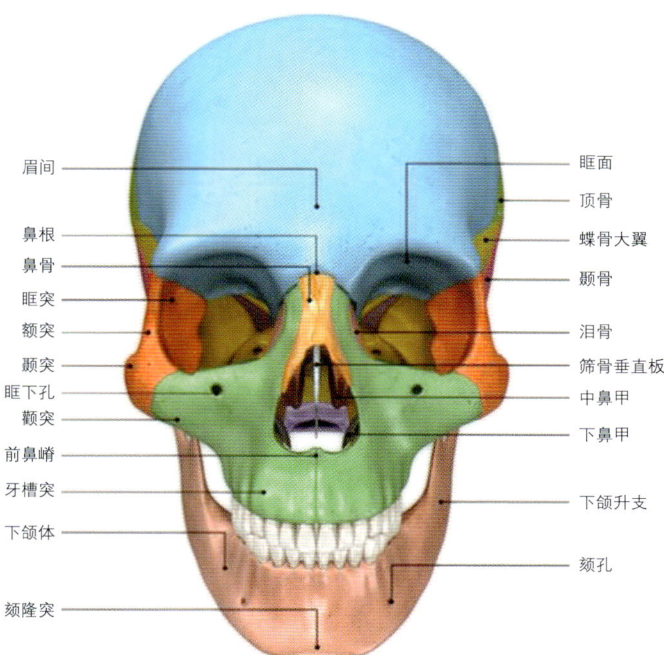

图6.2　颅颌面部骨骼正面视图。（来源：sciencepics/Shutterstock.com）

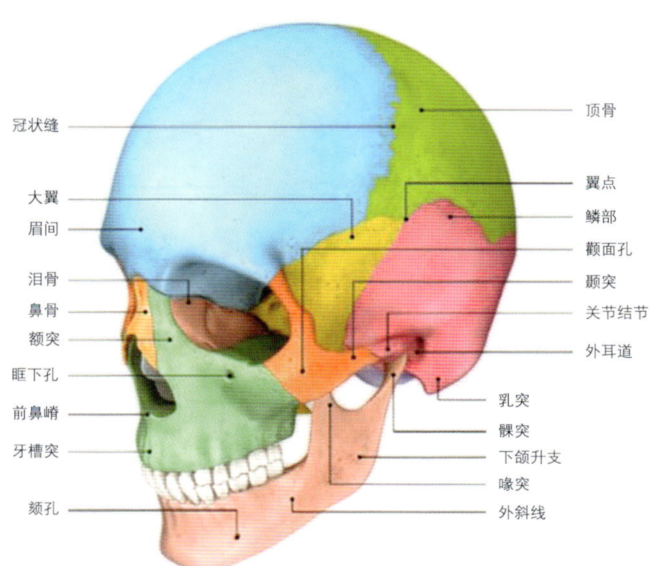

图6.3　颅颌面部骨骼侧面视图。（来源：sciencepics/Shutterstock.com）

6.1.2 神经分布与血供

上、下颌牙列的神经支配与血供依赖于藏身于上、下颌骨内的神经和血管。上颌骨是面中部的一个不可动部分，其神经血管系统与可动的下颌骨神经血管系统相分离，可动的下颌骨被视为面下部的一部分。

三叉神经的第二支（第五对脑神经第二支，CN Ⅴ2）称为“上颌神经”，负责上颌牙列的感觉神经支配。它在三叉神经节处从三叉神经分支，并通过圆孔出颅。然后分为4个主要部分：上牙槽后神经（PSA）、眶下神经、颧神经和翼丛的分支。眶下神经进一步分支为上牙槽中神经（MSA）和上牙槽前神经（ASA）[1]。PSA、MSA和ASA形成上牙丛。PSA支配上颌磨牙和上颌窦后部。MSA支配前磨牙、上颌窦的内侧及外侧，有时还支配第一磨牙的近颊根。ASA支配切牙、尖牙和上颌窦前部。

眶下神经出眶下孔后分支为鼻神经、下睑神经和上唇神经。这些分支分别支配鼻翼软骨、下眼睑皮肤表面和上唇。

上、下颌牙列通过颈外动脉的上颌支获得血供。上颌牙弓由3条动脉组成的动脉丛保障血供：上牙槽后动脉、上牙槽中动脉和上牙槽前动脉。上牙槽后动脉供应上颌磨牙、前磨牙和上颌窦后部。上牙槽中动脉（如有）和上牙槽前动脉均由眶下动脉分支而来，分别向上颌前磨牙/尖牙区、上颌窦的内侧与外侧，以及上颌前牙和上颌窦的前侧提供血供[2]。

上颌骨的静脉引流通过上牙槽后静脉、上牙槽中静脉和上牙槽前静脉汇合形成翼静脉丛。翼静脉丛经相对较短的上颌静脉引流至下颌后静脉[1]。

三叉神经的第三支也是最大分支（第五对脑神经第三支，CN Ⅴ3）称为“下颌神经”，在三叉神经节分支并通过卵圆孔出颅，负责下颌骨的感觉和运动神经支配。下颌神经分出脑膜支后，继续向前分出前干和后干。

前支是两个分支中较小的一个，功能上主要是运动，但颊神经除外，颊神经在本质上仍然是感觉神经。前支的其他分支是咬肌神经、前颞深神经与后颞深神经、翼内肌神经，最后是翼外肌神经。

相反，更粗大的后支主要是感觉神经，但保留运动神经性质的下颌舌骨肌神经除外。后支的其他分支是耳颞神经、舌神经和下牙槽神经。舌神经为舌前2/3的黏膜和下颌牙舌侧牙龈的感觉神经。下牙槽神经是下颌神经的最大分支，在从下颌孔进入下颌骨之前，位于蝶下颌韧带与下颌支之间。下牙槽神经通过颏孔从第二前磨牙附近的下颌骨穿出。它为所有下颌牙、相关牙周韧带和从前磨牙到中线的牙龈提供感觉神经支配。从下牙槽神经向颏神经和切牙神经分支的位置，切牙神经继续向前负责第一前磨牙至中线之间牙齿和牙周韧带的感觉神经支配[1]。

下颌牙列血供由上颌动脉的分支——下牙槽动脉提供。它与下牙槽神经走行路径相同，通过下颌孔穿出，在第二前磨牙水平分支为颏动脉和切牙动脉。颏动脉和切牙动脉为下颌前牙及其唇侧牙龈提供血供。下颌骨的静脉引流通过单一的下牙槽静脉流入翼静脉丛。图6.4 ~ 图6.6给出了颅颌面部骨神经支配和血供的详细描述。

6.1.3　肌肉组织

与口腔种植相关的头颈部肌肉可分为咀嚼肌和面部表情肌：咀嚼肌是辅助研磨和咀嚼食物并将其转化为食团的成对肌肉；面部表情肌是能够进行面部表情运动的扁平成对肌肉。所有咀嚼肌由三叉神经下颌支（CN Ⅴ3）支配，而所有面部表情肌由面神经（CN Ⅶ）支配。表6.2和表6.3总结了关键点[1-2]，图6.7展示了相关解剖结构。

6.2　步骤

在患者评估开始时，与舒适地坐在牙科手术椅上的患者进行轻松对话。讨论患者的主要诉求和寻求治疗的动机。在交流过程中观察面部表情，确保注意到患者的每一丝情绪变化、微笑姿态和牙齿美学状况。开始初步临床检查，通过进行彻底的口内外检查，确认典型的解剖特征是否正常，并进一步检查异常情况。评估颞下颌关节的稳定性，检查咬合的重复性和加载时颞下颌关节是否有疼痛。一定要触诊咀嚼肌和相关的局部淋巴结，检查有无肿胀或压痛。此外，记录患者的最大无痛开口度，评估运动范围，并确定是否有足够的空间用于手术器械的进出。

完成后，开始针对患者的主诉进行重点检查。确认可能影响患者手术或修复治疗计划的局部或区域解剖结构。为计划的手术考虑适当的麻醉方案，例如局部注射麻醉。仔细规划涉及局部重要解剖结构的手术入路切口。

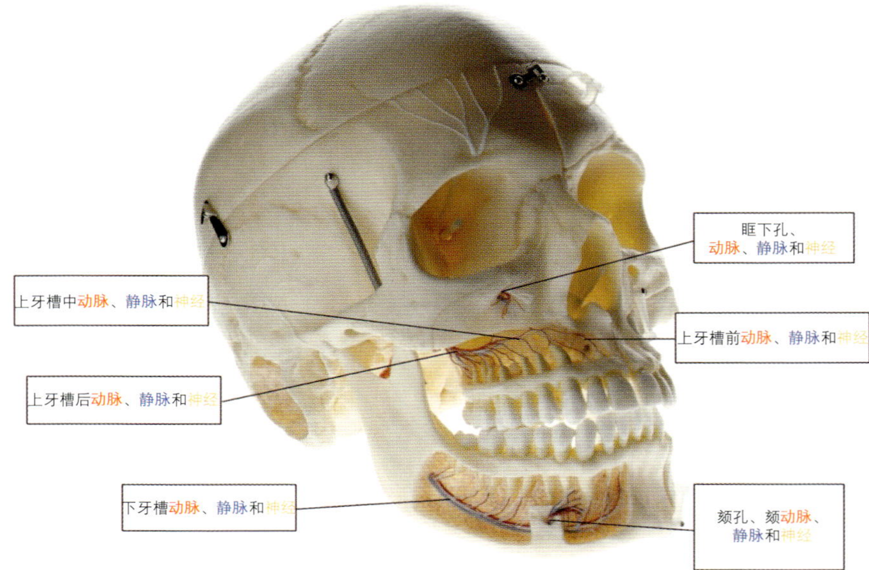

图6.4 上、下颌牙列的神经支配和血供。

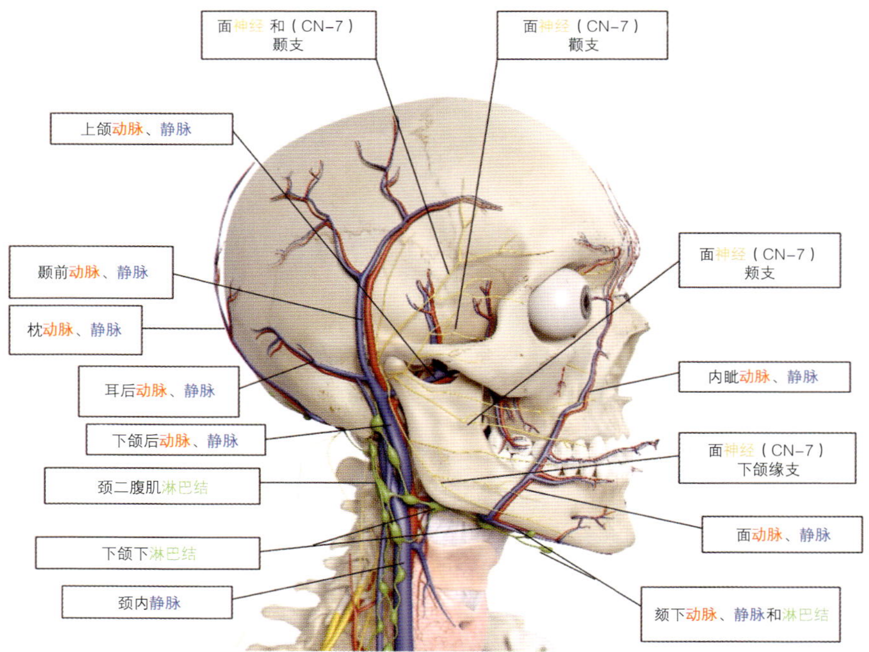

图6.5 头颈部侧视解剖图。（来源：SciePro/Shutterstock.com）

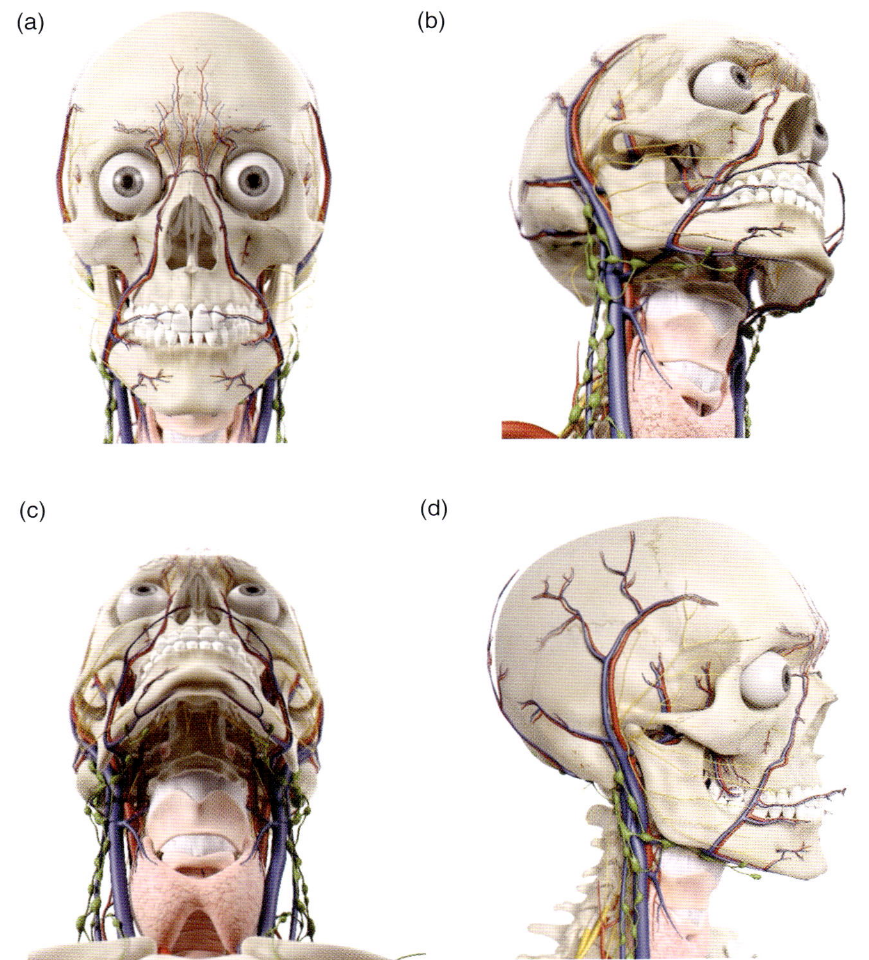

图6.6　头颈部解剖图（未标记的结构）。（a）正视图。（b）斜视图。（c）仰视图。（d）侧视图。（来源：SciePro/Shutterstock.com）

表6.2　咀嚼肌总结

肌肉	起点	止点	功能	神经支配
咬肌	颧弓与颧骨上颌突	下颌支外侧面	上提、收缩下颌骨	咬肌神经（CN Ⅴ3）
颞肌	颞窝	喙突、下颌支前缘	上提、收缩下颌骨	颞深神经（CN Ⅴ3）
翼内肌	翼外板内侧面、腭骨锥突（深头）；上颌结节，腭骨锥突（浅头）	下颌骨内侧面	上提下颌骨，并参与下颌骨侧向运动	翼内神经（CN Ⅴ3）
翼外肌	颞下窝顶（上头），翼外板外侧面（下头）	下颌骨翼肌凹及颞下颌关节盘（上头）和髁突（下头）	下颌骨前伸和侧向运动	翼外神经（CN Ⅴ3）

［来源：Al-Faraje, L. (2013). Surgical and Radiologic Anatomy for Oral Implantology. Chicago: Quintessence Publishing Co.; Norton, N. (2007). Netter's Head and Neck Anatomy for Dentistry. Philadelphia: Saunders Elsevier］

表6.3　面部表情肌总结

肌肉	起点	止点	功能	神经支配
口轮匝肌	上、下颌皮肤深层	唇黏膜	闭嘴、噘嘴	面神经（CN Ⅶ）颊支和下颌缘支
颊肌	上、下颌磨牙区牙槽突	口轮匝肌、唇，以及唇、颊黏膜下表面	将食团挤出前庭，排出口内的空气	面神经（CN Ⅶ）颊支
提上唇肌	上颌骨额突和眶下缘	上唇皮肤	上提上唇	面神经（CN Ⅶ）颊支和颧支
降下唇肌	下颌骨外斜线前区	下唇中部	向下、向外拉下唇	面神经（CN Ⅶ）下颌缘支
提上唇鼻翼肌	上颌骨额突	鼻翼软骨和上唇肌肉（上唇提肌和口轮匝肌）	上提上唇、扩张鼻孔	面神经（CN Ⅶ）颊支和颧支
颏肌	下唇系带	颏部皮肤	上提、前伸下唇	面神经（CN Ⅶ）下颌缘支
笑肌	咬肌浅筋膜	口角皮肤	微笑及大笑时收缩口角	面神经（CN Ⅶ）颊支
降口角肌	尖齿、前磨牙和第一磨牙下方的下颌骨	口角皮肤和口轮匝肌	向下、向外拉口角	面神经（CN Ⅶ）颊支和下颌缘支
提口角肌	眶下孔下方的上颌骨尖牙窝	口角	上提口角	面神经（CN Ⅶ）颊支和颧支

(续表)

肌肉	起点	止点	功能	神经支配
颧大肌	颧骨（侧面、后面）	口角肌肉	向上、向外拉口角	面神经（CN Ⅶ）颧支
颧小肌	颧骨（侧面、后面）	上唇角	向上拉上唇	面神经（CN Ⅶ）颧支
鼻肌	横部起自上颌骨 翼部起自上颌骨	横部止于鼻梁部腱膜 翼部止于鼻翼	收缩鼻孔 扩张鼻孔	面神经（CN Ⅶ）颊支和颧支
降眉肌	下鼻骨面部腱膜	眉间皮肤	向中间、向下拉眉毛	面神经（CN Ⅶ）颧支和颞支
眼轮匝肌	眶内侧缘、眼睑内侧韧带和泪嵴	枕额闭合肌、皱眉肌	闭眼	面神经（CN Ⅶ）颧支和颞支
皱眉肌	额骨眶上嵴	眉间中点	向中间、向下拉眉毛	面神经（CN Ⅶ）颞支
颈阔肌	下颈部和胸部侧上方皮肤	下颌骨下缘，面部下方皮肤，口角	面部和颈部下部皮肤皱纹	面神经（CN Ⅶ）颈支

［来源：Al-Faraje, L. (2013). Surgical and Radiologic Anatomy for Oral Implantology. Chicago: Quintessence Publishing Co.; Norton, N. (2007). Netter's Head and Neck Anatomy for Dentistry. Philadelphia: Saunders Elsevier］

6.3　建议

- 以一种系统的方式对患者进行评估，由外而内，逐步到口腔和相关部位。
- 制定一套系统的患者解剖学评估方法，以提高效率和可重复性。
- 特别注意患者的张口能力，以及在更长的手术过程中保持长时间张口的能力，以确定患者是否能适应手术，或是否需要其他适应措施。
- 制订局部麻醉和切口设计的手术计划。熟悉手术过程中可能遇到的局部重要结构。
- 确定是否需要专科检查、影像学检查或其他专科转诊来确认患者是否适合种植手术。

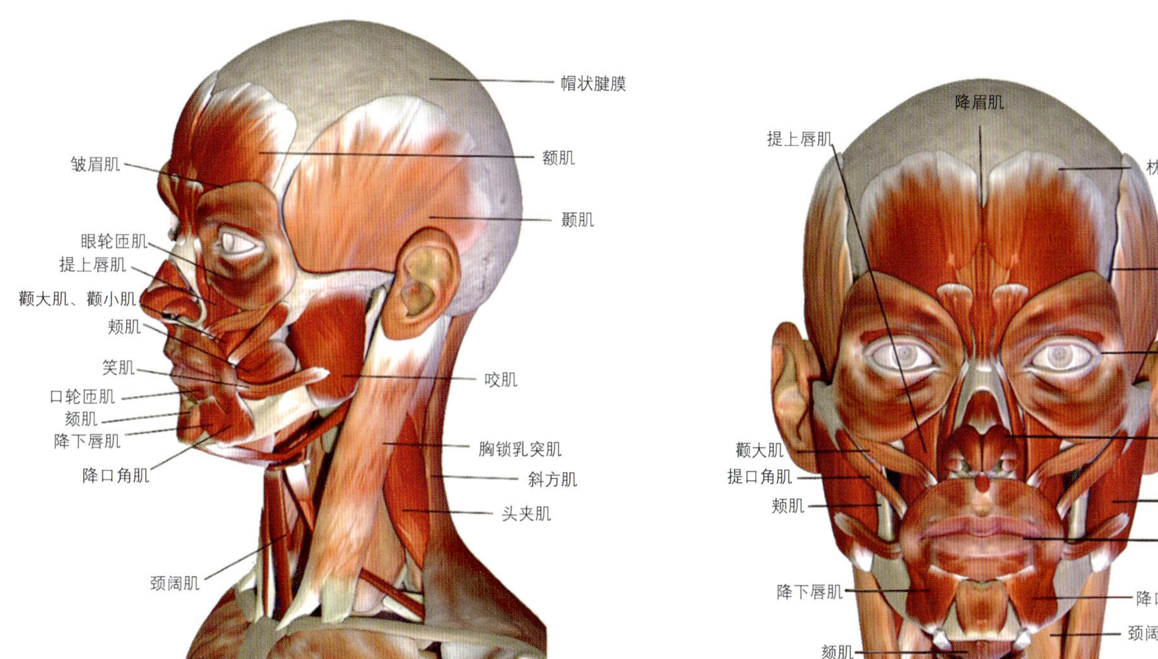

图6.7 面部咀嚼肌和面部表情肌。（来源：Life science/Shutterstock.com）

第7章

上颌解剖结构
Maxillary Anatomical Structures

Kyle D. Hogg

7.1 原则

了解与口腔种植术相关的上颌骨解剖结构是提供安全和可预测的外科治疗的先决条件。在种植前的治疗计划阶段，应进行细致的术前计划和重要局部解剖结构检查，以避免手术和修复并发症。

上颌前部

- 上颌切牙孔和切牙管。
- 鼻腔。
- 眶下孔。

上颌后部

- 上颌窦。
- 腭大动脉和腭大神经。

7.2 上颌切牙孔和切牙管

上颌切牙孔位于上颌骨腭突下表面的中线，距离中切牙临床牙冠近中切缘约10mm。该孔是切牙管的开口，来自双侧的鼻腭神经和腭大动脉的前支在其中走行[1]。切牙管长约11mm，切牙孔位于下方，平均直径为4.5mm，在鼻底上方水平逐渐变细至约3.4mm[2]。

鼻腭神经是鼻后上神经的一个分支，起源于上颌神经的分支——翼腭神经节（CN V2）。该神经向前下走行，出切牙孔，向腭前部提供神经支配，最终与腭大神经交通。因此，在上颌骨前部进行外科手术或牙科治疗时，可以在切牙孔位置进行局部麻醉。

腭大动脉的前支从腭后部的腭大孔穿出后，从腭大动脉分支出来，沿硬腭向前，由切牙孔进入切牙管后，与鼻中隔内或切牙管内的蝶腭动脉吻合。

7.2.1 在口腔种植中的重要性

虽然很少选择切牙孔和切牙管作为种植位点，但这些解剖学特征可能会限制上颌骨前部，特别是行中切牙种植时的骨量。这在继发于牙缺失的上颌骨牙槽突再吸收患者中很常见。这些患者与该区域有牙齿的受试者相比，切牙孔和切牙管的前缘与上颌骨前部颊侧骨板之间的矢状位距离通常减少。从冠状位观察时，切牙孔和切牙管位于鼻中隔、鼻底、前鼻棘和硬腭交汇处的近中。该区域复杂的骨结构限制了使用传统二维根尖片进行术前评估的有效性。通过CBCT进行三维成像，可以更准确地评估切牙孔位置和切牙管的形态，两者存在较大个体差异[3]，并允许进行可用骨量评估。

有时，切牙孔位置和切牙管的形态可能会阻止将种植体成功种植在上颌中切牙的位置上，如图7.1中突出显示的临床病例所示。如果计划的治疗不允许选择替代的合适位置进行种植，则可能需要引导骨再生（GBR）技术来增加切牙管边缘前的骨量，以促成在该区域的种植。切牙管本身可以通过一种称为“切牙管填塞术”的手术进行移植，为后续种植手术提供更多的骨量。这项技术可以在局部麻醉下进行，翻全厚瓣，通过旋转刮除术完全清除管内的内容物；将颗粒骨移植切牙管内，这不会对患者产生长期不良影响[4–5]。虽然上颌腭前区可能暂时丧失感觉，但由于有与腭大动脉和神经的吻合，该区域的血运重建和神经再生通常在几个月内完成从而恢复感觉。

7.3 鼻腔

鼻腔的下缘与口腔种植术相关，因为它靠近口腔和牙根尖区。从中线矢状位观察，它由位于切牙管前方的前鼻棘和上颌牙槽突，以及位于切牙管后方的硬腭或上颌骨腭突、腭骨水平板组成。鼻腔使上颌牙槽突可用于种植体植入骨量存在上部极限，颊侧骨板则使之存在前部极限，而腭板或切牙管使之存在后部极限。

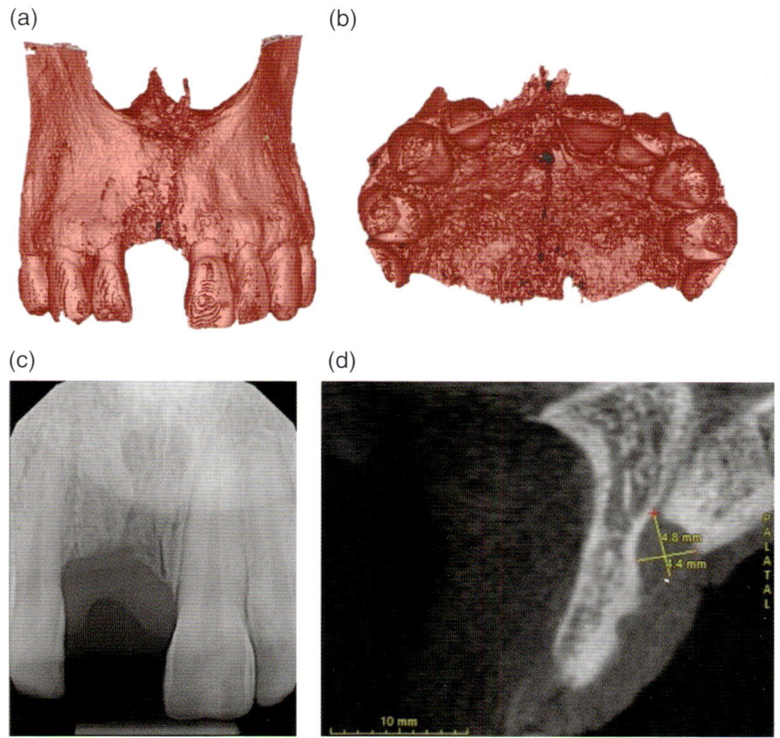

图7.1　切牙孔的三维与二维视图。CBCT扫描可以提供有关切牙孔与牙种植体拟定位置之间真实解剖关系的宝贵信息。与二维根尖片（c）相比，（a）和（b）描述的CBCT扫描的三维重建对无牙颌部位可以更准确地评估。（d）矢状位图像显示扩大的切牙孔。

鼻腔血供丰富，蝶腭动脉是上颌动脉的一个分支，是其最大的供血动脉。蝶腭动脉的一个分支通过切牙管与腭大动脉吻合。鼻腭神经是三叉神经上颌支（CN Ⅴ2）的一个分支，为鼻腔提供感觉神经支配，并沿着蝶腭动脉穿过切牙管与腭大神经吻合。

7.3.1　在口腔种植中的重要性

上颌骨前部的牙种植位置可能受到鼻腔前部位置的限制，尤其是当剩余牙槽嵴的垂直高度降低时。在这种情况下，种植体可能会穿透鼻腔的内边界。有文献[6-9]描述了使用自体骨移植物、同种异体骨移植物、异种骨移植物和组合移植物的鼻底增高术（NFA）作为改善吸收的上颌骨的方法。

虽然需要更多的临床研究来全面评估NFA的可预期性，但与传统的Le Fort 1截骨术相比，它可能提供了一种可行且微创的选择[10]。

7.4 眶下孔

眶下孔位于眼眶下缘的正下方，包含眶下动脉和眶下神经（图7.2）。眶下动脉是上颌动脉的一个分支，通过眶下孔与面动脉吻合。眶下神经是上颌神经（CN V2）的终末支。它位于下唇方肌下方，为下眼睑、上唇和鼻外侧提供感觉神经支配。

7.4.1 在口腔种植中的重要性

由于眶下孔位于牙槽突的上方，在种植外科手术中通常不会遇到眶下孔。然而，在利用侧壁开窗技术进行上颌窦提升和/或广泛的上颌嵴萎缩的情况下，进行翻瓣术和使用牵开器过程中可能会损伤眶下神经。可通过眶下神经阻滞实现上颌前磨牙、尖牙以及前牙牙髓和周围软组织麻醉，参考进针位置为眶下缘下方1cm处。

7.5 上颌窦

上颌窦是4对鼻旁窦（额窦、蝶窦、筛窦和上颌窦）之一，也是唯一与口腔种植术相关的窦腔。上颌窦在儿童时期一直扩大，持续的下扩导致窦底接近上颌前磨牙和磨牙的根尖[11]。在上颌后牙缺失的情况下，持续的窦底气化作用能导致剩余牙槽嵴可用于种植的骨量不足（图7.3）[12]。

成人上颌窦是上颌骨中一个体积约为15cm^{3}的空心金字塔形状空间[13]，

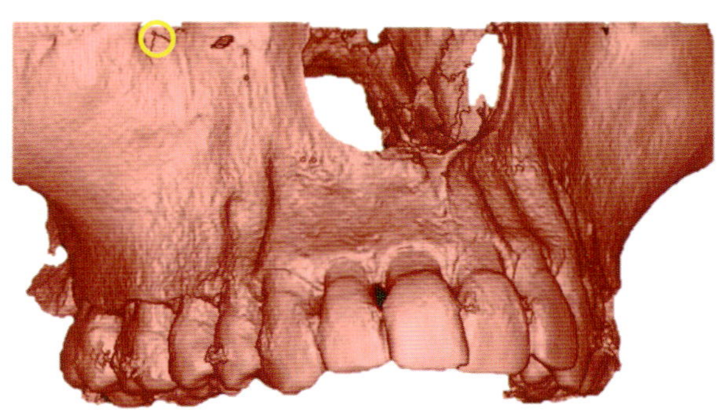

图7.2 眶下孔的位置。眶下孔的位置用黄色圆圈标出，远高于上颌骨咬合平面。

约3.5cm（高）×2.4cm（宽）×3.5cm（前后长）[14]。上颌窦通过窦内侧壁上位于中鼻道或下鼻甲正上方一个直径约3mm的高开口与鼻腔相通[15]。

上颌窦的前壁由尖牙窝形成，靠近眶下孔。窦的外侧壁由颧骨形成。窦的上壁是眶底。窦的后壁将上颌窦与颞下窝和翼上颌窝的结构分隔开来。窦的下壁或底由牙槽突、基底骨及硬腭形成。

上颌窦的金字塔形状可能因骨间隔的存在而被分隔或进一步复杂化，这可能导致上颌窦被分隔成几部分。这些骨间隔非常常见，可见于

(a)

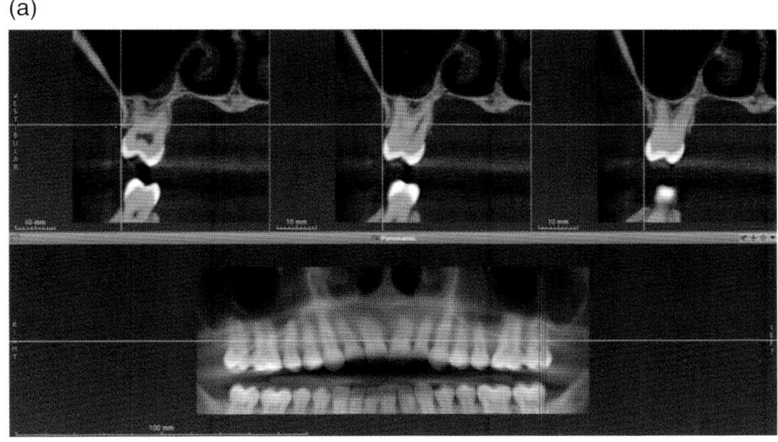

(b)

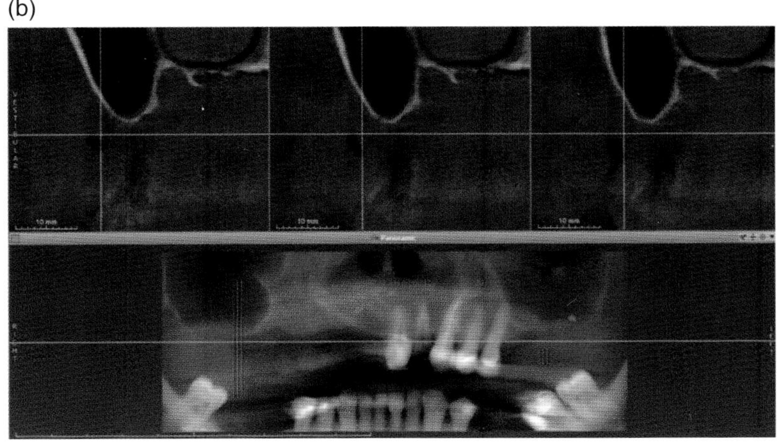

图7.3　上颌窦的变化。（a）在这些全景和横断面CBCT扫描视图中描绘的有牙受试者中，牙槽突颊侧、舌侧、上缘甚至根间都保留了大量的骨。（b）无牙颌患者相同视野下，可以观察到牙槽突明显缺失并有上颌窦气化，从而形成了一层均匀的蛋壳状薄骨层将上颌窦与口腔分隔开来。

25%～33%上颌窦[16-17]。尽管存在许多形状、大小、位置的变异[18]，但骨间隔的底部往往较宽，上部会聚成刀锋状。

上颌窦的感觉神经支配来自上颌神经（CN Ⅴ2）的分支——上牙槽前、中、后神经以及眶下神经。上颌窦的血供来自上颌动脉的分支，即眶下动脉和上牙槽后动脉，此外还有蝶腭动脉和鼻后外侧动脉。上颌窦的静脉通过面静脉、翼丛和蝶腭静脉引流。

上颌窦黏膜由一种特殊的假复层纤毛柱状上皮组成，称为“施耐德（Schneiderian）膜”，在健康情况下，其厚度通常＜1mm[19]。这种复杂的呼吸黏膜包含产生黏液的特殊杯状细胞。

黏液捕捉吸入的颗粒，保持黏膜表面湿润，并可湿润吸入的空气；纤毛柱状上皮则帮助运送产生的黏液。作为一个功能单元，黏膜纤毛摆动将黏液分泌物和小颗粒提升至上颌窦口进而排出至鼻腔。

7.5.1 在口腔种植中的重要性

上颌无牙颌患者行种植修复时常遇到的困难是骨质较差区域骨量不足的问题[20]。该区域可用于种植的剩余牙槽嵴骨量常受到上颌窦气化，牙缺失后牙槽骨高度丧失，或两者结合的限制[21]。利用各种手术技术和移植材料进行上颌窦内的骨增量以获得可预期的结果[22-24]。

目前的证据表明，上颌窦侧壁开窗提升术（Sinus Floor Elevation，SFE）和上颌窦冲顶提升术技术是可预期成功及安全的，因此都具有良好的长期种植体存留率[25-26]。上颌窦侧壁开窗提升术的示例如图7.4所示。临床医生可以利用包括剩余骨高度、剩余骨宽度、无牙颌牙弓长度和剩余骨质量在内的参数来帮助指导选择侧壁开窗或冲顶SFE，以及确定是否需要同期或延期种植。关于未来短种植体（4～6mm）长期存活能力的研究可能表明，对SFE的需求总体上将有所减少[27]。

7.6 腭大动脉和腭大神经

当离开位于上颌第三磨牙内侧稍偏远中的腭大孔时，腭大动脉和腭大神经如前所述沿着硬腭向前延伸至切牙孔。腭大神经血管束通常位于腭穹隆垂直与水平壁的交界处（图7.5）。

(a)

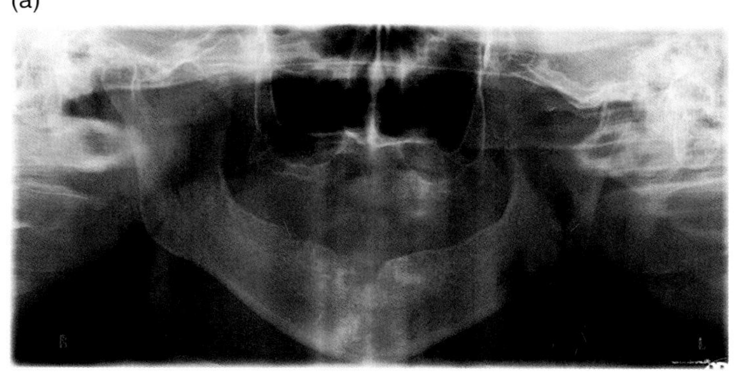

(b)

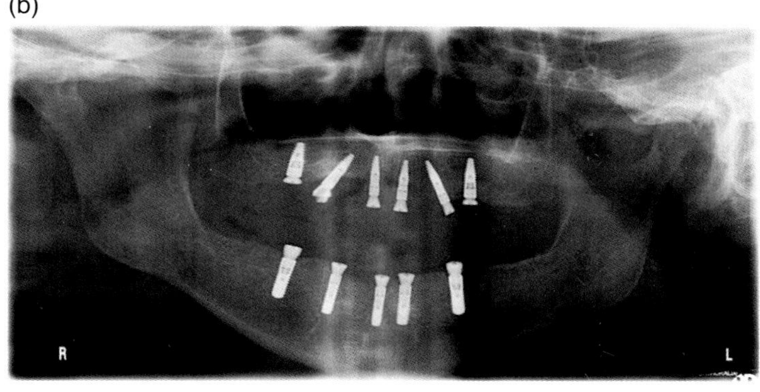

图7.4　分段进行上颌窦提升术及术后种植。如全景曲面断层片（a）所示，骨质量和剩余骨高度不利于同期进行种植与移植手术，因此通过侧壁开窗行左、右双侧上颌窦底提升（SFE）。上颌窦提升术6个月后，种植体安全植入，如全景曲面断层片（b）所示。

7.6.1　在口腔种植中的重要性

在腭大动脉区域做切口时，应保持一个安全区，以避免动脉损伤进而可能导致出血和软组织坏死。该安全区通常取决于患者的解剖变异。神经血管束通常位于垂直和水平腭壁的连接处，腭穹隆深度的显著变化意味着神经血管束在腭穹隆低平患者中可能距离第一磨牙舌侧龈缘约7mm，在腭穹隆高拱患者中可能距离舌侧龈缘约17mm[28]。自体结缔组织移植物和游离龈移植物通常位于上颌后部腭侧，即从第一磨牙向前至尖牙处采集。对于大多数没有严重牙周疾病的患者，可以采集高8mm的结缔组织和游离龈移植物，不会损伤神经血管束[29]。

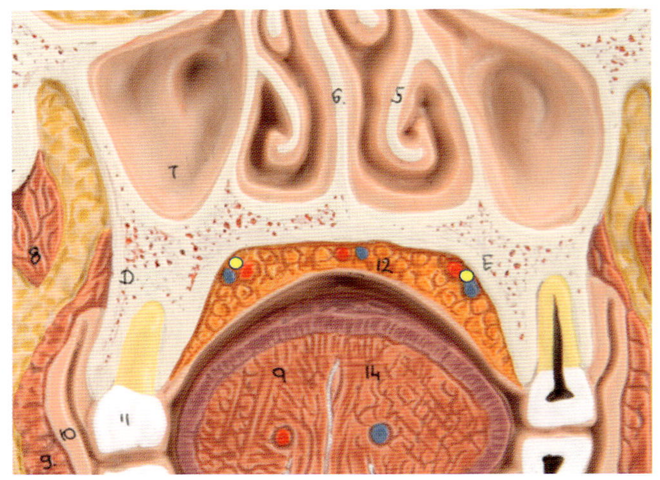

图7.5　腭大动脉和腭大神经的位置。冠状位上腭大神经血管束在前磨牙水平用红色、黄色、蓝色标出。腭穹隆高拱患者从舌侧龈缘到神经血管束的距离较腭穹隆低平患者的更远。

第8章

下颌解剖结构
Mandibular Anatomical Structures

Kyle D. Hogg

8.1 原则

了解与口腔种植相关的下颌解剖结构是提供安全和可预期的手术治疗的先决条件。在种植开始前的治疗计划阶段，应制订细致的术前计划并检查重要解剖结构，以避免手术和修复并发症。

下颌骨前部

- 颏孔和颏神经。
- 下颌切牙管和神经。
- 颏棘。
- 舌孔和舌侧副孔。
- 舌下腺窝。
- 颏下动脉和舌下动脉。

下颌骨后部

- 下颌管和下牙槽神经。
- 舌神经和下颌舌骨肌神经。
- 下颌下腺窝。
- 下颌支。

8.2 颏孔和颏神经

颏神经通过颏孔从下颌骨颊侧穿出，之后向后方走行，与颏孔方向相同[1]。颏孔通常位于下颌第一前磨牙与第二前磨牙的根尖之间（图8.1）[2]；

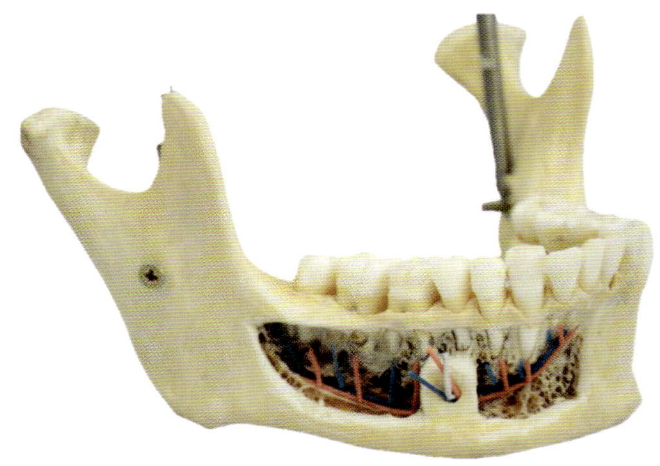

图8.1　颏孔和神经血管束。截骨手术和外科黏膜瓣手术如果损伤下牙槽神经或颏神经，则会引起感觉功能障碍。

然而，文献回顾表明，颏孔位置在水平或垂直平面上会出现变异[3]。晚期牙槽嵴萎缩可能导致颏孔位于牙槽嵴近嵴顶附近较高的位置。

通常颏神经的3个分支经颏孔穿出，为颏部、下唇、下颌前牙区的唇侧黏膜以及覆盖下颌骨、颞前区和耳前区的皮肤提供感觉神经支配[4]（译者注：颏神经支配范围为双侧下颌1–4的唇颊侧牙龈、下唇黏膜、皮肤及颏部皮肤。而对于本书作者提到的颞前区和耳前区皮肤，译者存疑）。虽然在这种情况下，单孔穿出下颌骨是最常见的，但可能存在副颏孔[5]。

应慎选通过根尖片、殆翼片或全景曲面断层片对颏孔位置进行影像学评估，因为研究表明，这些传统影像结果通常不能清楚或准确地反映颏孔的真实解剖位置[6–8]。通过传统放射学方法定位颏孔的困难主要是由于颏孔位置较低，缺乏与其下层骨小梁的对比；或舌侧皮质骨较厚，掩盖了正常检测到颏孔处降低的骨密度[7–8]。最近实践证明CBCT在确定颏孔的真实解剖位置方面比传统X线片更准确（图8.2）[9–10]。

颏神经前袢定义为“下牙槽神经在出颏孔之前的一个分支”，其存在尚有争议[11]。传统的放射学方法非常频繁地检测到前袢的存在[12]，多例下颌骨尸解则显示几乎所有标本都有前袢[13–14]，而另一项研究显示前袢的存在更为罕见[15]。包括同一样本的解剖结果和放射检查结果在内的研究表

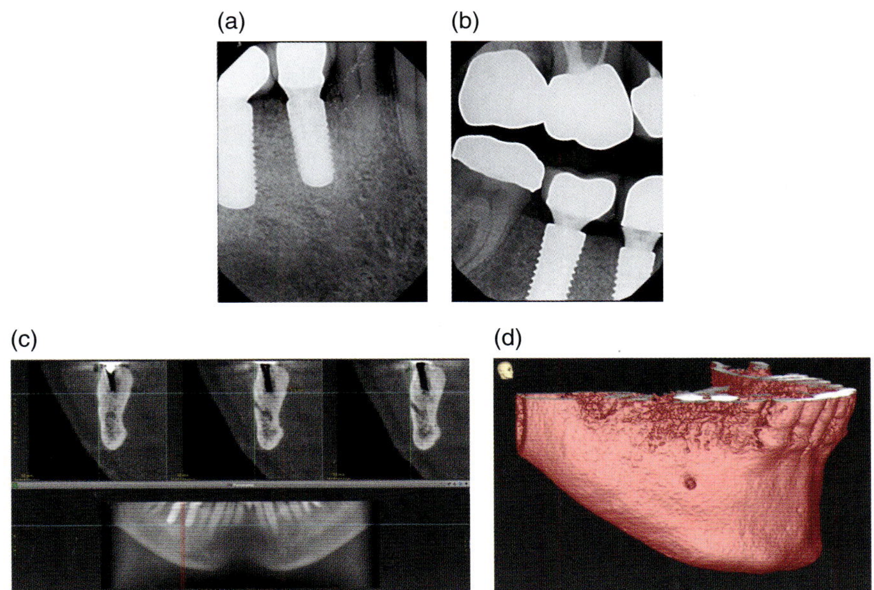

图8.2　同一患者的不同影像结果对比。（a）根尖片拍到了颏孔区域，但无法识别。（b）殆翼片的边缘未延伸到颏孔区域。CBCT扫描的横断面图（c）和三维重建（d）更清楚地描述了正确的解剖关系。

明，由于放射学与解剖评估数据之间的相关性较差，对是否存在前袢的放射检查结果值得怀疑[16–18]。最近一项将解剖结果与CBCT扫描结果进行比较的研究表明，CBCT扫描是检测和测量颏神经前袢的可靠而准确的手段[19]。同样，关于前袢尺寸与重要性的研究也存在矛盾，一些放射学研究显示，前袢的大小范围很广，为0～7.5mm[12,20]，而尸体解剖和CBCT研究显示，前袢的大小范围为0～5.6mm，平均值接近1mm[15,21]。

据可查文献报道，影像学结果、尸体解剖结果和CBCT扫描分析结果显示颏神经前袢确实存在于一些患者中。但颏神经前袢的发生率及其尺寸、长度现在还存在很大争议。

8.2.1　在口腔种植中的重要性

考虑在颏孔区行种植手术时，确定颏孔的位置和前袢的尺寸（如果存在）非常重要，从而避免在切口、翻瓣和制备窝洞过程中损伤神经血管束。其他情况下，种植体侵犯、水肿或术区周围麻醉造成的损伤都可能造成颏神经受压。颏神经可能因被完全或部分切断、压迫或牵拉而受损[22]。

颏神经损伤会导致其提供感觉支配的区域出现感觉异常（麻木）、感觉减退（敏感性降低）、感觉亢进（敏感性增加）、感觉障碍（疼痛感）或感觉缺失（完全没有感觉）。神经损伤可描述如下[11]：

- 神经断裂伤：神经被完全切断所造成的感觉改变或感觉异常往往预后不良。
- 轴突分离：神经受损但未完全切断。感觉通常在受伤后2～6个月恢复正常。
- 功能性麻痹：神经被牵拉或损伤而不丧失连续性。通常感觉会在几天至几周恢复正常。

为了避免损伤颏神经，考虑对该区域进行CBCT扫描，以辅助确定颏孔和神经血管结构的位置。如果以上信息仍未明确颏孔位置和前袢的存在与否，则需翻全厚瓣，在直视状态下进行外科显露并仔细观察相关解剖结构[3]。

8.3 下颌切牙管和神经

下颌切牙管为下颌管向切牙区的延续，包含相对较小的下颌切牙神经血管束[4,6,23-24]。就上、下界而言，下颌切牙管最常见于下颌骨的中1/3。尽管直径通常较小，但其变化范围可从无法检测出一直到近3mm[25]。下颌切牙管直径变异可能影响其检出率。随着检测方法和成像技术的提高，下颌切牙管和神经是正常的解剖结构已被广泛接受[17,26]。就功能而言，位于管内的下颌切牙神经为第一前磨牙、尖牙、侧切牙和中切牙提供神经支配。

8.3.1 在口腔种植中的重要性

鉴于与CBCT扫描相比全景曲面断层片很难检测出下颌切牙管，在规划种植空间时，强烈建议使用CBCT[6]。大多数情况下，种植手术规划无须过多考虑下颌切牙管。但是，如果存在较大的下颌切牙管，则应注意避免在备洞过程中触及或破坏该结构，否则患者会在术中或术后出现疼痛甚至需要拔除种植体[27-28]。

8.4 颏棘

颏棘是相对较小的成对骨隆起，位于中线两侧下颌骨舌面的前部。它们通常位于下颌骨的下1/3，但在下颌骨严重吸收的情况下，可能与残留的下牙槽嵴高度平齐，甚至高于残留的下牙槽嵴。在功能上，颏棘作为颏舌肌和颏舌骨肌的起点[29]，颏舌肌起自颏棘上部，颏舌骨肌起自颏棘下部。舌孔位于颏棘之间的中线处。

8.4.1 在口腔种植中的重要性

颏棘很少影响牙列缺失或牙列缺损患者的种植计划，但对于下颌骨严重吸收的患者则需要更多考虑。在这种情况下，外科手术和修复时都要为颏棘留有空间。要特别注意做下颌剩余牙槽嵴平整术时要避免损伤颏棘；另外，在翻瓣时要从颏棘上部完全显露颏舌肌，因为其可能影响上气道的稳定。

8.5 舌孔和舌侧副孔

舌孔包含一条由左右舌下动脉吻合形成的小动脉[30]。下颌中线上的舌孔常伴有其他较小的副孔。舌孔直径通常＜1mm，而副孔通常更小，平均约为0.5mm[31]。

8.5.1 在口腔种植中的重要性

传统根尖片和全口曲面断层片有时候无法检测到舌孔，可能是舌孔尺寸较小的原因，也可能是拍摄角度的原因。在制备种植窝洞时如果遇到舌孔或其内容物一般不会引起并发症。在CBCT扫描和三维重建中可以清楚地看到舌孔（图8.3）。但是，如果在种植窝洞制备期间穿透较大的神经管，可能会导致严重出血。在这些情况下，制备的窝洞出血较快，种植体可以作为填塞物。应监测患者是否出现舌下血肿。

(a)

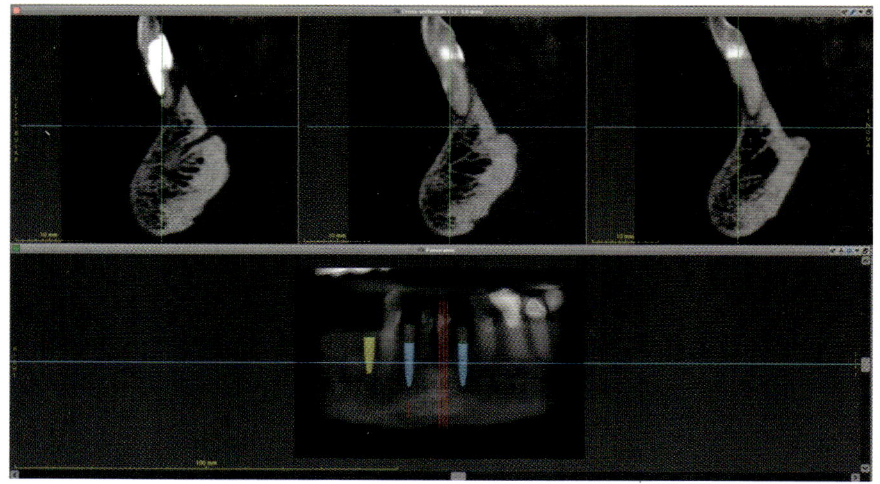

(b)

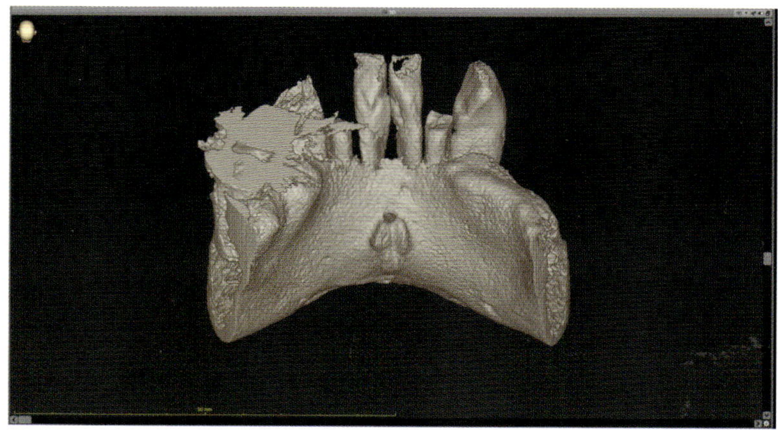

图8.3 舌孔和颏棘附近的影像。位于颏棘上方的舌孔和相关血管在下颌骨前部进行种植手术时可能会碰到。（a）CBCT扫描。（b）三维重建。

8.6 舌下腺窝

舌下腺窝是位于下颌骨内表面的双侧浅凹，形状通常为三角形，位于颏棘两侧，下颌舌骨肌线前上方。舌下腺与导管、舌动静脉、舌神经（CN Ⅴ的分支），以及舌咽神经（CN Ⅸ）和舌下神经（CN Ⅻ）的分支都包含在该窝中[32]。

8.6.1 在口腔种植中的重要性

在下颌前部进行种植备洞之前，必须通过触诊或CBCT成像检查舌下窝，以避免舌皮质穿孔和舌下腺窝内容物受损。应考虑舌下腺窝形成倒凹的可能及其深度，以确保窝洞预备和种植体角度都在下颌骨前部皮质骨板内的安全范围中，并为最终修复体提供合适的出龈角度。

8.7 颏下动脉和舌下动脉

颏下动脉是面动脉的一个分支，直径约为2mm，在大多数情况下位于下颌舌骨肌下缘下方，部分解剖分支穿过下颌舌骨肌[33]。颏下动脉为颌下腺与舌下腺、下颌舌骨肌与颏下区域的皮肤提供血供。舌下动脉大小相似，直径约为2mm，位于舌骨肌上方。舌下动脉是口底的主要血供[34]。

8.7.1 在口腔种植中的重要性

舌下动脉和颏下动脉可在位于下颌前方靠近舌侧骨板的位置发出分支，通过舌孔和/或舌副孔进入下颌骨皮质[35]。虽然罕见，但如果这些动脉受伤或被切断时，可能会导致严重并发症，因为颌下或舌下血肿可能会进一步进展并损害气道的通畅性。在进行备洞过程中应避免无意中穿透舌侧骨板，并且在舌侧翻瓣时应避免切断进入舌副孔的血管。

8.8 下颌管和下牙槽神经

下颌管内走行下牙槽神经（下颌神经的分支），下牙槽动、静脉及淋巴管，其入口为下颌骨后方内侧面的下颌小舌并向前延伸[36]。下颌管的直径约为3.4mm，神经的平均直径为2.2mm[37]。下牙槽神经是三叉神经（CN Ⅴ）下颌支后支感觉和运动的混合支。

下牙槽神经本身有3个主要分支：下颌舌骨肌神经、颏神经和切牙神经。

第一分支下颌舌骨肌神经，在下牙槽神经进入下颌骨前分支，支配下颌舌骨肌及二腹肌前腹。在下颌管从下颌小舌到颏孔的整个向前走行过程中，会遇到各种解剖结构。下牙槽神经和下牙槽动脉在下颌管内伴行，但是哪个在上、哪个在下存在个体差异[37]。下颌神经管向前走行过程中可能会缓慢下降，也有可能在某个位置存在陡坡或急剧下降甚至呈垂直下降状态[38]。下颌管及其内容物从下颌骨后部舌侧穿入，从下颌骨颊侧的颏孔穿出（图8.4）。下颌管通常位于第一磨牙区的颊舌侧硬质骨板之间[39]。下颌管向前走行过程中，下牙槽神经的一些未命名的小分支进入下牙丛，为3颗磨牙和2颗前磨牙提供感觉神经支配。在前磨牙区，下牙槽神经再次分支为从颏孔穿出的颏神经，支配从中线到第二前磨牙之间下唇和颊龈组织的皮

(a)

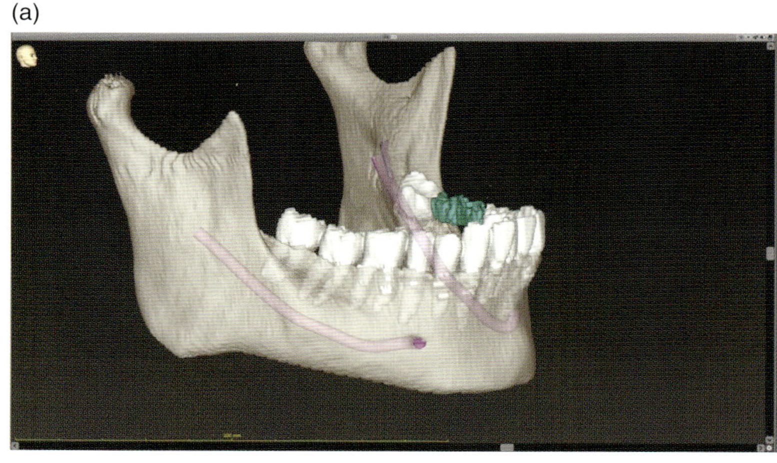

(b)

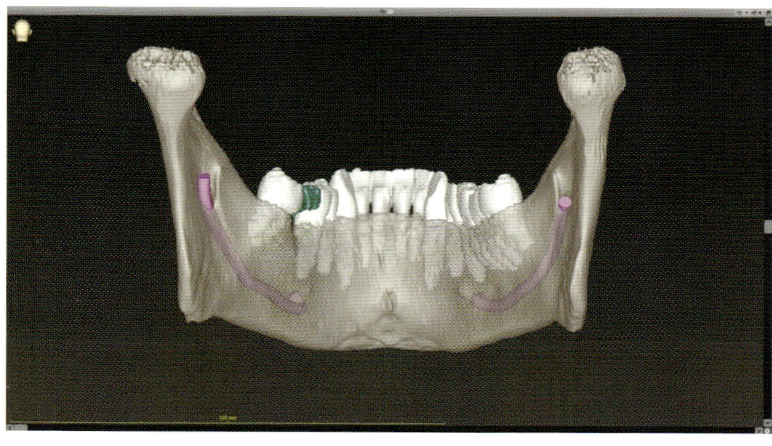

图8.4　下颌管走行。通过CBCT重建像，可以示踪从下颌神经管下颌小舌入口一直至颏孔颊侧穿出位置的全程走行过程。这些信息对于安全地规划种植手术备洞及种植体植入位点等非常宝贵。（a）颊面观。（b）舌面观。

肤与黏膜；以及继续向前的切神经，为尖牙、中切牙和侧切牙提供感觉神经支配[4]。

8.8.1 在口腔种植中的重要性

由于患者的下颌管路径不同，因此在术前确定下颌管的位置至关重要，以避免潜在的损伤和并发症。下牙槽神经损伤可能发生在局部麻醉过程中（由于针头刺穿）、翻瓣过程中（由于过度牵拉或不当操作）、切开过程中（由于手术刀误伤）、备洞过程中（热损伤或直接创伤）、种植体植入过程中（直接压迫），或由于手术引起的肿胀或血肿形成（间接压迫）。尽管在知情同意过程中讨论神经血管束的潜在损伤很重要，但如果术前明确下颌管位置并有效规避，下牙槽神经损伤的情况应该极少发生。用于制备种植窝洞的钻头通常比种植体长0.5 ~ 1mm。外科医生必须熟悉他们正在使用的手术器械尺寸，以便安全、精准地进行种植窝洞预备。较好的做法是，在种植体的尖端与下颌管顶部之间留出2mm或更大的安全区[40]。安全区的概念也可以应用于其他重要结构，以避免意外并发症。

8.9 舌神经和下颌舌骨肌神经

舌神经起源于三叉神经下颌支。它从下牙槽神经稍前内侧的位置向下移行，下降到舌根区域。舌神经为舌的前2/3提供感觉支配。与在下颌骨下颌管内相对安全的情况下向前移行的下牙槽神经不同，舌神经通常走行于下颌第三磨牙牙根后方紧贴牙槽嵴顶下方沿舌侧骨板向近中移行[41]。极少数情况下，舌神经位于牙槽嵴顶或其上方，下颌第三磨牙的舌侧[42]。

下颌舌骨肌神经是下牙槽神经的一个分支，在下牙槽神经从后方进入下颌孔之前分支。从下牙槽神经分支开始，下颌舌骨肌神经沿着下颌舌骨沟向下颌舌骨肌走行，支配下颌舌骨肌和二腹肌前腹。此外，下颌舌骨肌可能为下颌前牙和后牙提供辅助神经支配[43–44]。

8.9.1 在口腔种植中的重要性

由于舌神经经常位于牙槽嵴处或附近，并且神经与舌侧骨板经常直接接触，因此在该区翻瓣时应小心，以避免对神经造成牵拉或压迫损伤。该区域应避免舌侧垂直松弛切口，切口位于下颌第二磨牙的远端，朝向牙槽嵴的颊侧，以避免损伤舌神经。如果在麻醉下牙槽神经时未达到深度就阻滞，则可能需要额外麻醉下颌舌骨肌神经。对于表现出下牙槽麻醉客观症状但仍在手术过程中感到不适的患者，在下颌骨后部的舌侧进行额外浸润注射会提高舒适度，并获得更好的麻醉效果。

8.10 下颌下腺窝

下颌下腺窝位于下颌磨牙区下颌舌骨肌线下方的内表面。它包含下颌下腺及导管、面动脉和舌动脉的分支，以及通往下颌舌骨的神经（图8.5）。因为下颌舌骨肌的位置高于下颌下腺窝，下颌下腺窝形成的轻微凹陷无法在全景曲面断层片上准确显示[45]，也无法在口内显示。通过触诊可以了解舌侧解剖结构，但CBCT扫描可以最准确地评估舌侧下颌骨轮廓和解剖结构。

8.10.1 在口腔种植中的重要性

在下颌后部区域进行手术时，确定最大种植体长度有两个主要限制因素，即下牙槽神经和下颌管的位置以及下颌下腺窝的解剖结构[46]。确定可用于种植体植入的骨真实高度和宽度有助于降低种植窝洞预备或植入种植体时舌侧骨质板穿透的风险。该区域穿孔可立即或在受伤后延迟引起动脉

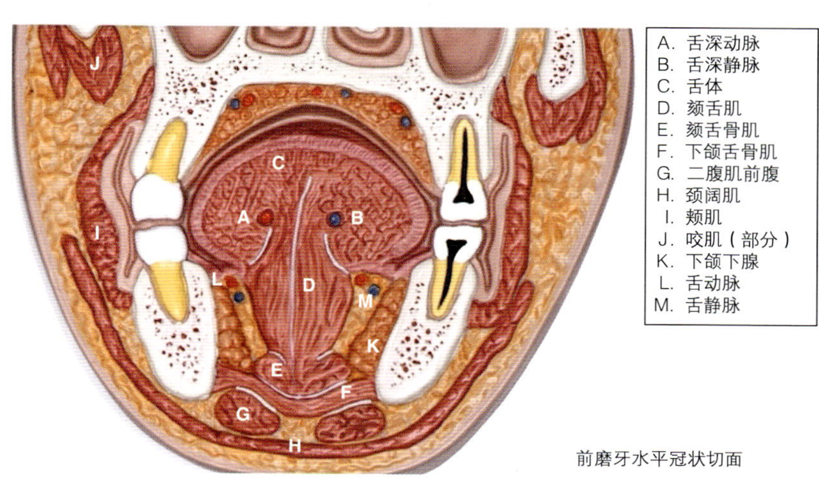

图8.5 下颌下腺窝和相关邻近结构。

出血。口底出血向上和向后突破会挤占气道，可能导致罕见但严重的气道阻塞。

8.11　下颌支

下颌支包含下颌小舌和下颌孔，下牙槽神经在此处进入下颌骨皮质。下颌孔距离其前缘或前界约2/3处，整个前后径平均约30.5mm[47]。颊侧切迹可沿下颌骨下缘触诊到，还可确定面部动脉、静脉和神经的位置。

8.11.1　在口腔种植中的重要性

为了达到持续、有效的下牙槽神经局部麻醉效果，了解下颌支的解剖结构至关重要。此外，下颌支颊棚区是块状骨移植的常见骨供区[48–49]。

第9章

拔牙位点牙槽嵴保存术

Extraction Ridge Management

Tino Mercado

9.1 原则

上颌前牙的拔除和种植是口腔外科重建治疗中最具挑战性的任务之一。新鲜拔牙窝的愈合涉及生理吸收和三维重建，影响牙槽嵴高度、宽度和总骨量[1-3]。拔牙后牙周膜血供的中断和该区域局部破骨细胞活性的增加启动了骨吸收过程[1-2]，导致平均1.5～3mm垂直和3～4.5mm水平牙槽骨丧失[1,4-5]。大多数牙槽嵴形态与尺寸变化发生在拔牙后的3个月[1,6-7]。在上颌前部美学区，这些三维变化是导致美学种植并发症和失败的关键因素[8-9]。

在对拔牙后剩余牙槽嵴尺寸变化的系统回顾中，发现拔牙6～7个月后，颊侧的垂直高度减少达11%～22%（-1.24～0.11mm），而颊侧的水平距离减小更大，达到29%～63%（-3.79～0.23mm）[10]。牙槽嵴保存术已有规范程序，以改善拔牙后牙槽嵴软、硬组织的数量和质量。为了保持软组织轮廓，使用了多种材料，例如皮下结缔组织移植物、游离龈移植物（FGG）、软组织替代物、可吸收膜，以增强软组织伤口的愈合[11-14]。标准保存术中手术大多不翻瓣，尤其是在拔牙后颊侧骨板完整保留的情况下。使用这些软组织的主要目的，除了完全封闭种植窝洞外，还为了获得角化龈。对于拔牙窝的硬组织填充物，例如自体骨、同种异体骨、异种骨和异质骨等材料的使用已取得不同程度的成功[12,15-16]。上述研究的共识是，与“未做保存术”拔牙窝相比，牙槽嵴保存术可以减少拔牙窝的尺寸变化。

9.2 牙槽嵴保存术中的植骨材料

使用不同的颗粒骨移植材料来维持前牙区拔除后的牙槽嵴尺寸，在众多牙槽嵴保存研究中获得了不同的结果[15,17]。总的来说，缓慢吸收材料，例如脱蛋白牛骨矿物质（DBBM）和用10%胶原（DBBMC）稳定的DBBM，已证明有较好效果[18-20]。一项关于牙槽嵴保存术的随机临床试验比较了用FGG覆盖的DBBMC、用胶原异种移植物覆盖的DBBMC、磷酸三钙（β-TCP）和自愈拔牙窝[12]。该研究显示，与自愈拔牙窝和填充β-TCP的拔牙窝相比，用游离龈移植物或胶原异种移植物覆盖的DBBMC填充拔牙窝的剩余牙槽嵴垂直高度变化较小[12]。Jung等[12]的研究发现，DBBMC复合牙龈移植组中颊侧骨高度（BH）和腭侧骨高度（PH）降低0.3～1.4mm，与另一项研究中，用DBBMC或DBBM填充拔牙窝，然后用胶原膜密封[21]，骨吸收为0.8～1.2mm。这表明DBBM和DBBMC在组织学上表现出相似的行为，并最大限度地减少拔牙后的牙槽嵴吸收。然而，Jung等[12]的研究并未考虑颊侧骨壁厚度对牙槽嵴保存术后剩余骨量变化可能的影响。综上所述，这两项研究的结果[12,21]证明了当使用DBBMC时，将拔牙后颊、腭侧骨壁吸收降至1～1.5mm范围的可重复性。

9.3 牙槽嵴保存术中的生物活性材料

在拔牙窝中使用异种骨移植物的一个明显限制是，这些缓慢吸收的材料也会干扰拔牙窝中的新骨形成[22]，这可能会影响随后植入种植体的骨结合。因此，生物活性材料，例如富血小板血浆（PRP）[23-24]、富血小板纤维蛋白（PRF）[25]和重组骨形态发生蛋白-2（BMP-2）[26]已被用于改善植骨材料的性能，但效果参差不齐。釉基质衍生物（EMD）是一种不溶性基质，来源于天然釉基质蛋白（EMP）的提取物，它是牙齿形成过程中位于Hertwig上皮根鞘（HERS）中的成釉细胞形成牙釉质时产生的。HERS调节牙周附着纤维的形成，特别是无细胞外源性纤维牙骨质的成熟，从祖细胞中生成成牙骨质细胞[27-29]。Emdogain®是20世纪90年代推出的骨再生产品，是一种从猪牙胚中提取的凝胶产品，主要含有釉原蛋白，以海藻酸丙二醇酯（PGA）作为载体。虽然EMD在促进牙周再生方面的有效性已得到充分证明[30-31]，但表明EMD具有成骨潜力的大多数证据来自体外研究[32-35]。最近的一项研究首次探索了将EMD与DBBMC结合用于上颌前牙区牙槽嵴保存的效果，报告了其对牙槽嵴尺寸变化没有有利影响[36]，但未探索EMD或任何其他生物活性材料的成骨效果。

笔者课题组[37]进行了一项前牙区牙槽嵴保存术相关研究，比较单独使用DBBMC与使用EMD和DBBMC的效果差异。研究了拔牙前后牙槽嵴体积的影像学差异，并收集了牙槽嵴保存研究4个月后的组织学环钻活检结果，以评估有无辅助EMD的骨质。这项前瞻性随机对照临床研究的目的是：评估单独使用DBBMC或DBBMC与釉质基质衍生物（DBBMC-EMD）保存上颌前牙区牙槽嵴的骨量变化；通过从经治疗的牙槽嵴获取的组织活检物组织形态学评估EMD的成骨潜能（图9.1）。

有研究[37]表明，将DBBMC和DBBMCEMD应用于覆盖FGG的拔牙窝中，在拔牙4个月后，两者牙槽嵴骨吸收量相近。除牙槽嵴宽度（RW）外，拔牙4个月后，试验组（DBBMC-EMD）和对照组（仅DBBMC）的BH或PH均无显著差异，证实了该技术在最大限度减少拔牙后牙槽嵴吸收方面的相对有效性（图9.2）。换言之，在本研究中，使用EMD作为DBBMC的辅助手段，无助于最大限度减少拔牙后牙槽嵴的骨吸收。虽然在EMD复合DBBMC的试验组中，BH和PH的降低百分比较小，未达到统计学差异。这与最近发表的一项研究一致，该研究同样比较了DBBMC是否联合EMD用于牙槽嵴保存，同样也没有报告统计学差异[36]。

尽管生物活性材料（EMD）的使用没有改善牙槽嵴保存术中牙槽嵴的骨量，但在改善骨质方面，该研究的组织形态学分析显示，经DBBMC-EMD治疗的拔牙窝中观察到更多新骨，同时残余移植物（RG）和软组织基质（STM）更少[37-39]（图9.3）。大多数异种颗粒骨移植材料被不同成熟度的骨包围，没有相关的炎症反应，这一观察结果证实了文献[40]中报道的DBBMC（Bio-Oss collagen®，Geistlich Pharma AG，Switzerland）具有优异的生物相容性。组织学分析显示，试验组与对照组之间新骨、RG、软组织和骨髓腔的百分比存在显著统计学差异。试验组中新骨数量的增加表明，DBBMC中添加EMD增加了该生物材料的成骨潜能。体内研究显示EMD增加成骨潜能，成釉蛋白降解产物刺激了牙骨质形成、骨生长和颅面骨形成[41-42]。此外，与单独使用ACS相比，EMD与可吸收胶原海绵（ACS）的结合通过上调骨唾液蛋白及骨桥蛋白的表达并增加成骨细胞分化和矿化水

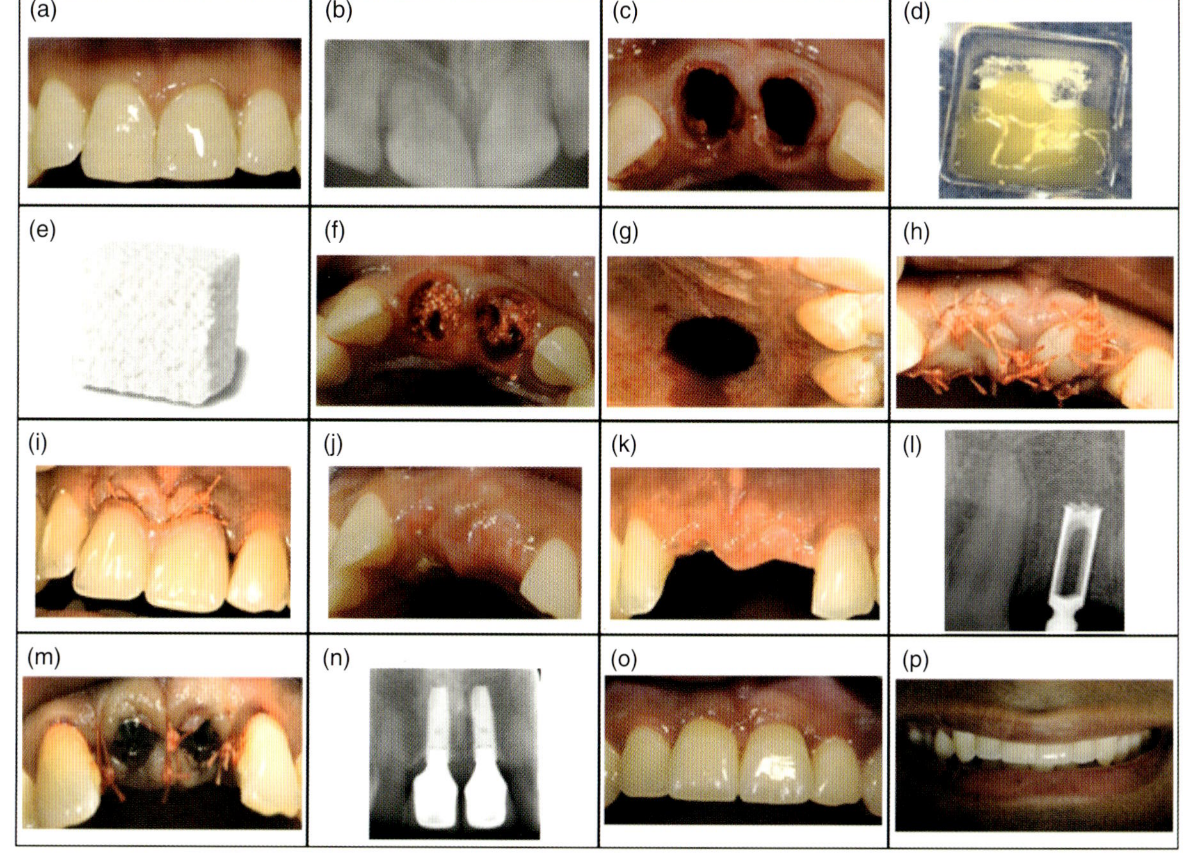

图9.1 （a）11、21曾受过运动损伤。（b）两颗牙齿均有脱位，并无创拔除。（c）清理、搔刮拔牙窝。（d）11牙应用EMD与DBBMC。（e）DBBMC仅用于21。（f）两拔牙窝内均填充再生材料。（g）从穹隆顶取FGG。（h）2片FGG封闭拔牙创口。（i）临时义齿。（j）术后2周。（k）术后4个月。（l）换钻取骨活检。（m）拔牙后4个月植入2颗种植体。（n）种植手术后8周进行修复。（o）最终修复。（p）最终完成照片。

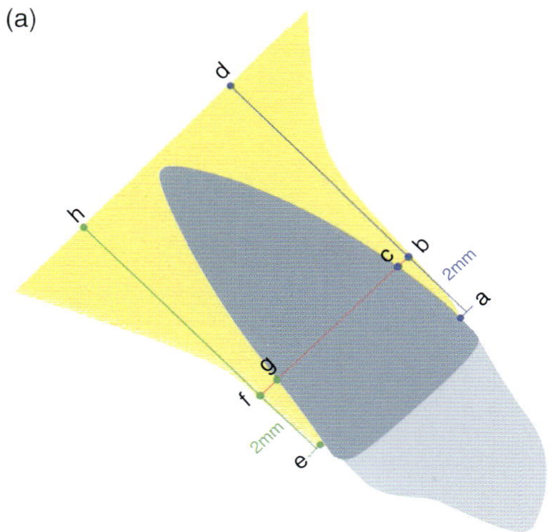

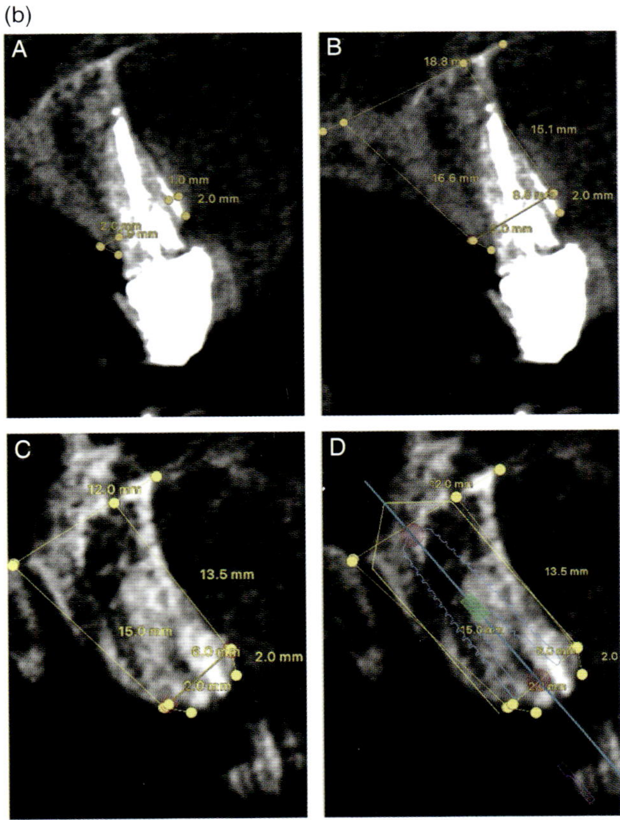

图9.2　（a）CBCT测量示意图。点a至点d：颊侧骨高度；点b至点c：颊侧骨壁厚度（BT）；点e至点h：腭侧骨高度（PH）；点f至点g：腭侧骨壁厚度（PT）。（b）代表性CBCT扫描：（A）和（B）拔牙前；（C）和（D）拔牙后4个月[37-39]。

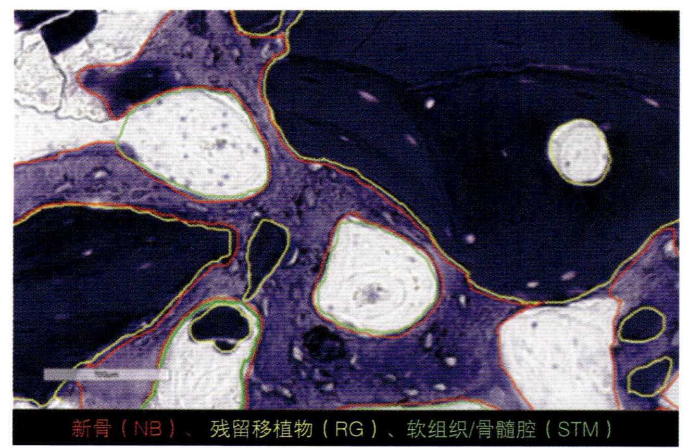

图9.3 组织学图像（放大20倍），显示活检物内的新骨（红色）、残留移植物（黄色）和软组织/骨髓腔（绿色）。

平来影响诱导性多能干细胞（iPSCs）的活性[43]。在本研究中，EMD的另一个可能影响是它能促进RG颗粒的吸收。这一假设得到了研究的支持，研究表明EMD在体外通过RANK-OPG-RANKL途径诱导小鼠骨髓细胞中破骨细胞形成[44]；体外证据表明，纯化的EMD组分增强了单核细胞系RAW 264.7中破骨细胞的活性和骨吸收[45]。EMD是否增加了新骨的形成，或是否增加了异种植骨材料的吸收率，目前尚不明确。

由于EMD对各种宿主细胞和蛋白质的广泛影响，而不仅仅是对成骨细胞和成骨活性的影响，EMD的作用（Osteopromotive）被描述为骨促进而非骨诱导（Osteoinductive）[41,46-47]。事实上，EMD的通用促愈合效果反映了在其在牙周再生[48]、牙根过度老化程序[38-39]和种植体周围炎控制[49-50]等方面的作用。

据我们所知，目前已进行了第一个证明EMD在新鲜拔牙窝中具有成骨潜力的临床研究[37]。本研究的临床相关性，即试验组在拔除4个月后发现更高比例的新骨，更高比例的新骨生成带来了种植体更好的初期稳定性，从而促进早期种植的实现。这类研究应该进行更大规模的随机多中心临床重复性试验。

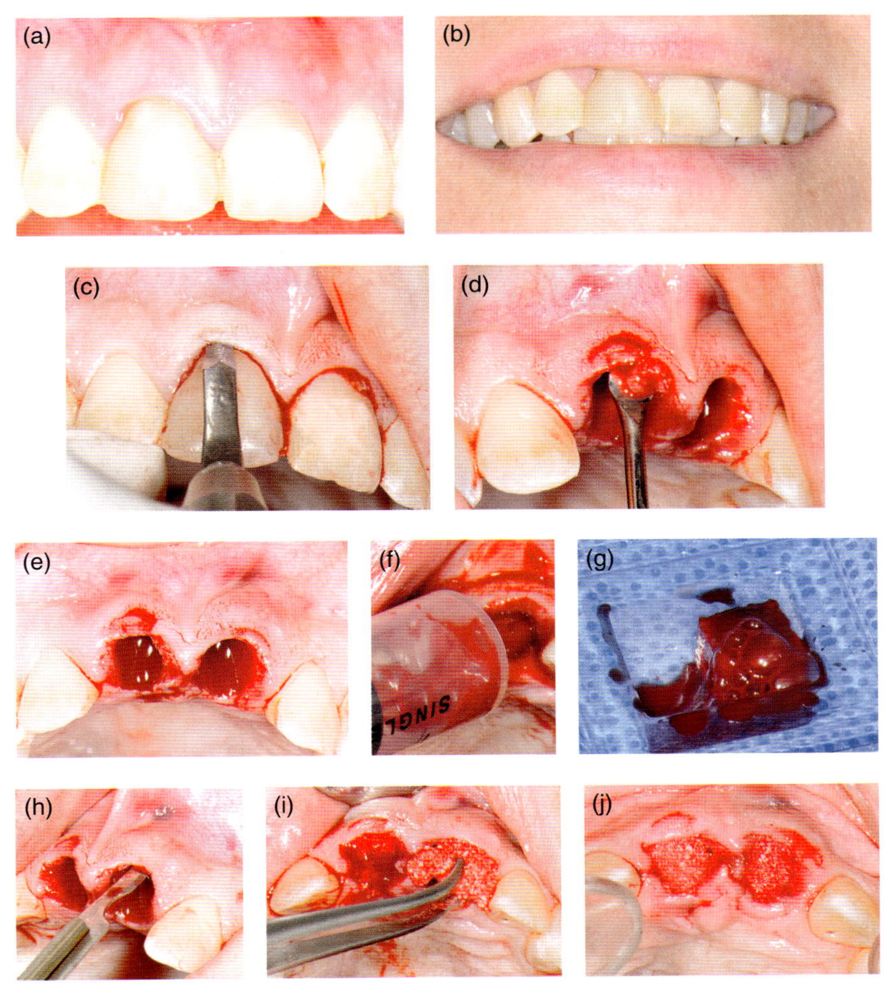

图9.4 （a，b）11、21符合拔牙指征。（c）使用69号Swann-Morton®刀片在不做颊腭向摇动（仅旋转）的情况下对11进行微创拔除，以保留颊、腭侧骨板。（d）微创拔牙后，彻底清理和搔刮拔牙窝。（e，f）从彻底清理的拔牙窝中采集新鲜自体血液（可以使用或混合其他生物活性材料，例如Emdogain®）。（g）含10%胶原蛋白的脱蛋白牛骨矿物质（DBBMC、Bio-Oss胶原蛋白™）与从彻底清理的拔牙窝采集的新鲜自体血液混合（可以使用或混合其他生物活性材料，例如Emdogain®）。（h）拔牙窝的牙龈边缘通过去上皮化而“焕然一新”，以确保FGG或异种植骨材料适应并缝合在牙龈边缘周围并更好地血管化。（i）DBBMC（Bio-Oss胶原蛋白™）密集地填充在拔牙窝中。（j）DBBMC紧密填充在牙槽窝内，在牙龈下方留出2mm的空间，用于游离龈移植物或异种移植物（Mucograft™）缝合。（k）根据拔牙窝的大小切割无菌纸模板，以保障游离龈移植物稳定。（l）腭部供体部位，用纤维素止血材料（Surgicel™）来止血，并通过可吸收缝线缝合固定。（m）两个游离龈移植物通过5-0单线缝合固定（周围4～5条缝线）。（n）在愈合的前6～8周，戴“牙支持式”临时义齿，同时愈合的牙槽充满炎性组织，最终形成“不可承力的”编织骨。种植修复前需要至少3个月的愈合期。（o）在11、21拔除后4个月植入2颗种植体，并在植入后2～3个月进行修复。

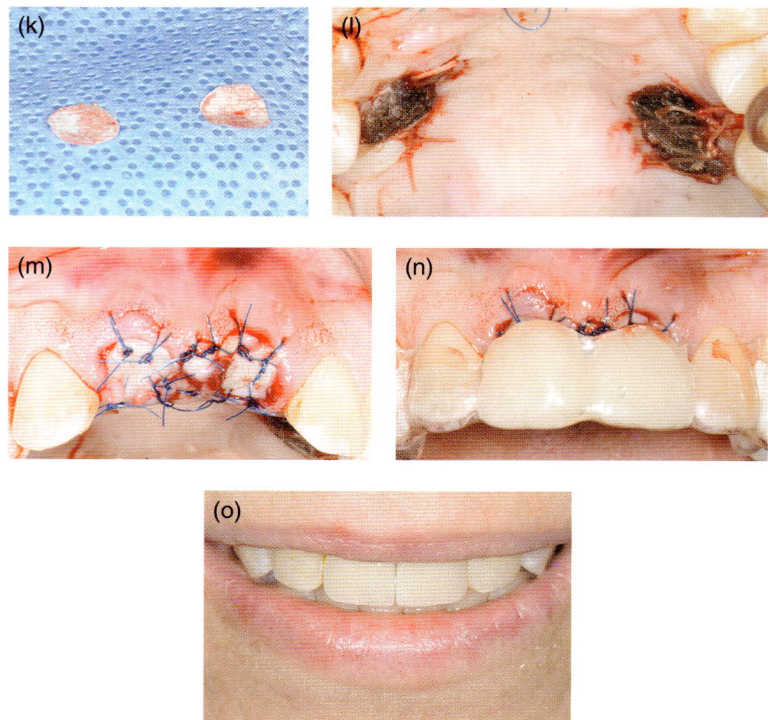

图9.4（续）

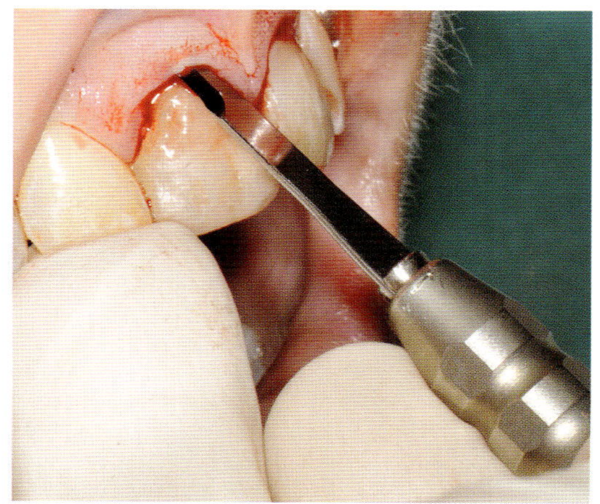

图9.5 69号Swann-Morton®微型刀片既可以用作外科刀片，也可以用作牙周膜刀（“Luxator”），以不破坏颊、腭侧骨壁前提下达到“松动”牙齿、扩大牙周间隙的目的。

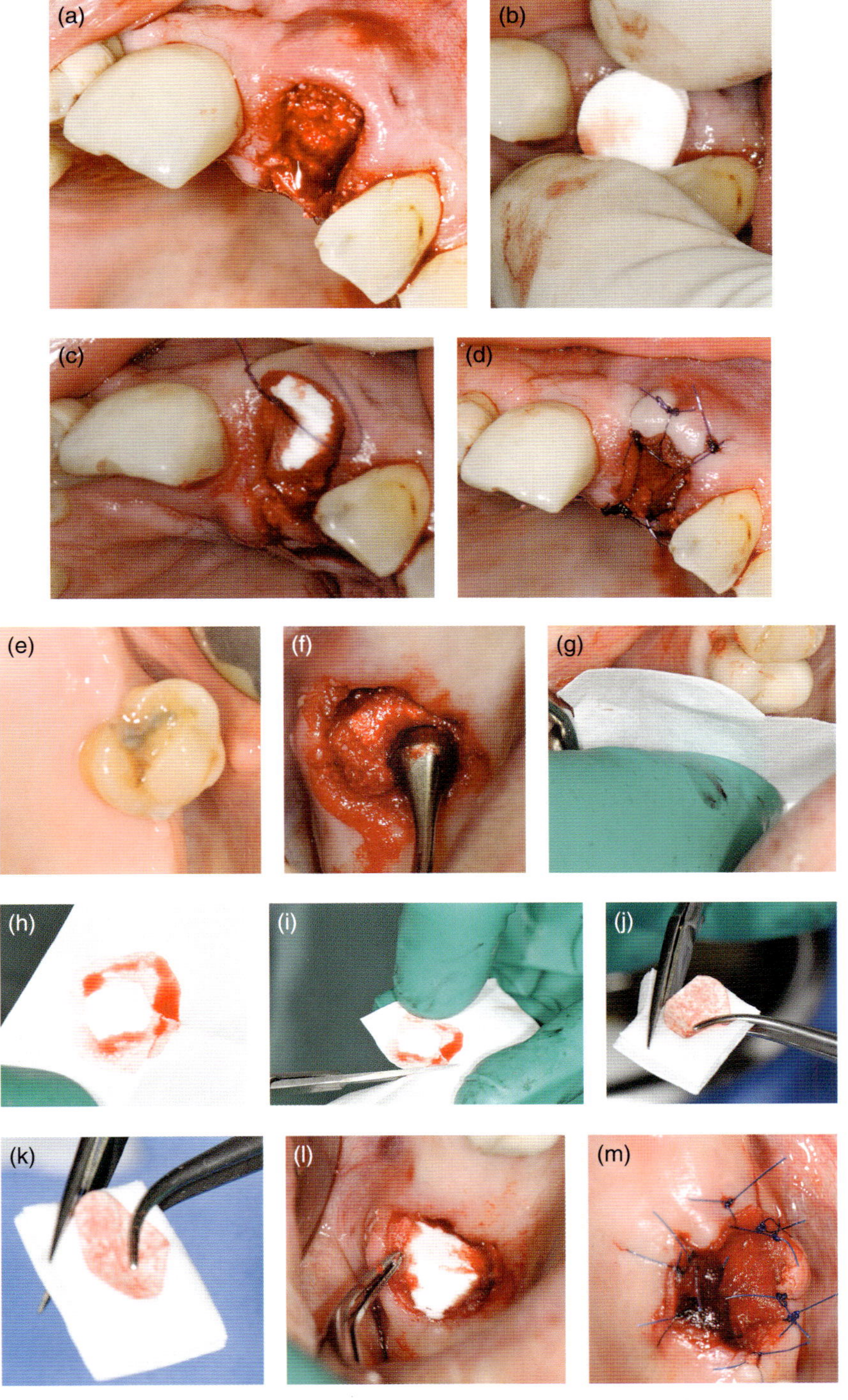

图9.6　（a～d）上、下颌前牙或单根牙（a），一种圆形黏膜移植封闭材料（Mucograft Seal™）（b）可用作游离龈移植物的替代物，以封闭DBBMC填充的拔牙窝（c），选择达到最佳稳定效果的最小缝合量（4～5条缝线）（d）。（e～m）对于拔牙窝周长较大的上、下颌后牙（e），可以采用相同的方案，将DBBMC插入每个牙根直至冠方牙龈边缘（f）下方留2mm的空间；无菌纸模板放置在拔牙窝（g）顶部，以对拔牙窝进行印模；（h）这种印模帮助临床医生了解拔牙窝（i）的大小与形状；可以使用制备的纸模板或将其转移到黏膜移植物（j和k）中；定制一个黏膜移植物，牢固且被动地适配拔牙窝（l）；用4～5条缝线单线缝合固定特制的黏膜移植物（m）。

9.4 颊侧骨壁厚度对牙槽嵴保存术的影响

分析不同保存治疗方式对牙槽嵴保存术影响后（使用EMD与DBBMC试验组 vs 仅用DBBMC的对照组），根据颊侧骨壁厚度（BT）对患者的放射学数据进行分组（BT≥1mm和BT＜1mm）。在4个月的愈合期后，牙槽嵴的尺寸有显著差异。BT＜1mm的患者牙槽嵴吸收量在1～1.5mm（或5.8%～14%），而BT≥1mm的患者牙槽嵴吸收量维0.17～0.4mm（或2%～5.4%）。据报道，颊侧骨壁的厚度显著影响拔牙后牙槽嵴垂直骨吸收的量[51-53]。在一项研究中，93名受试者上颌前牙区进行即拔即种手术，在植入16周后，颊侧骨壁较薄的患者（BT≤1mm，43%的牙槽嵴吸收率）比颊侧骨壁较厚（BT＞1mm，21%的牙齿嵴吸收率）的患者的牙槽嵴吸收率更高[52]。因此，尽管研究表明，在颊侧骨壁较厚的情况下，牙槽嵴的保存效果得到了改善，但当考虑到在没有牙槽嵴保存的情况下颊侧骨壁较薄所致牙槽嵴吸收增加的情况[52]，颊侧骨壁较薄（BT＜1mm）的患者可能会从牙槽嵴保存术中受益更多。

有报道薄颊侧骨壁（BT＜1mm）在上颌骨前部的发生率为50%～80%，比厚颊侧骨壁（BT≥1mm）更常见，后者的发生率为10%～12%[51,54]。考虑到上颌前牙拔除后易发生明显牙槽嵴吸收的患者比例较高，建议在决定牙槽嵴处理方法之前，使用CBCT对颊侧骨壁进行拔除前影像学分析。

种植修复治疗计划在拔牙前开始。拔牙前（前牙或后牙），需要进行影像学检查（最好是CBCT扫描），并测量牙槽嵴尺寸（图9.2b）。颊侧骨壁厚度范围（1.5～2mm，颊侧牙槽嵴顶点到牙根表面的垂直距离，图9.2b）是一个重要参数，用于预测将吸收的骨量以及本章所述的前牙牙槽嵴保存术（图9.4～图9.6）将对未来的种植部位有多大益处，并借此来评估该种植位点的长期效果。

第10章

种植体材料、表面处理、设计
Implant Materials, Surfaces, Designs

Jonathan Du Toit

10.1 原则

材料科学对许多医生来说是不可回避的。口腔种植与工业密切相关，了解材料科学可能很复杂。本章的目的是揭开与种植体相关的主题，包括其材料、设计和表面，并提供临床相关知识。

阅读本章后，应该可以回答的主要问题有：

- 有哪些种植体设计类型？
- 种植体有哪些不同的连接方式？
- 有哪些不同的螺纹设计？
- 所有这些不同特征的临床效果如何？

在本章中全面描述每个可用的种植体设计特征是不可能的。有2000多种不同的口腔种植体[1]，每种都声称具有独特和卓越的设计。因此，这里的信息将集中于临床医生最常遇到的种植体特征。

10.2 主流种植体材料

口腔种植体及其牙冠可以由许多不同材料制成。术语“主流种植体材料”是指实际应用的口腔种植体的主要材料。这些材料有：

- 纯钛。
- 钛合金。
- 氧化锆。
- 其他。

10.2.1 纯钛

钛在20世纪60年代末被用作口腔种植材料，但其第一次相关实验可追溯到20世纪50年代[2]。可能经常听到术语“商业纯钛”，也就是说钛是一种不含其他金属杂质的金属，因此不是合金。钛也是分等级的，在口腔种植体中，可能经常听到3级、4级和5级钛。事实上，诸多行业中有37种级钛。1级、2级、3级、4级、7级和11级为纯钛。3级钛不再被使用；4级钛可能是应用最广泛的[3]。

这种钛被生产为钛棒，口腔种植体就是从这些钛棒中切割出来的（图10.1～图10.3）。有更新的制造工艺，甚至钛的3D打印，这里不再讨论。切割完成的种植体可进行不同方式的改性，例如强度、表面粗糙度等（图10.4～图10.6）。

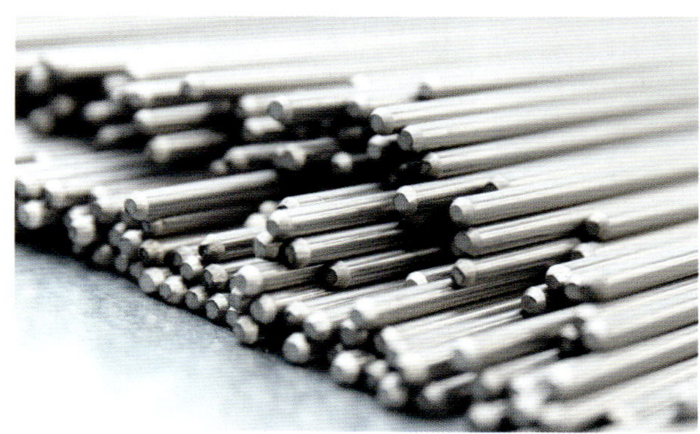

图10.1　口腔种植体切割前的钛棒。（来源：MegaGen, South Korea）

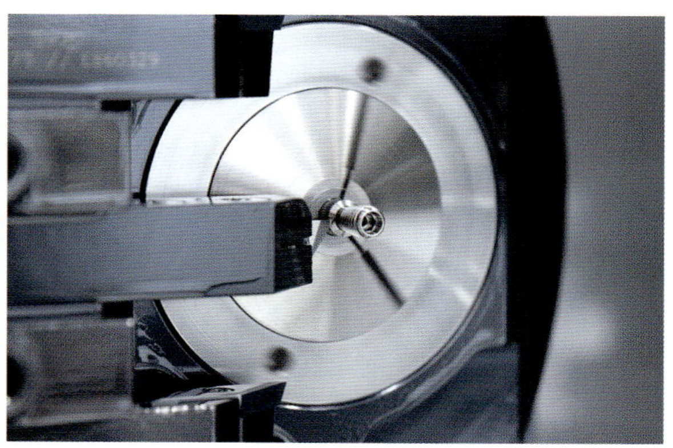

图10.2　从钛棒上切下的单颗种植体。（来源：MegaGen, South Korea）

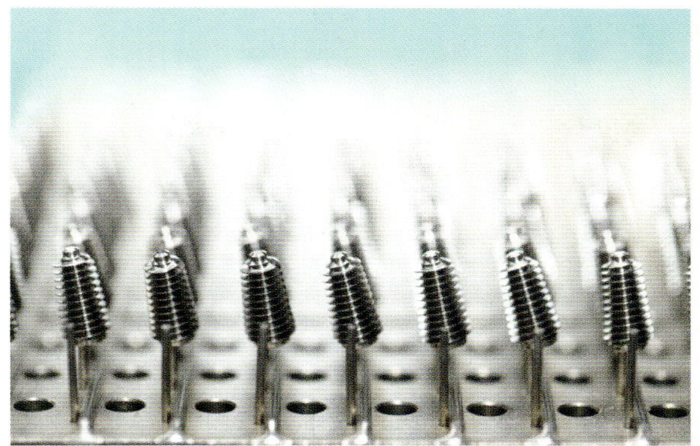

图10.3　表面处理前的种植体。（来源：MegaGen, South Korea）

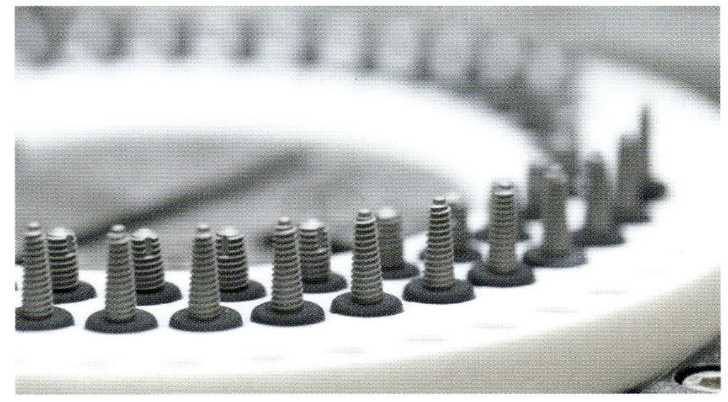

图10.4　喷砂后的种植体。（来源：MegaGen, South Korea）

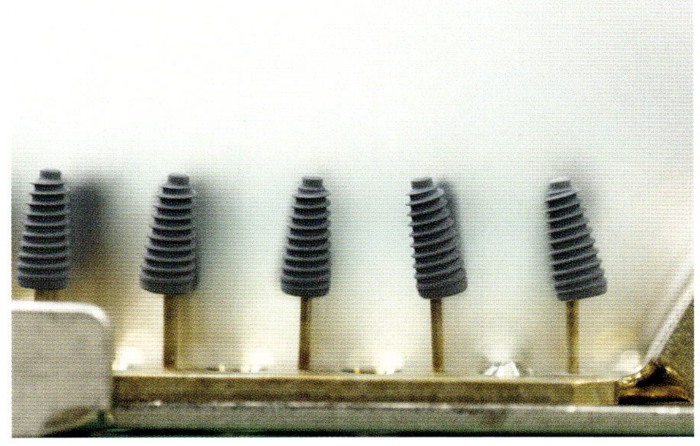

图10.5　对种植体进行酸蚀，以去除表面杂质并进一步增加表面粗糙度。（来源：MegaGen, South Korea）

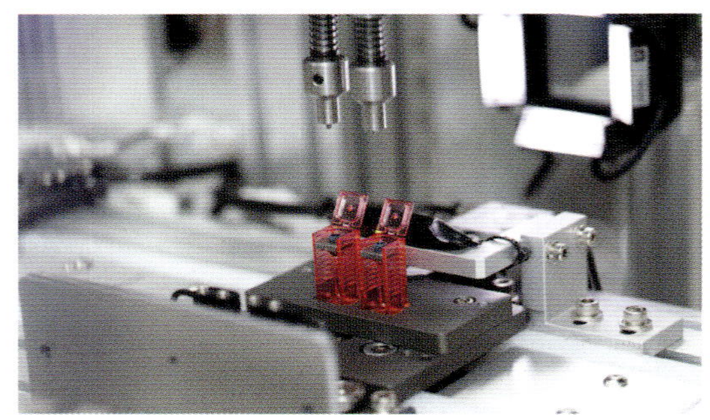

图10.6 最后，对种植体进行灭菌和包装。（来源：MegaGen, South Korea）

没有确凿证据表明任何一家制造商的种植体设计、表面、材料或特性优于其他家[4]。然而，有一些数据支持专家的观点和理论，即为什么一个给定的特性可能更好，或者为什么另一个特性可能不受欢迎。此外，没有一种功能可以确保更好的结果；相反，多种因素结合起来可能会产生更好的种植体[5]。

关于主流种植体材料，钛及其合金仍然是口腔种植的“金标准”（图10.7a～f），其存留率处于中上90%[6]。存活意味着种植体具有骨结合并保持骨结合，但不能解释为整体治疗的成功。钛的生物相容性高于其他主流种植体材料。

10.2.2 钛合金

坚固的种植体会成为成功的种植体。从逻辑上讲，我们不希望种植体断裂。由于种植体的体积小、连接的相关部件复杂，咬合力及副功能容易使其发生断裂。因此，许多公司都在努力提高种植体的强度。一种常见的方法是对钛进行“冷加工”。在此过程中，金属在不加热的情况下被挤压或弯曲，以生产出更硬、塑性更小的金属[7]。4级纯钛可以冷加工，但5级钛合金不能。5级钛中混入了6%的铝和4%的钒（图10.7）（例如以色列MIS种植体；美国Bicon种植体）。23级钛是另一种合金变体（例如以色列Ditron种植体）。

“混合”其他金属使5级钛具有预期的改进机械性能。另一种常用的强度合金是Roxolid®，由85%钛和15%氧化锆制成（Straumann Implants, Switzerland）。这就是说，种植体折裂是一种非常罕见的并发症（行使功能

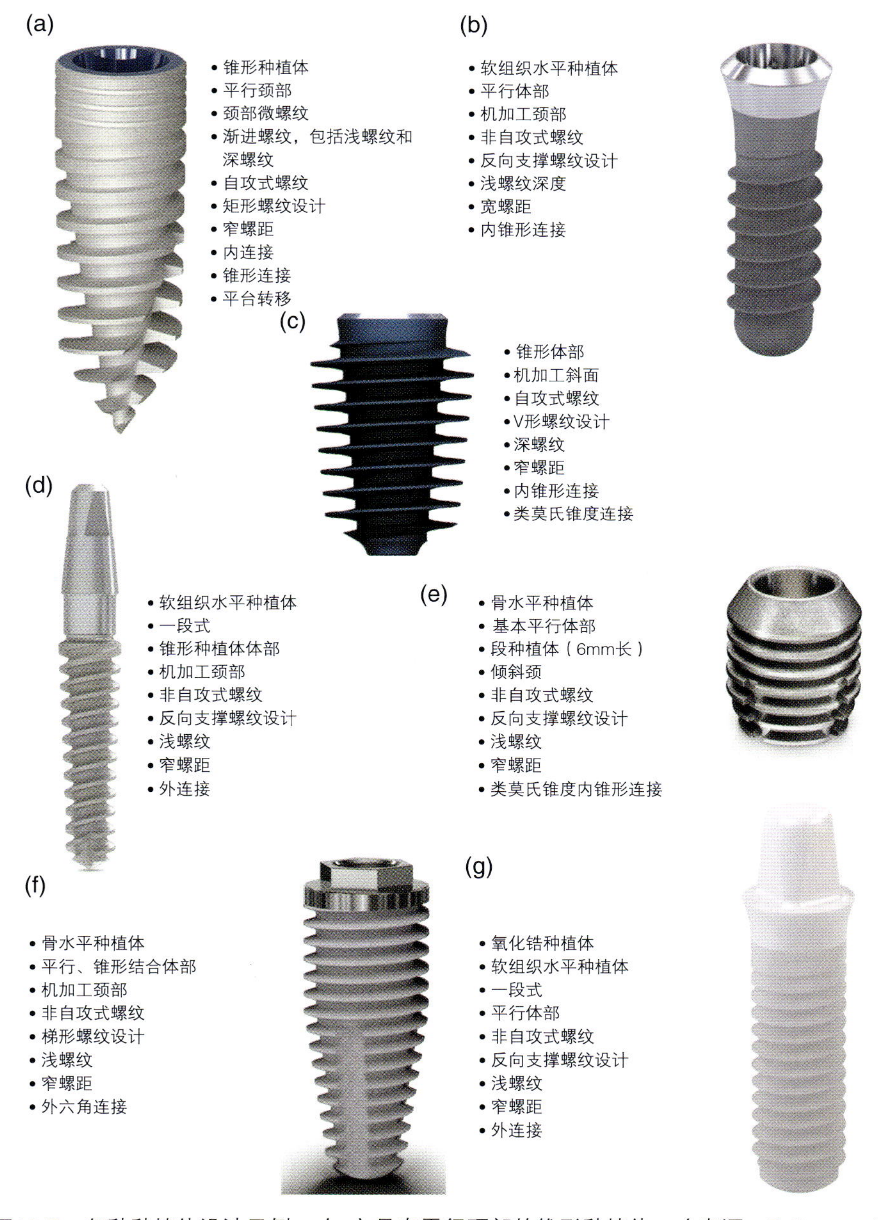

图10.7 各种种植体设计示例。（a）具有平行颈部的锥形种植体。（来源：Folkman, M., Becker, A., Meinster, I. et al. Comparison of bone-to-implant contact and bone volume around implants placed with or without site preparation: a histomorphometric study in rabbits. Sci. Rep. 2020;10:12446. https://doi.org/10.1038/s41598-020-69455-4）（b）具有平行体部的软组织水平种植体。（来源：By kind permission of the Straumann Group）（c）锥形体部种植体。（来源：MegaGen, South Korea）（d）一段式软组织水平种植体。（来源：MIS, Israel）（e）具有基本平行体部的骨水平种植体。（来源：Bicon, USA）（f）具有平行、锥形结合体部的骨水平种植体。（来源：Southern Implants, South Africa）（g）氧化锆软组织水平种植体。（来源：Straumann Group）

5年后不到1%）[8]，应在考虑制造商声称的超强强度时牢记这一点。

10.2.3 氧化锆

氧化锆是一种复合材料，对其进行全面描述超出了本章的范围。它是一种含有其他金属和添加物的金属氧化物，当用于生产口腔种植体时，颜色为白色[9]。使用氧化锆种植体的主要目的是改善光学性能；钛植入物为深灰色，而氧化锆种植体为白色，不会使组织变色（图10.7g）。此外，使用氧化锆种植体能避免钛过敏，有研究显示这会影响0.6%的患者[10]。有患者（和医生）称其为"无金属"口腔材料，这实际上是一个误称。

氧化锆种植体的性能记录略逊于钛种植体。一段式氧化锆种植体的存留率很低（85%），因此被禁用了[11]。总的来说，氧化锆种植体仅适用于个别病例，并且要严格把握适应证。这些种植体最多支持三单位的固定部分义齿。

10.2.4 其他

已有实验报道由聚醚醚酮（PEEK）制成的种植体。使用这种材料的基本原理是，它具有接近骨骼的性能，且颜色与牙齿相近。这种材料的骨结合性远不如钛，目前暂不推荐使用[3]。

10.3 种植体表面处理

骨结合的过程在前面的章节中已讲述过。总的来说，就是将种植体植入制备的种植窝洞内。骨组织与种植体表面之间的初期摩擦称为"初期稳定性"。随着骨表面的吸收与改建，种植体慢慢失去了最初的稳定性，也慢慢获得了二期稳定性，即伤口愈合，并在种植体表面周围和覆盖着氧化钛层的种植体表面上缓慢形成新骨[7,12]。如果细胞功能更好，种植创面会愈合得更好。血凝块内细胞的功能是实现止血，通过释放介质招募炎性细胞，并为成纤维细胞和成骨细胞迁移、长入提供支架。骨形成细胞（成骨细胞和前成骨细胞）产生功能基质。理想情况下，这些细胞附着并扩散到种植体表面，并开始释放化学介质，产生胶原，然后将其矿化。如果种植体表面具有高润湿性，那么这些细胞及其分泌物的功能与附着会更好[13-15]。例如，如果将一滴血滴到由特氟龙（致密聚四氟乙烯，基本用作管道工胶带）制成的种植体上，你预期会看到什么？很可能是液滴，看起来像是表面上的完整水珠，血滴不会很好地“覆盖”表面。上述情况导致种植体表面无法形成骨结合。作为一种材料，特氟龙具有非常低的润湿性和低的表面能。在材料科学中，润湿性是通过液滴与表面形成的角度来测量的，该角度决定了材料是亲水还是疏水（图10.8）。如果血液和血凝块要很好地润湿口腔种植体的表面并使细胞黏附，种植体材料应具有良好的润湿性和高表面能，从而具有亲水性。

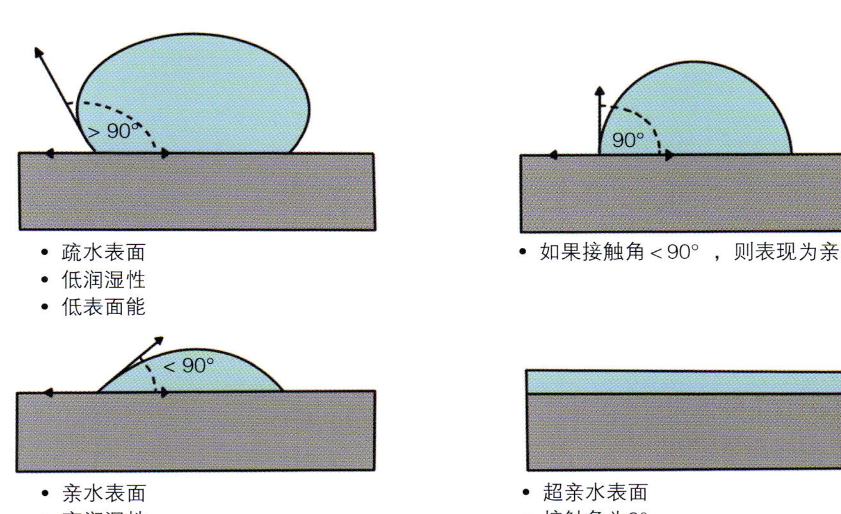

图10.8 通过悬滴法实验测量润湿性。

润湿性的概念很复杂。然而，有一些非常实用的信息可以应用。请记住，理想情况下种植体表面应具有亲水性，以更好地实现骨结合。当钛棒被“切割”成种植体时，切割表面称为“机加工”。机加工表面没有额外的表面处理（表面处理前的种植体图像见图10.3）。早期种植体仅由这种类型的机加工产品组成，其存留率低于目前可用的种植体。如今，种植体表面经过处理以提高其亲水性。表面处理大致分为加法和减法处理（表10.1）。一种广泛使用的表面处理方法是喷砂酸蚀（SLA）（图10.9）。这是一种减法处理。表面经过微粗糙处理，以提高其润湿性。大多数种植体公司都将其定位为“最佳表面”，而真正的最佳表面并不存在。事实上，大多数种植体表面为SLA，分类为中度粗糙（图10.10）。理论上当暴露于

表10.1 种植体表面处理的分类

表面处理	类型	举例
加法	阳极电化学氧化	Xpeed表面，MegaGen种植体
	阳极电化学氧化	钛易耐（TiUnite）Nobel Biocare种植体
	等离子喷涂	不再广泛应用
减法	喷砂	
	酸蚀	
	喷砂酸蚀（SLA）	如今大多的种植体
	氧化铝喷砂	南方种植体（Southern Implants），南非

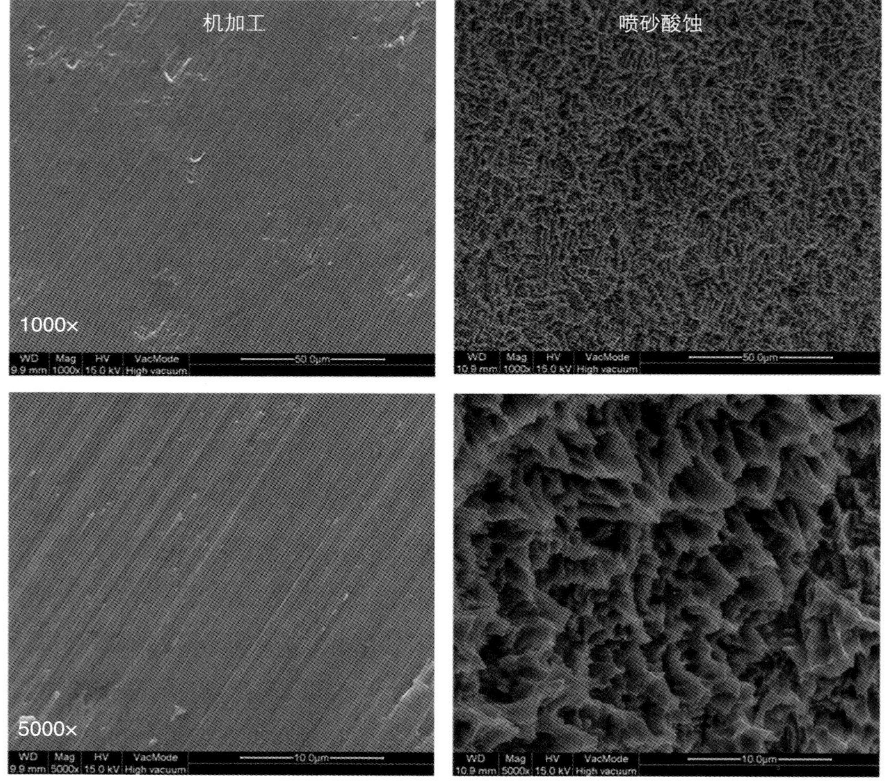

图10.9 未经处理的机加工钛表面（左）与喷砂酸蚀（SLA）处理的钛表面（右）的扫描电子显微镜（SEM）视图。（来源：Kim et al. 2015. Cell Adhesion and in Vivo Osseointegration of Sandblasted Acid Etched/Anodized Dental Implants. Int. J. Mol. Sci. 2015;16:10324–10336. https://doi. org/10.3390/ijms160510324. CC BY 4.0）

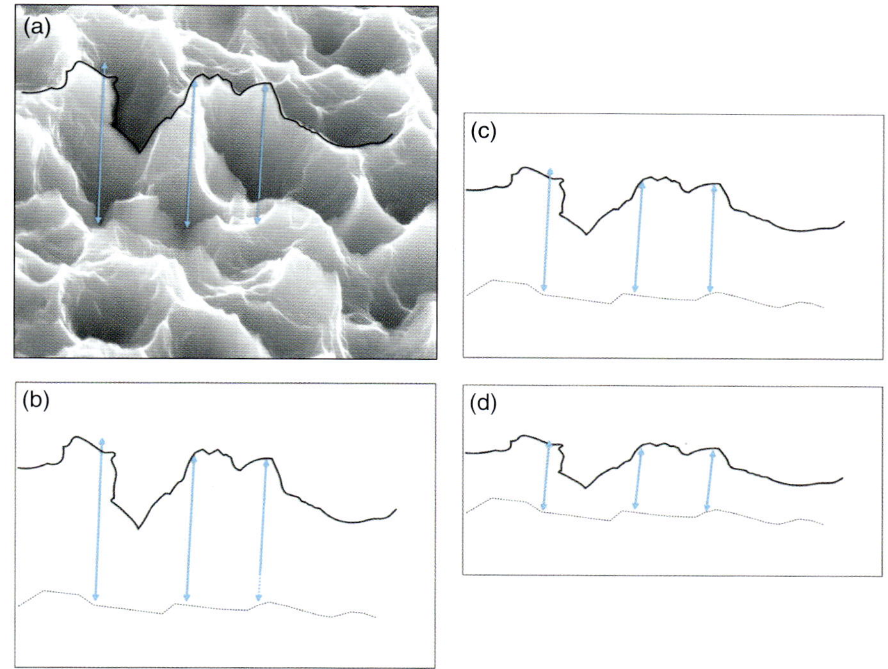

图10.10　种植体表面粗糙度分类。（a）经处理的种植体表面。（b）粗糙：处理表面顶端到底部距离＞2μm。（c）中度粗糙：处理表面顶端到底部距离1～2μm。（d）光滑：处理表面顶端到底部距离＜1μm。

致病菌环境时，粗糙的种植体会更快地被种植体周围的致病菌定植。以往回顾性研究表明，最粗糙的种植体（等离子喷涂）最具亲水性，但也有更高的失败率[14,16]。

如果一定要选择种植修复的话，医生尽可放心选择种植体，因为不同制造商的产品基本大同小异。例如Xpeed表面（MegaGen）种植体经SLA处理后在种植体表面中加入钙，而Straumann公司的种植体表面则使用不同的处理方法来生产SLActive™种植体。当暴露在包装外的空气中时，经过表面处理的无菌种植体将被碳氢化合物污染，并失去亲水性[15]。因此，SLActive™种植体（和其他种植体）被储存在无菌生理盐水中以防污染。

总之，中等粗糙表面可以改善骨结合，目前大多数种植体都是经过SLA处理的中等粗糙表面。动物实验中存在不同阶段骨结合的组织学数据[17]。在种植体植入后的前2周，某些种植体的骨与种植体接触（BIC）略高；但在第4周～第6周之后，大多数种植体的BIC相同[18]。大多数种植体将发生充分的骨结合。如前所述，没有哪种种植体表面的临床性能较之前所述种植体表面性能有较大超越和不同。

10.4 种植体设计

本节总结了有关种植体体部形态、螺纹样式和种植体连接最重要且与临床相关的知识。

10.4.1 种植体体部形态设计

一般来说，种植体要么是锥形的，要么是平行柱状的。锥形种植体是一种“根状”种植体——颈部或肩台较宽，尖端最窄。因此，当种植体旋入种植窝洞时，具有“楔入”效果。这类种植体特别适用于较松软的骨质（Ⅳ类骨）。事实上，今天大多数种植体都是锥形的。一些种植体是平行柱状与锥形的组合。缺点是锥形设计会在种植体最宽且骨骼承受力最低的位置——皮质骨处施加压力[19]。因此，过去的种植体设计通常是平行的或直的，以减小对周围骨施加的压力（图10.7b）。这类种植体的缺点是初期稳定性较差。可以说，一个好的种植体设计应该在松质骨能够适应的区域施加压缩力，以获得良好的初期稳定性，并且在皮质骨不能适应甚至可能会受力吸收的区域使压缩力极小或没有[3,19]。

还要注意的是，一些种植体被植于与牙槽嵴平齐或位于其根方，称为“骨水平”种植体。这些种植体可以选择不同的愈合方式（潜入式愈合，种植当天连接穿龈基台，甚至即刻负荷）。相反，一些种植体连接于种植体的穿龈部分，这种种植体称为“软组织水平”种植体（图10.7b）；基台需要连接于这种植体之上，因此这类种植体也属于两段式种植体。另一种设计类似于软组织水平种植体，但没有其他基台连接于其上。这种一段式种植体具有外露于口腔中的粗糙的骨水平部分和抛光的软组织水平部分，通常用于辅助固位覆盖义齿（图10.7d和图10.7f）。

10.4.2 种植体螺纹设计

咬合会产生很大的力量，特别是当患者缺乏牙周韧带的本体感觉。当咬合力太大时，种植系统中最薄弱的环节将失败——种植体及其部件破损

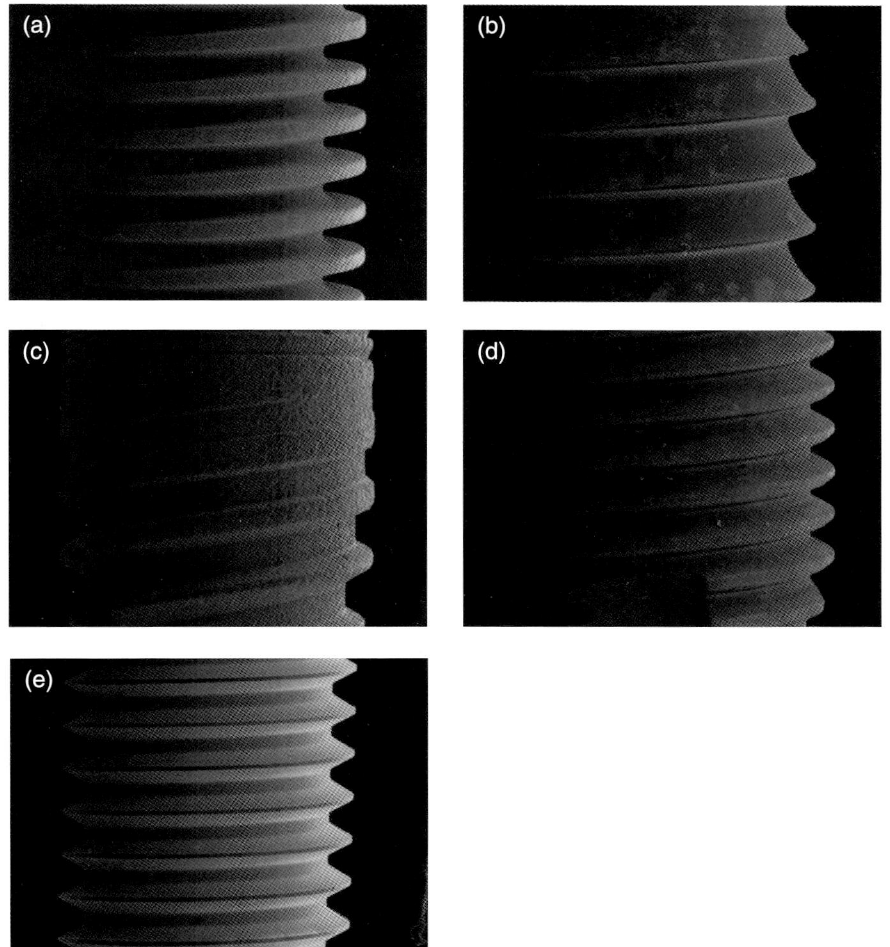

图10.11　不同的螺纹设计：（a）平台螺纹；（b）反向支撑螺纹；（c）矩形螺纹；（d）梯形螺纹；（e）V形螺纹，窄尖端。［来源：Delgado-Ruiz, R.A., Calvo-Guirado, J.L., and Romanos, G.E. (2019). Effects of occlusal forces on the peri-implantbone interface stability. Periodontol 2000 81: 179–193］

或种植体周围骨吸收[3,19]。我们不希望牙槽骨上承受剪切力和过度压缩力，因为过大咬合力可能导致微骨折，从而导致骨吸收。种植体螺纹通过多种形状和不同设计而克服这一问题（图10.11和图10.12）[5]。理论目标是通过牙槽骨分散咬合力并限制剪切力。研究通常指出“大部分咬合负荷转移到皮质骨”。因此，修改种植体设计/几何结构会影响应力的传递。然而，这只能通过使用理论上复制这些力的有限元分析软件进行研究[5,20]。在理论层面，这些实验的数据报告如下：

- 螺纹彼此间更靠近（更小的螺距）产生的应力更小。
- 螺纹更长能实现更好的负荷分布。
- 矩形螺纹产生的应力小于梯形螺纹。
- 种植体颈部的微螺纹可减少对皮质骨的应力。
- 窄种植体对皮质骨产生的应力更大。

必须强调的是，关于螺纹设计对牙槽骨影响的数据是理论层面的，直接应用于临床具有挑战性，所以没有哪种种植体具有所有这些设计特点。螺距越小，螺纹深度也越深（图10.7c）。较深的螺纹通常也不是矩形等。

10.4.3 种植体连接设计

表10.2对不同的连接类型进行了分类。早期大多数种植体具有六角形的外连接抗旋转设计（通常称为“外六角形”）（图10.7f）。这种连接方式在今天仍然存在，但不太常见——有充分的理由。如上所述，巨大的咬合力从修复体/牙冠通过种植体基台、种植体传递到牙槽骨。该“系统”中任何部位的不稳定都会导致发生位移[21]。位移会导致部件磨损，之后会松动、损坏和断裂。某些连接已经具有固有的微间隙。它们在外六角形、内六角形和内三叶连接处最大。位移为口内液体和产生内毒素的细菌提供了间隙（图10.13）[22]。这种不稳定连接依赖于螺丝上紧产生的张力将修复体/牙冠固定到种植体上（表10.2）。因此，螺丝松动是口腔种植最常见的修复并发症。

10.4.4 哪种种植体连接方式更好，为什么？

当基台安装在种植体内时，种植体平台比基台宽（图10.13～图10.16），称为“平台转移”。如果种植体与基台之间可见微间隙（更糟的情况是微动），间隙可能充满口腔分泌液和细菌，从而导致邻近组织发炎，骨组织会吸收至炎症区域下方（图10.13和图10.15）。在平台转移种植体中，该间隙（如果有）会远离牙槽骨，因此细菌和炎症源也会远离牙槽骨（图10.16）。在稳定的种植体连接处（无微间隙/微动），这种略窄的基台也允许此区域长入更多的软组织。文献常报道软组织厚度对于种植体周围骨健康和稳定性具有相互作用[23]。在这些稳定的种植体连接处，可以看到骨保持在平台上方，而不是向根方吸收至第1/2/3级螺纹。这种稳定的连

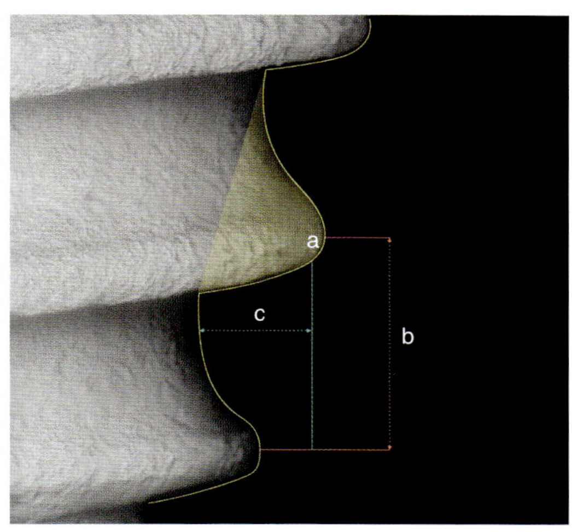

图10.12　点a：螺纹几何形状，反向支撑设计；点b：螺距，从一条螺纹的尖端到相邻螺纹的尖端的距离；点c：螺纹深度，从连接两个相邻螺纹尖端到种植体壁的可变深度。

表10.2　种植体连接方式分类

外连接	内连接		
六角形	非锥形	锥形	
	• 六角形 • 三叶形	• 锥度螺丝内连接基台	• 单纯锥度连接
		* 依靠螺丝固定基台	* 不依靠螺丝固位

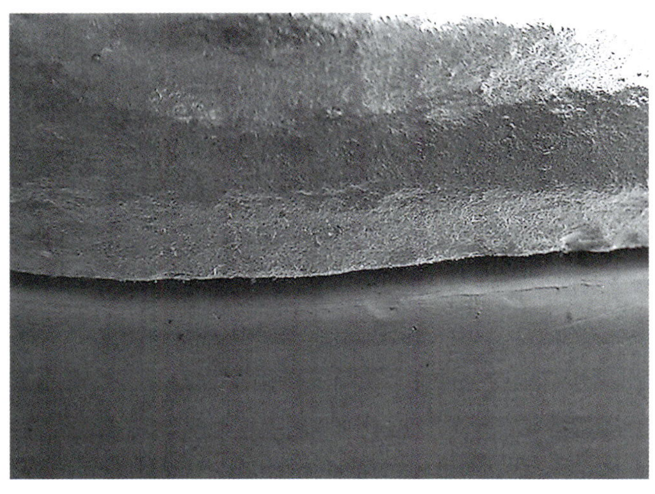

图10.13　外六角连接。（注意，基台与种植体之间的可见间隙）（SEM视图，放大倍数未知）

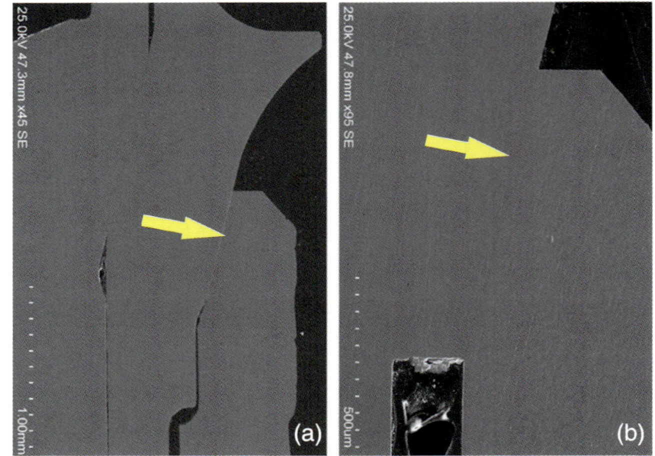

图10.14 （a，b）内部锥度连接。［注意，基台与种植体之间的紧密接触（箭头）］（SEM视图，放大倍数未知）［来源：Fokas, G., Ma, L., Chronopoulos, V. et al. (2019). Differences in micromorphology of the implant–abutment junction for original and third-party abutments on a representative dental implant.J. Prosthet. Dent. 121(1): 143–150］

接具有内置平台转移，不依赖螺丝来固定修复体/冠。插入种植体锥度结构的基台锥度结构与种植体锥度结构本身之间的摩擦力是保持牙冠稳定的原因。在其他行业中，这种符合精确规格的摩擦称为"莫氏锥度"（连接）。事实上，口腔种植中其实不存在所谓莫氏锥度。莫氏锥度连接由一个公式确定，该公式包括材料的摩擦系数、接触长度和锥度连接的角度[24]。将最稳定的锥形连接称为"类莫氏锥度连接"更为准确。除了是否依靠螺丝固位，没有角度或其他参数来标示这种连接（表10.2）。

10.5 总结

种植体不同的设计、形状和尺寸可适用于各类情况中的特殊应用。回答"哪个更好或最好"不完全客观；此外，研究并不总是有所帮助。因此，种植体的选择可能在于临床医生的偏好。人们更应该问"什么样的种植体在我手中最有效""什么样的种植体对这种情况最有利"。也就是说，我们可以提出一些一般性建议：①稳定的连接具有更小的微间隙、更少的微动和更少的螺丝松动，能更好地确保种植体周围组织的健康。②带

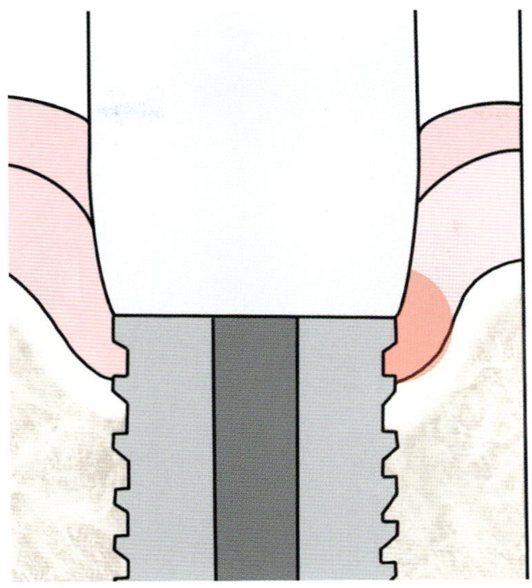

图10.15 外部“平台对平台”连接。基台直径与种植体直径相同。这种不稳定的连接通常可见微间隙，其中充满口腔液体和细菌。骨组织自炎症区退去而吸收（标示区）。

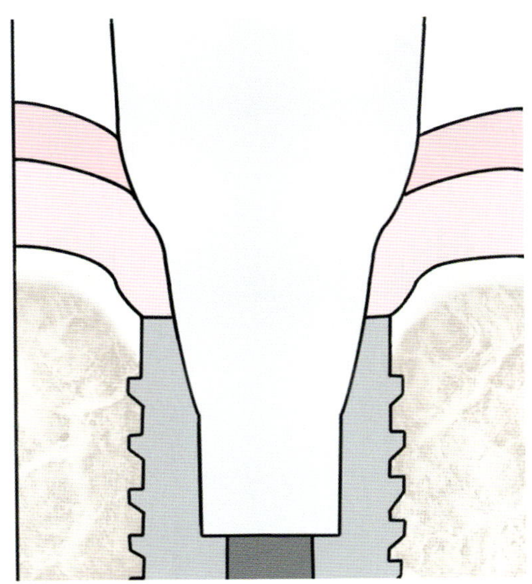

图10.16 内部锥度连接将基台移离牙槽骨一个潜在间隙，称为“平台转移”。此外，内连接角越陡，连接越稳定，即“类莫氏锥度”连接，可见更小的微间隙和更小的微动。

有自攻式螺纹的锥形种植体能更好地确保初期稳定性以形成稳定骨结合。③平台转移种植体可使种植体基台周围组织变多。④现今所有可用的表面处理方法的最终效果相近，几乎所有表面都能达到充分骨结合。

第11章

种植体植入时机
Timing of Implant Placement

Christopher C.K. Ho

11.1 原则

牙种植是修复缺失牙的一项广受认可的方法，其最原始的程序要求拔牙后等待2～3个月完成牙槽骨重建，然后需要6个月的无负荷愈合，以确保种植体在骨愈合早期阶段的稳定性。根据传统方案，种植体应在缺失牙位点愈合后，即消除了所有感染并使得骨和软组织得以愈合后植入。对于患者而言，接受如此长的治疗周期是一个明显缺陷。近几十年来，缩短从拔牙至种植体植入以及负荷时间的方案，一直使传统的治疗方案受到挑战。即刻植入种植体可能会将患者必须进行的手术干预次数和时间降至最少，但应仔细评估以确保手术的可预测性和成功。

11.1.1 种植体植入时机的分类

关于种植体植入时机有不同的描述。例如，Esposito等在一篇Cochrane系统回顾[1]中将分类描述如下：

- 即刻种植——拔牙后在拔牙窝内植入种植体。
- 早期种植——在拔牙几周至几个月后软组织愈合的位点植入种植体。
- 延期种植——在部分或完全愈合的骨组织内植入种植体。

在第三届ITI共识会议上，由Hämmerle及其同事提出了另一种描述性分类[2]，该分类基于伤口愈合过程中的临床状态，而不是依据严格的时间线（表11.1）。

表11.1　种植体植入时机的分类系统[2]

分类	描述性术语	拔牙后时间	理想的临床状态
Ⅰ型	即刻种植	即刻	无软、硬组织愈合的拔牙窝
Ⅱ型	软组织愈合的早期种植	通常4～8周	拔牙窝内具有完全愈合的软组织但无明显骨愈合
Ⅲ型	部分骨愈合的早期种植	通常12～16周	拔牙窝内具有完全愈合的软组织且伴明显骨愈合
Ⅳ型	延期种植	通常6个月或以上	完全愈合的位点

［来源：Chen, S.T., Wilson, T.G., and Hämmerle, C.H.F. (2004). Immediate or early placement of implants following tooth extraction: review of biologic basis, clinical procedures and outcomes. Int. J. Oral Maxillofac. Implants 19 (Suppl): 12–25］

- Ⅰ型——牙拔除术同期即刻植入种植体。
- Ⅱ型——在软组织完全愈合但牙槽窝尚无明显骨填充后植入种植体。通常在拔牙后4～8周。
- Ⅲ型——牙槽窝内具有骨填充后植入。通常在拔牙后12～16周。
- Ⅳ型——在牙槽窝完全愈合的位点植入，在拔牙后6个月或以上。

11.1.2　即刻种植

近年来，研究已经报道在拔牙窝内植入种植体具有较高成功率和较好美学效果（图11.1～图11.5）。即刻种植的潜在优势在于其治疗时间更短，手术操作次数更少，可能维持部分的骨量，因此可能提供良好的美学效

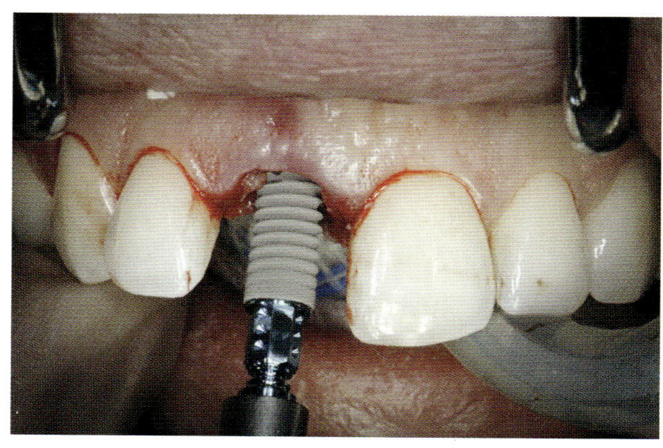

图11.1　牙拔除同期种植体即刻植入。使用锥形螺纹种植体最大限度地获得种植体稳定性。

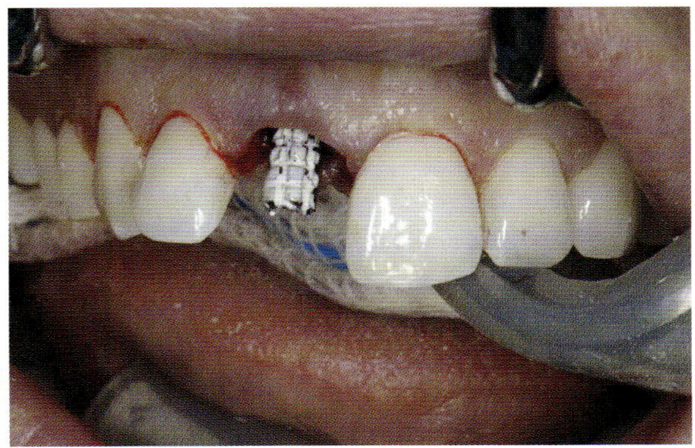

图11.2　圆柱形临时基台就位，利用不透明色调遮盖金属透色。

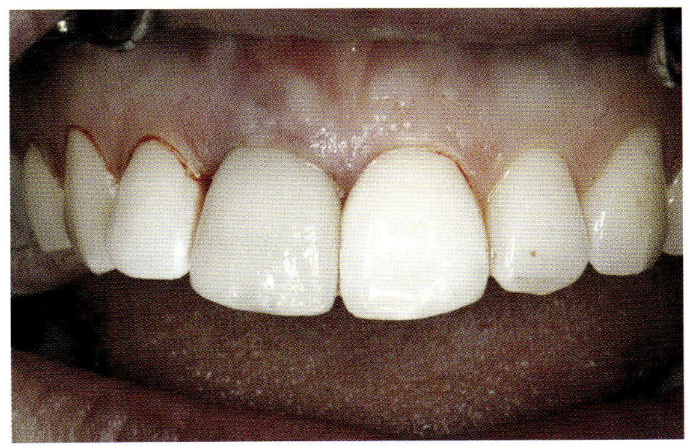

图11.3　义齿改装为即刻临时冠。

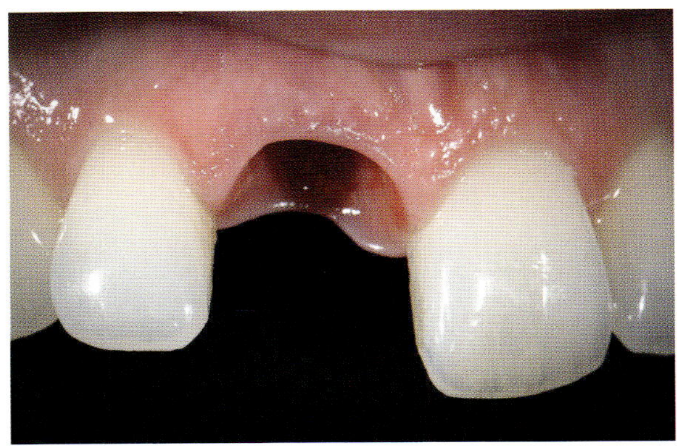

图11.4　临时牙修复体诱导软组织愈合，重建自然协调的牙龈轮廓。

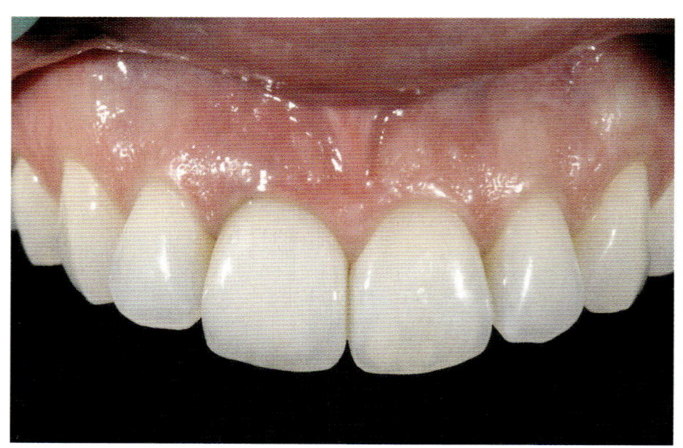

图11.5　最终全瓷冠和基台就位，重建自然美学。

果。潜在的缺点是感染和失败风险的增加。在种植体植入拔牙位点后，种植体与骨壁之间会存在跳跃间隙。在植入种植体同期可以填充这种间隙并增加骨量。虽然有许多技术得以实现这一点，但尚不清楚何时需要增量，以及哪一种是最好的增量技术。

即刻种植的目的是：

- 保存软组织形态和轮廓。
- 减少手术次数。
- 维持骨量（尽管这点已被驳斥）。
- 缩短治疗时间，从而提高患者满意度和舒适度。
- 减少复诊次数，以降低治疗花费。
- 优化美学效果。

有资料表明即刻方法可以最大限度减少牙槽骨的改建，从而保持牙槽嵴的原始形状。相反地，Araujo等[3]以及Botticelli等[4]关于狗和人类实验的近期文献则不支持这一点。已有研究表明，无论是即刻还是延期种植，拔牙都会引起牙槽骨高度和宽度的减少，导致骨重建。Botticelli等在18名患者新鲜拔牙窝内植入21颗种植体。他们记录到种植体颊侧约50%的水平向吸收，舌侧约30%的水平向吸收，相当于总宽度减少2.8mm。Covani等[5]分析了15颗即刻植入的种植体周围愈合情况，发现种植体植入时的平均颊舌向宽度（10.5mm）在二期手术时减少至6.8mm。他们观察到，即刻植入种植体并不能阻止牙槽骨颊舌向的吸收。

即刻植入种植体似乎不能阻止牙拔除后牙槽骨的吸收。在颊侧面有更明显的吸收可能是因为颊侧骨由束状骨组成，而腭侧骨则主要是皮质骨。这可能是拔牙后牙槽骨重建导致唇侧龈缘中点（Mid-Facial Gingival）退缩的原因。

牙种植体的理想位置是取得美观和功能成功的必要条件。这需要种植体能植入正确的三维位置，并在颊侧面上具有充足的颊侧骨。即刻种植的定位因需要平衡拔牙窝和剩余的牙槽骨量以及软组织处理而变得困难。颊舌向的位置应位于邻牙萌出位置的舌侧1～2mm处。种植体颈部肩台的位置在邻牙颈缘连线上或偏颊时，其牙龈退缩量是偏腭侧种植体的3倍（1.8mm：0.6mm）[6]。在窝洞预备过程中，因拔牙窝存在明显较薄的皮质骨板而有向颊侧偏斜的趋势，这对即刻植入种植体并精准定位来说可能很复杂。除此之外，临床医生试图用种植体填满拔牙窝而导致种植体定位偏颊/唇侧，这也增加了种植手术的复杂性。

推荐使用表面中等粗糙的锥形螺纹种植体。近期关于种植体表面活性的研究显示，使用紫外线处理和使用氮气清洗种植体能提高种植体的表面自由能和亲水性，促进更快的骨结合，以更快地形成二期稳定性。

即刻种植潜在风险因素包括感染的可能性、拔牙窝大小与种植体间余留的间隙可能有纤维组织长入，以及种植体愈合过程中即刻负荷或放置愈合基台时可能出现的微动[7-8]。此外，还有一些美学方面的问题，尤其是对于薄龈生物型患者。为了改善美学效果和补偿拔牙后牙槽骨的水平吸收，建议辅助使用软组织移植来帮助改善轮廓，增加软组织厚度以及角化。这种移植物通常取自腭部黏膜或上颌结节区域。

Cornelini等[9]、Fugazzotto[10]、Covani等[5]以及Kan等[11]的前瞻性研究以及某些回顾性研究[12-13]均报告了即刻种植的种植体存留率高，超过95%。在Cosyn等[14]最近的一项系统回顾和Meta分析中，即刻种植的种植体存留率（94.9%）明显低于延期种植（98.9%），且均出现早期种植失败。

11.1.3 延期种植

11.1.3.1 感染位点的处理

部分牙齿因为急性感染伴有脓性分泌物或者慢性感染导致大范围牙槽骨破坏而被拔除。在这些情况下，推迟4周或更长时间（Ⅱ～Ⅳ型种植）再种植可以使局部感染得到缓解。不应将种植体置于感染部位，因为这可能会导致并发症甚至出现种植体松动。

11.1.3.2 牙槽嵴的尺寸变化

由于颌骨的吸收和重塑，拔牙会引起牙槽骨三维尺寸的变化。唇颊侧骨边缘部分通常很薄，几乎全部由束状骨组成。束状骨的血液多来源于牙周韧带，当牙被拔除时血供也会中断，从而导致颌骨迅速吸收[15]。

在一项关于拔牙后牙槽软、硬组织尺寸变化的系统回顾中，Tan等[16]发现，拔牙后6个月发生了29%～63%的水平向骨丧失，11%～22%的垂直向骨丧失。牙槽骨在拔牙后的前3～6个月减少迅速，随后逐渐减少。

早期种植（Ⅱ型）可以在尺寸变化最小的情况下实现软组织愈合，通常在拔牙后4～8周。种植体会被植入在有3个或更多骨壁的形态良好的位置，常同时进行骨增量程序。

有部分骨愈合的早期植入（Ⅲ型）至少经历12周的愈合期，水平牙槽骨吸收会更多，可能会增加愈合后缺牙区骨宽度不足的风险。

延期种植（Ⅳ型）通常为拔牙后6个月或更长时间的愈合，颌骨牙槽突轮廓可能会因牙槽骨吸收进一步塌陷，可能需要通过序列治疗方法在种植体植入前的几个月先进行增量手术。这常见于创伤性牙缺失的儿童或青少年，因为在种植体植入之前必须有时间让牙槽骨恢复。在Ⅲ型和Ⅳ型种植中，当存在较大的缺损时（例如可能影响种植体稳定性的囊肿或感染情况）也可以考虑这种方式，建议使用低替代率的骨填充材料来最大限度地减少骨丧失。

11.2 步骤

术前进行全面的检查并仔细评估风险因素可能会影响种植时机的选择，对于具有局部或全身风险因素的高危患者，建议采用更保守的延期种植方式。

11.2.1 系统风险因素

系统风险因素包括所有可能影响伤口愈合和骨结合的医源性因素、药物、吸烟或疾病。这已经在第2章患者评估和病史采集中进行了详细讨论。

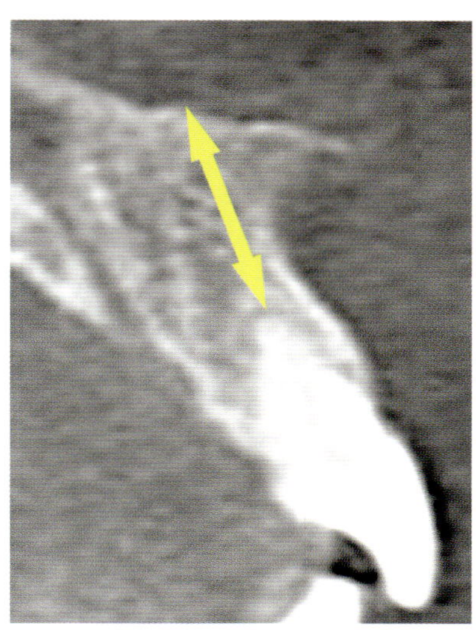

图11.6 CBCT评估显示，根尖区骨量充足可以使即刻种植获得初期稳定性。

11.2.2 局部风险因素

在种植体植入之前需要解决可能的牙科、美学和解剖学方面的风险因素，可能包括以下内容：

- 骨的数量和质量：即刻种植需要有充足的根尖区骨量以获得种植体植入时的初期稳定性（图11.6）。
- 解剖结构的位置：必须准确定位并避开上颌窦、切牙孔、颏孔、下颌神经管等结构。
- 颊侧骨板厚度：已证实颊侧骨嵴的厚度影响即刻种植时跳跃间隙内的骨填充量（图11.7）。4个月后，在厚度为1mm或更厚的颊侧骨板中，其水平向骨填充量为100%；而如果厚度＜1mm，水平向骨填充量约为75%。在颊侧骨板厚度＞1mm的位点，垂直向骨吸收量为–0.4mm；而在颊侧骨板厚度＜1mm的位点，垂直向骨吸收量为–1.2mm[17]。有证据表明，厚的颊侧骨板对应最小的骨吸收；然而，颊侧骨板厚度＞1mm的情况在上颌前牙区仅占13%，在上颌前磨牙区占41%。
- 角化龈：角化龈组织极少可能是即刻种植的禁忌证。随着牙拔除后的组织愈合，角化龈组织会相应增加，因而计划延期种植会更为简单。

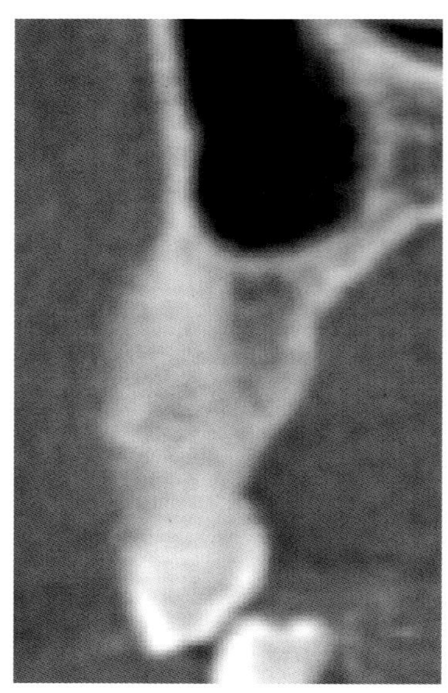

图11.7 CBCT评估显示了一个巨大的牙根解剖结构和极小的颊侧骨板厚度。这颗牙可能不适合即刻种植，由于巨大的牙根占据了大部分的骨组织，根尖没有充足的骨量，种植体的植入可能很难获得足够的初期稳定性。此外，这个部位的颊侧骨板厚度极小，拔牙后会吸收。在这种情况下，进行早期种植和骨增量程序可能是更好的选择。

- 美学风险：某些解剖风险因素可能会影响美学效果，包括患者的期望、组织生物学类型、接触点、唇线、牙齿形状以及骨缘高度和厚度。

11.2.3 生物材料

自体骨和其他骨替代材料都可以被用来填充跳跃间隙，以加速骨愈合。如果“跳跃间隙”<1.5mm，因新骨紧靠种植体表面形成，可能不需要在间隙中放置植骨材料；如果间隙>1.5mm，建议使用低替代率（可吸收）的骨替代材料混合自体骨，以增强区域空间稳定性，增加成骨潜力。植骨材料发挥支架作用来维持软、硬组织的空间以及愈合所需的血凝块。

Araujo等[18]研究发现，在狗的即刻种植体颊侧间隙内放置脱蛋白牛骨材料和胶原（Bi-Oss® Collagen，Geistlich）能改善硬组织愈合的过程；并且之前的拔牙窝颈部额外形成了硬组织，提高了骨组织与种植体的接触水平。

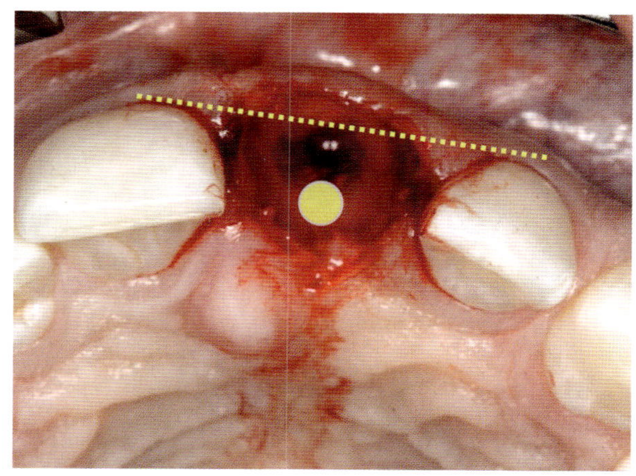

图11.8　上颌前牙区的植入需要从靠腭侧开始，而非根尖。第一钻进入时应沿腭侧骨壁的1/2～2/3，应注意不要让种植平台靠近邻牙轮廓连线的唇侧，因为种植体置于这条线的唇侧会导致牙龈退缩。

11.2.4　拔牙窝形态

了解拔牙后拔牙窝的形态可以使种植体达到理想的位置和稳定性。牙根的数量、形态和在牙槽骨内的位置都可能影响手术的复杂性。

- 前牙区：上颌前牙根尖周围的颌骨通常是凹陷的，所以植入时要避免该区域的颌骨穿孔。上颌前牙区的种植窝洞预备通常需要预备到拔牙窝的腭侧壁（图11.8）。由于腭侧骨致密，预备钻头有偏向面部的趋势，这可能会导致种植体位置不佳。此外，临床医生需要评估根尖是否有充足的骨使种植体获得足够的初期稳定性。在下颌前牙区，空间位置通常有限且骨壁较薄，有唇舌侧穿孔的风险。
- 前磨牙区：前磨牙拔牙窝形态对于即刻种植而言相对简单，然而还需要仔细通过影像学评估确认其是否与上颌窦或颏孔接近。这是因为即刻种植通常需要接触根尖以下的牙槽骨区域，而且需要与神经血管束及其他重要解剖结构之间留有足够的间隙。
- 磨牙区：种植体的理想位置通常位于拔牙窝中央的根间隔内。最初预备进入时会由于倾斜的骨嵴而困难，可以使用球钻、尖针或Lindemann钻辅助。除非要行上颌窦提升术，否则应避免接触上颌窦。不建议将种植体放置在磨牙的牙根窝内，因为此处并非合适的修复位置。

11.2.5 不翻瓣技术

在微创拔牙并行即刻种植的情况下，可以采用不翻瓣技术。通过不翻开黏骨膜瓣可以不损伤来自骨膜的血供并改善美学效果。不翻瓣技术龈缘中点黏膜退缩较少、并发症发生率较低。然而，该过程因种植体预备经腭骨斜面解剖结构或多根牙的根间隔内而更复杂。这一“盲操作”视觉可达性不佳，由于无法看到牙槽嵴的状况，因此需要相当丰富的临床经验。较厚的牙槽嵴通常表明有充足的骨量。引导手术使不翻瓣技术变得简单，可以安全、可预测地植入种植体并减少并发症风险。必须注意的是，这些系统仍可能会较术前设计有一些偏差，因此在骨量有限的情况下应该谨慎使用。

11.2.6 临床医生的经验

将种植体即刻植入拔牙窝过程复杂，这远比将其植入在已愈合的位点更困难，能在不破坏周围骨的情况下无损伤地拔除患牙是至关重要的。在不翻瓣的情况下进行这一操作可以最大限度地减少对黏膜血管的干扰，可能有一定优势，但这种方式会影响视觉可达性。此外，为了达到初期稳定性，需要将种植体置于根尖区的骨中，因此需要减少预备量或增加骨密度以增加种植体植入的稳定性。

11.2.7 种植体植入的辅助技术

11.2.7.1 种植体植入同期骨增量

在即刻种植（Ⅰ型）、早期种植（Ⅱ型和Ⅲ型）和延期种植（Ⅳ型）方案中，拔牙窝内或边缘骨缺损处同期植骨是一项常见技术，可以减少额外的水平向骨吸收量。然而，研究表明即便即刻植入种植体，也不能阻止水平牙槽骨吸收。建议上颌前牙即刻种植时在拔牙窝偏腭侧植入种植体，在唇侧留出2mm或更大的空间填入低替代率的骨填充材料进行增量。即刻种植时，在完整的牙槽窝外表面进行植骨可能是一个困难的操作，而早期种植的Ⅱ型和Ⅲ型常伴有凹坑状缺损的形态，可进行轮廓增量并用适当的软组织关闭。临床医生必须评估每名患者，以确定是否有可能同期进行骨增量，或是在5～6个月的愈合后再进行二期骨增量。

11.2.7.2 辅助性软组织移植

从腭部获得的结缔组织移植物可用于前牙区种植的唇颊侧轮廓增量和/或牙槽窝的一期闭合。其过程包括在组织瓣的基部松弛骨膜，以牵拉组织瓣覆盖移植材料。值得注意的是，不要过度增量，因为这样做可能很难合适地关闭软组织瓣或导致该部位轮廓过于外凸。当牙龈生物型为薄龈生物型时，辅助性软组织移植也有益于治疗效果。Grunder等[19]的研究报告了24例上颌前牙区种植体植入的病例，其中一组（12例）采用了不翻瓣的即刻种植技术，而另一组（12例）利用隧道技术在唇侧区行上皮下结缔组织移植。分别于治疗前和治疗6个月后测量唇侧三维体积，结果显示，非移植组的平均体积损失为1.063mm，而植入组则轻微增加0.34mm。

11.2.8 选择恰当的治疗方案

选择拔牙后不同的治疗方案是基于每种方法的适应证和所需的治疗结果的（表11.2）。

目前的外科和修复治疗理念必须在便捷性与可预测性之间找到一个平

表11.2 不同治疗方案的适应证

治疗方案	适应证
即刻种植（Ⅰ型）	拔牙窝骨壁完整 拔牙窝形态合适 无感染 低美学风险，例如厚龈生物型、厚唇颊侧骨板、低唇线 足以获得初期稳定性的骨量和骨质
软组织愈合的早期种植（Ⅱ型）	单根牙 角化龈和组织厚度极少。让牙槽骨愈合可能会有利于增加角化龈及软组织厚度 局部感染 拔牙后有足以获得初期稳定性的骨 美学区伴中低美学风险
部分骨愈合的早期种植（Ⅲ型）	局部感染 多根牙 大范围根尖区骨缺损，Ⅰ型、Ⅱ型方案可能不能获得足够稳定性
延期种植（Ⅳ型）	颌骨发育不成熟的患者——成长阶段患者 有明显感染或较大囊肿区域 医疗风险因素

衡点，才能因地制宜地制订出个性化的方案。没有足够的证据证实即刻种植、早期种植、延期种植的优点或缺点。因此，仅有基于少数可能存在高偏倚风险的论证力欠佳的研究得出的初步结论。研究表明，即刻种植较延期种植可能发生种植失败和并发症的风险更高；另外，拔牙后即刻种植可能会获得更好的美学效果。没有足够可靠的证据支持或反驳在新鲜拔牙窝内即刻植入种植体的必要性，也没有足够可靠证据支持或驳斥任何一种增量技术是否优于其他技术。

11.3 建议

- 需要谨慎对待即刻种植中种植体植入过程，因为备洞过程容易偏移，必须保持手机稳定，特别是在涉及上颌骨前牙区的情况下，建议保证钻头腭向施力，以防止其向唇侧偏移。
- 回顾过往，在即刻种植中的拔牙窝内使用大直径种植体是一种趋势，以此实现更好的稳定性，并减少种植体和骨壁之间的间隙。Small等[20]的一项前瞻性研究发现，约88.7%的大直径种植体的位点可以观察到黏膜退缩，而标准直径种植体的位点的这一比例为48.6%。大直径种植体需要的基台更大，这可能会使黏膜边缘变薄，增加黏膜退缩的风险，导致美观性降低。
- 即刻种植中，笔者建议在植入种植体前用最终扩孔钻预备窝洞，并用骨替代材料填充。这保证拔牙窝内填充有大量的骨替代材料，而不是植入种植体后再在骨壁与种植体之间塞进移植材料。
- 即刻种植体的植入也可能涉及接触鼻或窦的皮质底的情况，进行双皮质骨固定能获得更好的初期稳定性。

第12章

种植窝洞预备
Implant Site Preparation

Tom Giblin

12.1 原则

在决定拔除一颗牙齿后要做出的另一个重要决定是，用什么方式来替代这颗牙齿。

患者一般有4种选择来替代缺失的牙齿：

- 不修复（保留空隙）：这是一种选择，但修复牙齿通常是患者来寻求治疗的原因。
- 可摘义齿修复：虽然这是修复多颗牙缺失最具成本效益的方法，但它通常不是患者的首选。然而作为一种过渡性修复，它往往是不应该被否决的必要方式，尤其是在种植修复可能并非合适选择时。
- 固定义齿修复：由于涉及预备邻牙，这可能不是一个可行或首选方案。因为缺乏合适的基牙，长跨度的固定桥或其他存有生物力学问题的修复设计也可能使这一选择不可行。
- 种植修复：许多人会说这是治疗的标准，但其治疗周期可能会很长，并不完全适合一些全身情况复杂的患者。种植体可以支持固定或可摘修复体。

在决定种植修复之前，评估种植位点的适合性很重要。这不仅包括对骨组织和软组织的评估，还包括对修复空间、美学风险，以及邻牙状态、位置和牙龈水平的评估。对患者全身身体状况的严格评估不仅可以避免将来的并发症和对效果的不满意，还可以让口腔医生提供更全面的治疗。如果医生正在用种植体螺丝固位冠修复中切牙，但并没有解决周围牙齿的问题，例如牙周健康、扭转牙、折断牙、碎裂牙或磨损牙，以及其他美学相关的问题，例如牙龈水平和牙齿颜色，他真的能为患者提供美学效果和功能最佳的修复方案吗？

12.2 种植位点和邻牙的评估

在评估一个种植位点时要重点关注骨量和软组织量，可以通过多种方法来评估。在制订治疗计划前应尽可能多地收集种植位点的信息。

12.2.1 牙周探诊

了解患者的牙周状况以及周围牙的附着水平是很重要的。探诊出血或牙松动可能表明牙周疾病或咬合/副功能问题。开始种植治疗之前可能需要一个阶段的牙周治疗，以确保预期的治疗效果以及患者对治疗方案的依从性。咬合评估、夹板使用、咬合调整或选择性修复部分牙以建立理想咬合是长期稳定的牙周效果所必需的。

12.2.2 牙龈生物型及附着龈评估

厚龈生物型和3～5mm宽的附着龈是种植体长期健康的保证。如果不满足这些条件，可以考虑在开始种植治疗之前或在植入同期或二期手术期间进行软组织增量手术。

12.2.3 摄影

无论是从治疗计划和诊断的角度，还是从医学法律的角度，摄影在现代种植修复中被认为是必不可少的。作为一种教学工具，它利于向患者展示病情，同时也利于同参与病例的其他临床医生讨论。建议局部拍摄休息位时“鼻-颏”照片和患者最大笑时鼻-颏照片来进行美学评估（图12.1），拉近镜头拍摄全牙弓照片，特写拍摄该位点的颊面观的和𬌗面观。在更复杂的病例中，完整牙弓的正中咬合和侧向咬合照片也是有用的。

12.2.4 美学评估

单颗牙缺失也可能是一个重大的美学问题。在治疗开始时应评估患者对美学的需求。患者牙齿发黑、染色、破损或磨损并不意味着他们想保

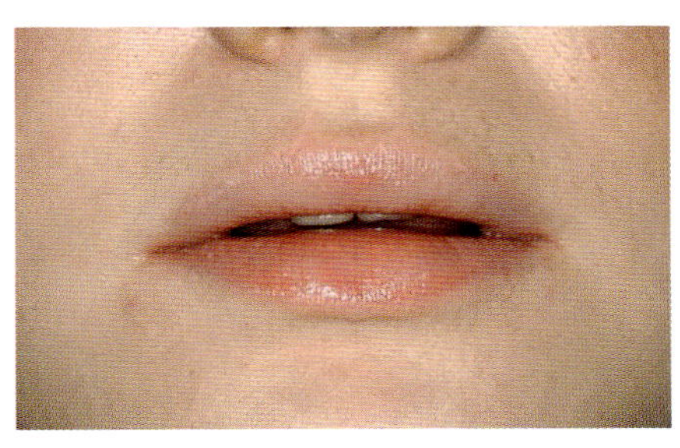
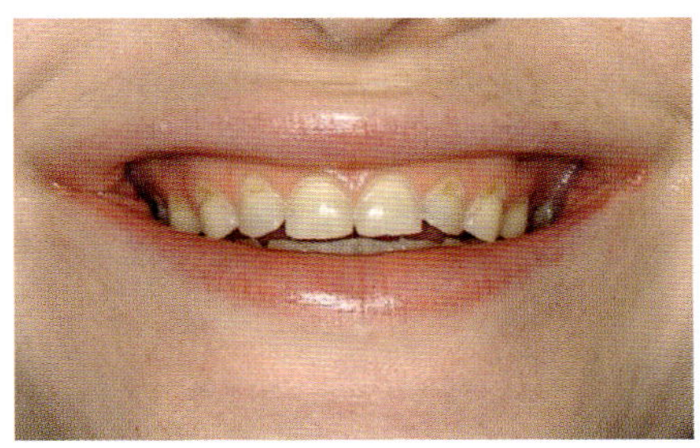

图12.1 休息位时“鼻-颏”照片以及最大笑时“鼻-颏”照片对于美学评估至关重要。它们对于决定正确的切牙切缘位置很关键，同时也展示了牙齿的大小、比例以及颜色，对于评估牙龈轮廓、位置和唇的位置、动度也相当重要。

持这种状态。制订种植计划的首要问题之一即是询问患者对目前的微笑是否感到满意，以及他们是否有意愿改善微笑。对于美学区缺牙的情况，患者可能只是想如何补上空缺（出于尴尬），而不是如何让其整体的微笑更好。从治疗计划的角度来看，了解患者是否想要改善整体可能会影响种植体的位置，最终牙齿的大小、形状和颜色。在植入种植体并完成修复后，当患者说对结果非常满意但他们现在想要牙齿美白、贴面、正畸或牙龈手术等，而种植体的位置对此有影响或需要重新修复新牙冠才能完全适合，这无疑是最糟糕的。

12.2.5 放射影像

通过CBCT可以明确种植位点的颊舌向、垂直向、近远中向的骨量，以及邻牙与其牙根方向、牙槽骨水平和根尖病理性结构等。这应该与根尖X线片（图12.2）相结合，相互交叉参考，以便更准确地确定邻牙的骨缘水平。影像学对于确定神经、血管束、窦腔、解剖异常和病理结构的位置至关重要。在最大密度投影（MIP）模式中进行的CBCT扫描可以充分明确“牙冠高度空间”，这在修复体设计中是十分重要的。结合设计软件，可以虚拟规划种植体、基台、牙冠甚至移植材料，帮助患者知情同意和并接受方案。

12.2.6 咬合分析

在做种植计划之前，评估和记录咬合是必不可少的。通常情况下，被替换的牙常由咬合创伤（牙齿折裂、磨损、骨丧失等）造成。在设计修复

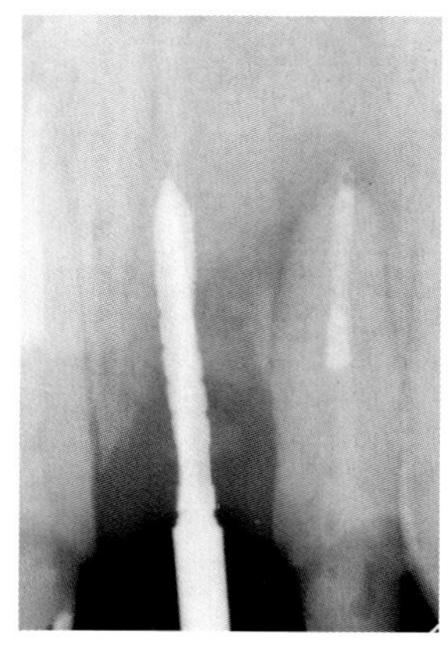
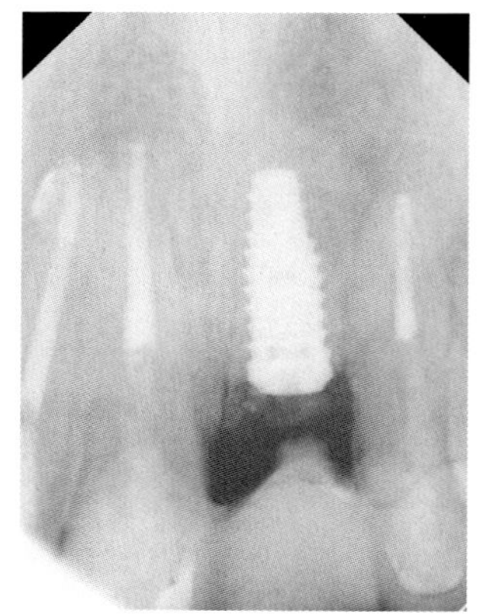
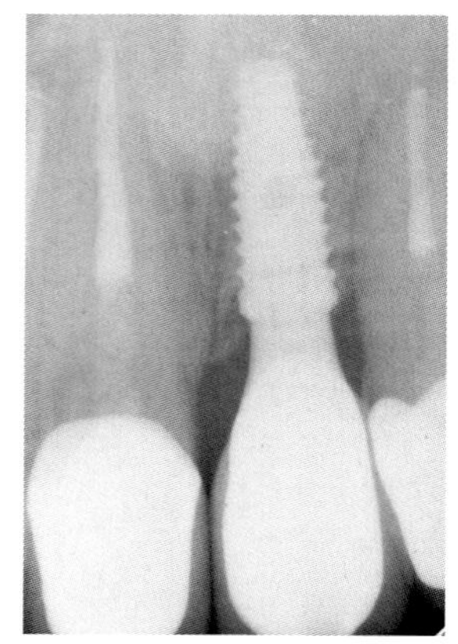

图12.2　根尖X线片在种植体规划中必不可少，因为它可以显示邻牙的牙槽骨水平，不仅决定了种植体的深度，同时有助于龈乳头处修复体设计。

体时需要充分考虑这一问题，并用其他方法（咬合板、咬合平衡、修复方法或正畸治疗）来纠正，以防止种植修复过程中再次出现同样的问题。

12.2.7　邻牙的牙髓状态

检查邻牙的根充情况是一项经常被忽视的评估。与牙髓病变相关的病原菌可能对植入的种植体非常不利，如果感染扩散到邻近的种植体部位，可能会导致种植体失败和骨丧失（图12.3）。

12.3　位点预备

如果由于骨量不足（包括骨高度不足、骨宽度不足、两颗邻牙之间的骨量不足）种植体位点被评估为不适合种植，那么就需要通过各种方法优化该位点。

12.3.1　移植——上颌窦、颊侧、软组织

移植手术将在其他章节中介绍，但通常选择移植手术的时机在病例计划中尤其重要。一些移植物在种植体植入前需要一定的时间成熟，另一些则可以同期完成。对于软组织移植物，种植体周围的移植效果总是难以预测的，所以最好在序列治疗的早期进行软组织移植，以便让它们有时间成熟并确保结果可预测。

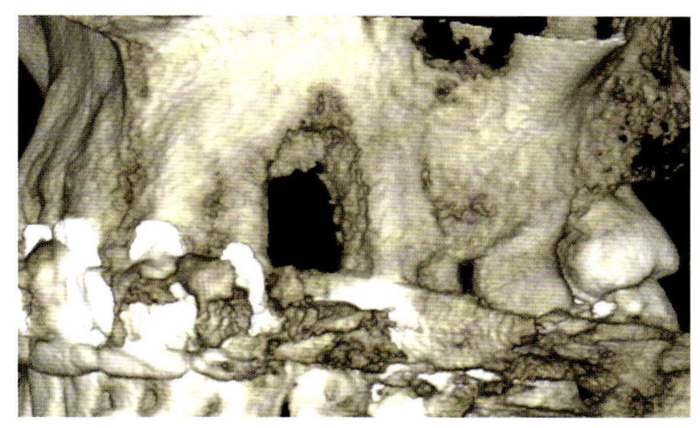

图12.3　由于邻牙根管治疗中遗漏根管而引起种植体感染造成的巨大骨缺损。这颗牙无症状，术前的X线片也仅显示轻微的牙周膜腔增宽，甚至在种植前曾由牙体牙髓病专科医生进行治疗。

12.3.2　咬合

咬合问题常常是易被忽略的造成牙缺失的原因，只有在放置新修复体后才浮出水面。某些特殊情况下可能需要调磨尖锐牙尖，或者在最终修复之前需要通过正畸移动或压低错位的下切牙。这些问题最好都在计划阶段就与患者充分沟通。

12.3.3　邻牙和对颌牙

评估邻牙之所以重要是因为它可能会影响最终牙冠、穿龈轮廓和软组织效果的成功程度。Tarnow等和Funato等的研究表明邻牙的牙冠形状决定了牙齿的邻接位置，同时也是龈乳头充盈与否的主要决定因素（表12.1）。即使是最好的种植体周围组织，也可能因为牙冠形状不合适而退缩，从而导致形成“黑三角”。一种解决方案是修复性改变牙齿的形态及凸度，使邻接点更靠近牙槽嵴顶端。这也是为什么在治疗计划中需要根尖片确定牙槽嵴高度另一个原因。

表12.1对于修复体周围软组织的治疗设计是必不可少的，它提供了一个指南，要求修复体的邻接点必须靠近牙槽嵴的顶端位置，使龈乳头充盈效果可预测。一个观察结果是，在桥体部位最易预见可获得龈乳头，这对在美学修复病例中确定临时和最终修复体很有用。

表12.1 Salama等关于龈乳头高度预测的分类

分类	修复条件	邻近距离（mm）	垂直向软组织距离（mm）
1	天然牙-天然牙	1	5
2	天然牙-桥体	N/A	6.5
3	桥体-桥体	N/A	6
4	天然牙-种植体	1.5	4.5
5	种植体-桥体	N/A	5.5
6	种植体-种植体	3	3.5

N/A：尚不清楚。［来源：Redrawn from Funato, A., Salama, M.A., Ishikawa, T. et al. (2007). Timing, positioning, and sequential staging in esthetic implant therapy: a four-dimensional perspective. Int. J. Periodontics Restorative Dent. 27(4): 313–323］

评估对颌牙及其状况是非常必要的，因为如果对颌牙缺失或预后不佳甚至无法保留，则进行种植可能没有什么意义。通常情况下，如果种植体是植入在长时间缺牙的位点，则必须检查对颌牙确保其没有过度伸长，以免使种植体最终难以修复，否则需要大幅降低对颌牙高度或拔除对颌牙；但临床上常常发生这种错误。

12.3.4 牙冠延长术和牙龈切除术

在确定种植体植入的深度时，通常用预估的牙龈边缘位置指导，将种植体放置在该边缘下方3～4mm，以确保最佳的穿龈轮廓。这常通过邻牙来确定。然而，如果相邻的牙龈水平不协调或处于不美观的位置，则可能需要在治疗计划的早期先行解决这些问题。例如一名露龈笑患者，过度的牙龈暴露可能是由于牙齿被动萌出的改变，需要进行牙龈切除术；又或者可能是由于上颌过度生长而导致上颌骨垂直向过长，需要手术矫正；还可能是由于过短或活动过度的上唇。正如Kois[3-4]所描述的，牙龈复合体也可被分为高牙槽嵴型或低牙槽嵴型，术前需要进行美学牙冠延长或牙龈切除以使牙龈位置正常和稳定。所有的这些条件都可能决定种植体植入的位置和深度，需要仔细考量以确保长期稳定的结果（图12.4）。

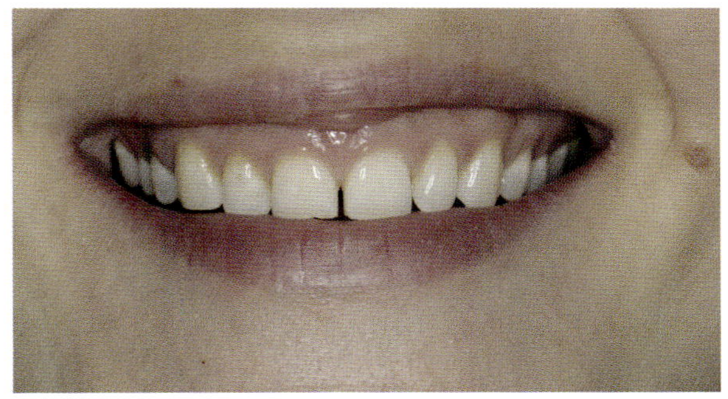

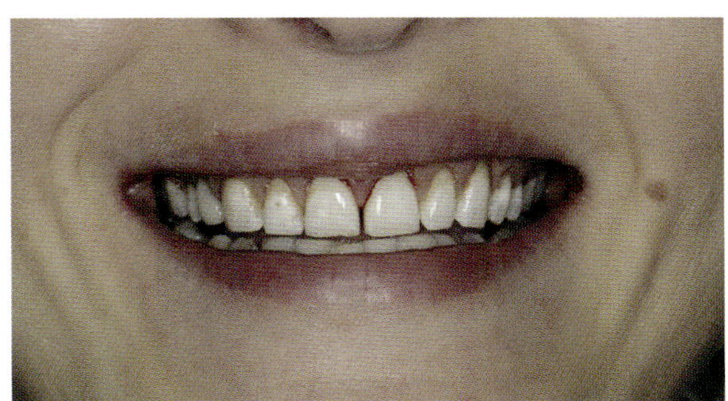

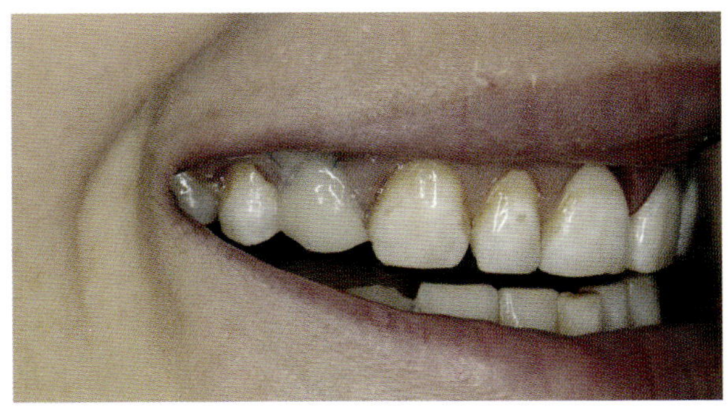

图12.4　该患者第一前磨牙无法保留。在制订治疗计划时，患者表达了想改善露龈笑的意愿，诊断为牙被动萌出异常。在种植体植入同期行牙龈切除术，由新的龈缘水平决定种植体植入的深度。

12.3.5　正畸治疗和位点预备

正畸治疗是口腔种植计划中经常被忽视的一门学科。正畸可以有效地创造理想的种植位点和最终良好的美学效果，不仅调整出了与缺失牙邻牙之间的理想近远中缺牙间隙，还可以纠正邻牙牙根的角度。从Tarnow的文章中了解到，种植体与邻近的天然牙之间需要至少1.5mm的距离才能提供足够的软组织/龈乳头生长空间。如果最窄的种植体是3mm，这意味着邻牙

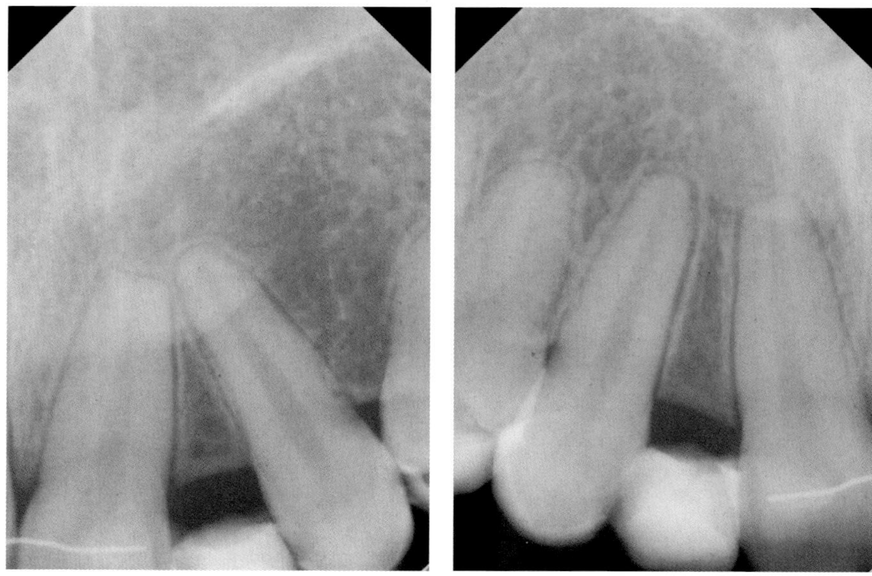

图12.5　图中患者正畸治疗后需种植修复侧切牙，但还需要继续正畸来纠正牙根的角度。

之间需要至少6mm才能达到可接受的软组织效果。而美学区所需的理想间距可能会更大，这取决于邻牙的比例，越大的牙齿需要越多的空间才能保持协调。通过正畸移动牙齿来调整间隙的风险之一是牙齿仅是冠部倾斜，牙根之间没有足够的空间用于种植，如图12.5所示。在正畸治疗结束之前，必须对其进行监测和检查。还必须指出，侧切牙缺失时很难用尖牙替代获得良好的美学效果，因为其大小不同，尤其是在颈部，同时其牙色也更偏暗一些。从功能、咬合和美学角度考虑，尖牙保持正确的位置并修复缺失的侧切牙往往是更好的选择。

另一种实用的技术是利用正畸治疗来新生骨。对于保留无望的牙齿或残根，特别是位于软组织不足的位点，通过正畸方法将牙齿从牙槽骨中牵出，将使医生能够在该部位获得更多的软、硬组织，而不必进行二次软、硬组织移植（图12.6）。这既可以快速完成（牵出1～2周，然后保持3个月），也可以缓慢（几个月内）完成。在牵引的最后，应该只有1个牙根残端需要拔除，通常可以在该位点行即刻种植。这项技术的优点之一是能获得多余的软组织，可以在后期进行整塑。值得注意的是，这颗牙应该没有牙周或根尖病变，如果颊侧骨板完整将进行得更为顺利。

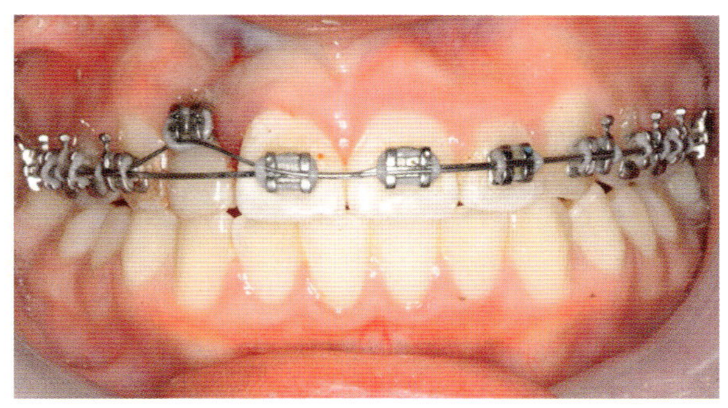

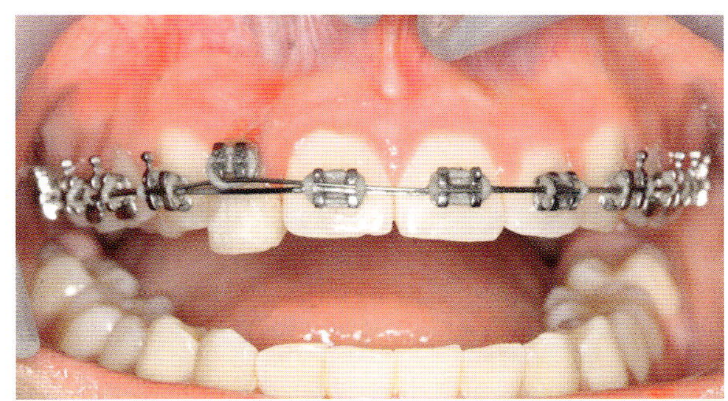

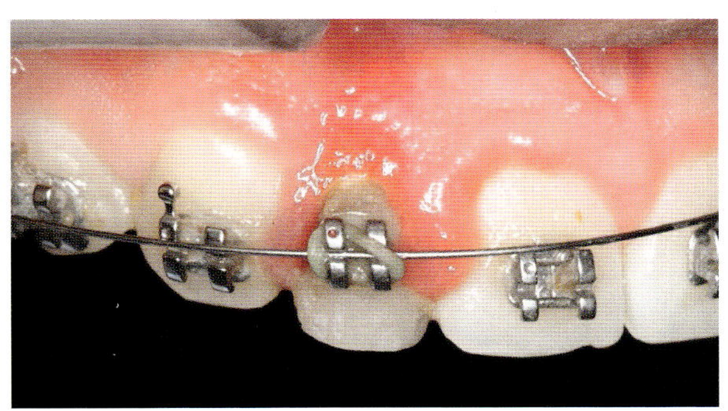

图12.6　正畸位点预备。在这个病例中，1颗根内吸收的牙齿被暂时性修复后在2周内被快速牵引出，固定3个月后再行拔除。这不仅可以新生软、硬组织，还可以轻松拔除患牙并行即刻种植。在牙齿牵出的过程中，需要定期调整切缘以保证咬合不受影响。

正畸技术也可以用来为较窄牙槽嵴创建1个可种植的位点（图12.7）。通过将牙齿移动至1个较窄牙槽嵴位点，在牙齿的移动轨迹上创造出更宽的牙槽骨。这对增量病例或牙弓中移动后牙病例可能有用。

种植体也可通过提供刚性支抗使正畸移动结果更可预测。然而，这一切必须谨慎进行，需要准确规划正畸后牙齿的最终位置，在开始时就将种植体准确放置在最终能移动到正确位置的地方。这常常通过使用Kessling组件来实现对最终结果的预测。

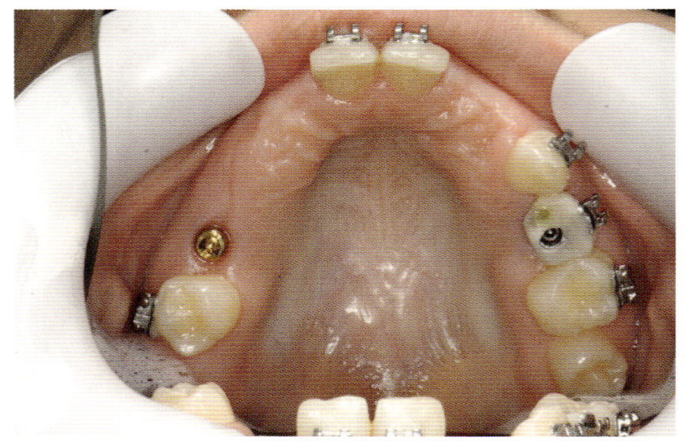

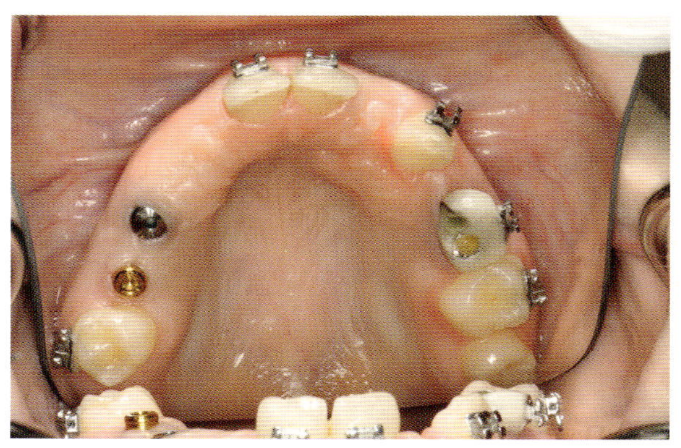

图12.7 移动异位萌出的尖牙不仅可以让它回到正确的位置，还可以使其周围萎缩的牙槽骨新生，为植入做好准备。

12.3.6 临时修复阶段

种植位点预备另一个易被忽视的部分是临时修复阶段，需要制订临时方案来优化种植体愈合和软组织效果。可以再次参考表12.1，可见对于软组织而言，修复效果预期最佳的是桥体–龈乳头填充，桥体周围软组织甚至比2颗天然牙一起时更好，也比即刻负荷的一阶段式种植修复更好。临时的可摘局部义齿可能会对种植部位造成不利影响，因为它可能会对愈合位点加载非预期的𬌗力，如果不及时消除会导致骨丧失和种植失败。可摘的临时修复形式对于维持龈乳头也不如其他方法那样可预期，实际上这种加载于种植体的临时修复会导致种植体愈合过程发生并发症。

第13章

种植负荷方案
Loading Protocols in Implantology

Christopher C.K. Ho

13.1 原则

完成骨结合的种植体是直接固定在骨内的；然而，在愈合阶段出现的任何微动都可能导致软组织界面包裹种植体，从而导致种植失败[1]。为了将纤维包裹的风险降到最低，建议下颌推迟3～4个月，上颌推迟6～8个月再进行负荷[2]。

由于减少了治疗时间和创伤，且在美学和心理上有利于患者，即刻负荷越来越常见。这可能会提高患者的接受度，降低患者的焦虑情绪。大量研究中实现了较短时间或即刻完成负荷却不影响种植成功。

13.1.1 定义

下面描述了不同种植负荷方案的定义（图13.1）[3]：

- 常规（延期）负荷：经过2个月的愈合期后，进行种植负荷。
- 早期负荷：种植体在植入1周至2个月行使功能。
- 渐进负荷：种植体负荷通过逐渐增加咬合面的高度从无骀接触逐渐到完全骀接触的状态。
- 即刻负荷：种植体在植入1周内行使功能。种植体即刻负荷的另一分类是“咬合”加载种植体或“非咬合”加载种植体。非咬合加载种植体是指种植体的临时修复体在静态或动态侧方运动中与对侧牙无直接咬合接触。相反地，咬合加载的种植体则是指与对侧牙列一起行使功能的情况。

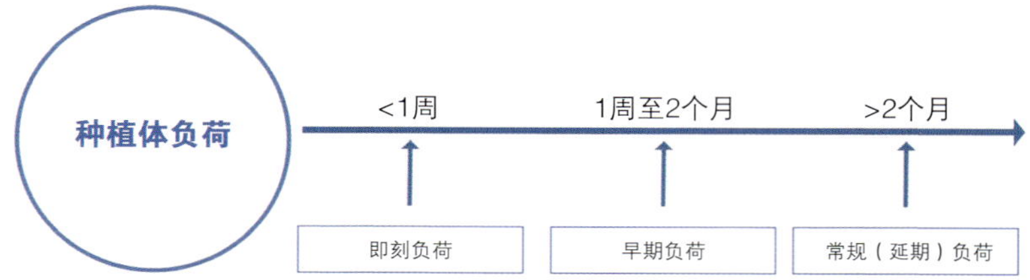

图13.1 种植体负荷时间轴。

13.1.2 常规（延期）负荷

传统的延期负荷一般在种植体植入后2～6个月。在此期间，要佩戴临时修复体，并注意确保它不会对正在愈合的种植体造成任何微小移动，例如，义齿被取下的过程中不允许对原位种植体有任何影响。大多数种植手术仍然是以这种方式进行的，可以让种植体愈合过程中不被负荷所干扰。在需要进行软、硬组织增量且不能获得足够初期稳定性，或在不能充分控制咬合力的情况下，尤其应注意不要负荷种植体。

13.1.3 早期负荷

种植体表面改性一直在不断发展，包括喷砂、酸蚀及电化学修饰表面以增强亲水性和表面能，从而加速骨愈合。早期负荷是指在植入后1周至2个月进行功能负荷，也有建议某些种植体在6周后进行负荷。目前正在进行进一步的相关研究，旨在缩短骨结合所需的时间。

13.1.4 渐进负荷

Appleton等[4]对上颌后牙的单颗渐进负荷种植体进行对照临床试验，对其周围骨进行影像学评价。试验组先戴入丙烯酸树脂冠从无𬌗接触到完全𬌗接触，然后换为金属烤瓷冠。12个月后，通过数字图像分析和数字减影射线照相技术发现，渐进负荷种植体牙槽嵴顶表现出更少的骨丧失和更高的骨密度。

Misch[5]报道了一种渐进负荷的方案，该方案通过控制咬合面的大小、𬌗接触的方向与位置、不设计悬臂以及严格限制饮食来控制牙种植体上的负荷。

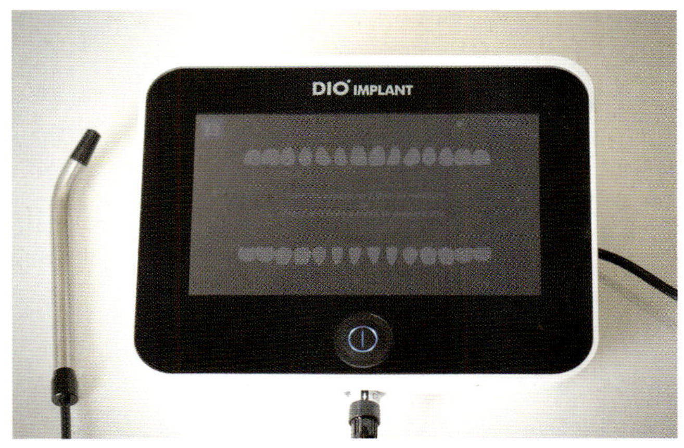

图13.2 Ostell IDX装置利用共振频率分析来测量种植体稳定性值（ISQ）。

13.1.5 即刻负荷

Schnitman等[6]首次进行了纵向临床试验，表明部分特定患者的下颌种植体可以实现即刻或早期负荷。中等粗糙的种植体表面发展改善了骨与种植体之间的接触，缩短了骨结合的时间。种植体宏观结构和微观结构的发展增强了其初期稳定性，从而实现早期负荷和即刻负荷。

- 单颗种植治疗：Benic等[7]在一项关于单颗种植义齿牙冠负荷方案的系统评价和Meta分析中发现，即刻负荷和常规负荷的单个种植体牙冠在存留率和边缘骨丧失方面无差异。这一点也得到了文献支持，在植入的种植体达到≥30～45Ncm的扭矩或种植体稳定性值（ISQ）≥60～65时不需要同期进行骨增量的种植体（图13.2）。在负荷第一年后，龈乳头高度似乎没有差异；然而，对于颊黏膜的退缩尚未有明确的结论。
- 部分牙缺失或连续牙缺失：在已愈合的后牙区连续缺失的种植位点即刻负荷可获得与早期或常规负荷相似的存留率。没有足够的证据支持上、下颌前牙区连续缺失位点的即刻负荷[8]。
- 无牙颌：有充分的证据表明，上、下颌无牙颌患者使用修复体即刻负荷于中等粗糙表面的种植体可取得与早期和常规负荷一样可预期的效果[8-9]。大多数研究严格要求了即刻负荷的标准，例如植入扭矩≥30Ncm、ISQ≥60以及种植体最小长度10mm等。

13.2 步骤

13.2.1 负荷方案的选择

在大多数情况下，临床医生更喜欢进行常规（延期）负荷来确保临时修复体不会导致下方种植体微动从而干扰骨结合。虽然即刻负荷的成功在文献中已经得到了证实（图13.3～图13.5），但它仍被认为是一个更复杂和更具技术性的过程，如果患者对咀嚼或副功能运动的依从性差，可能会使种植体骨结合受损甚至失败。

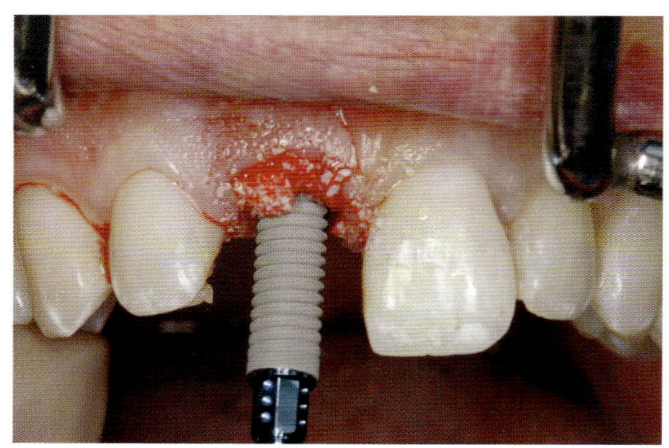

图13.3 牙拔除后种植体即刻植入拔牙窝。

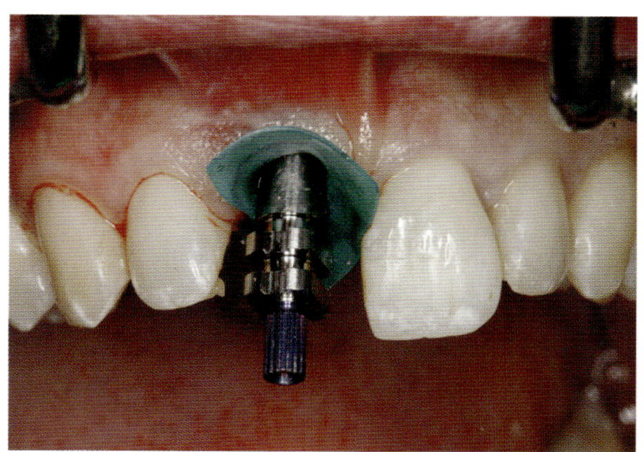

图13.4 种植体植入时取模，利用一小块橡皮障保护牙槽窝以防止异物进入手术部位，防止意外污染。

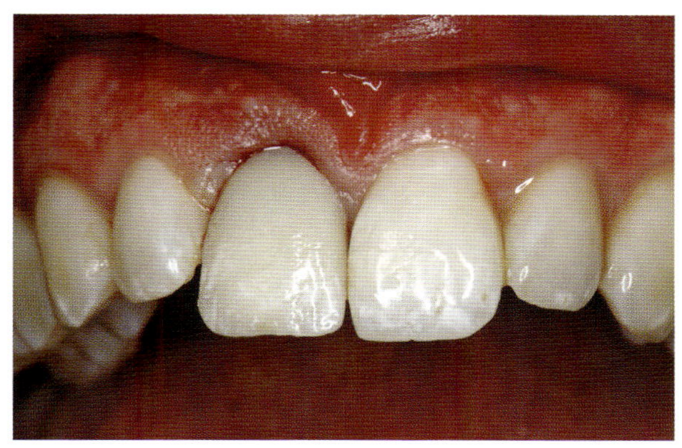

图13.5 植入时使用临时修复体［临时基台与聚甲基丙烯酸甲酯（PMMA）冠］即刻负荷。

表13.1 提高种植体初期稳定性的方法

逐级预备和骨挤压技术
带螺纹的锥形中等粗糙表面种植体
种植体的双皮质固定
夹板固定相邻种植体

即刻负荷可以减少整体治疗时间，减少术后活动义齿的不适。然而，需要严格筛选患者以及制订治疗计划。下面列出了一些标准：

- 充足的初期稳定性：在种植体愈合过程中，50～150μm的微动可能会通过在骨–种植体界面形成纤维组织导致骨吸收，从而对骨结合和骨重建产生负面影响[10]。使用锥形深螺纹的种植体可以提高稳定性（表13.1），重要的是使用长度和直径足够的种植体。长度正确是非常有必要的，因为冠与种植体的比例不当可能不利于即刻负荷。使用改进的手术方案，例如级差备洞技术、双皮质固定和骨挤压技术，可以实现更好的稳定性。骨质不良可能是即刻负荷的禁忌证。
- 种植体设计：螺丝式或螺纹式设计最大限度地减少了功能负荷时种植体的微动，从而保持了初期稳定性。此外，螺纹式设计增加了种植体的表面积，提高了骨与种植体接触比例。表面形态和粗糙度通过促进有利的细胞反应和细胞表面的相互作用来影响愈合过程，从而加快成骨速度。

- 病史和社会史：健康状况差或有吸烟/酗酒史的患者可能是早期或即刻负荷的禁忌证。
- 种植体数量：牙列缺损和牙列缺失的病例中，必须使用足够数量的种植体来支持修复体，并将其刚性连接（无牙颌跨牙弓夹板式连接或牙列缺损联冠、桥修复），以获得生物力学优势。
- 咬合力的控制：单颗种植体更适合使用“非咬合接触”的即刻负荷策略，即在静态和动态咬合情况下均无咬合接触。而对于建立咬合负荷的固定修复体而言，患者会被告知应该食用较软食物，并且在开始的6周内不要用修复体咀嚼硬质食物，以免影响骨结合。对于有副功能的患者，严禁使用即刻负荷。
- 临床医生专业知识：临床医生必须有足够的知识、经验和技术技能。
- 患者依从性：需要确保患者在骨结合的初始阶段不会咀嚼硬质食物。
- 需要增量：上颌窦提升或骨增量是禁忌证。

13.2.2 对于即刻负荷初期稳定性的评估方法

- 牙动度仪：该仪器由机头上的金属冲击杆组成，并由电磁驱动和电子控制。由冲击产生的信号被转换成特殊的“牙动度”值。
- 共振频率分析（RFA）：这可以用来监测种植体-组织界面强度和稳定性的变化，并区分出成功的与临床上失败的种植体。然而，目前还没有关于即刻负荷所需的最小RFA阈值的具体临床数据。
- 切割扭矩阻力分析：指在种植体植入手术过程中手机切削骨组织所需的能量，它已被证明与骨密度显著相关，而骨密度影响初期稳定性。
- 植入扭矩值：指将种植体植入到预备好的牙槽骨中所使用的扭矩，它通常表示为所需的旋转力的大小，用“Ncm”表示。大量文献表明，即刻负荷需要至少30Ncm的植入扭矩值。

13.3 建议

- 单颗种植体的即刻负荷可以通过修复体提供引导软组织愈合的可能，应有利于软组织轮廓。
- 在即刻负荷过程中，最好的做法是确保患者的软质饮食方案，以最大限度地减少微动及对骨结合可能的干扰。

- 单颗牙的种植治疗应确保将咬合力保持在最小限度。在即刻负荷时调整殆接触，使其在正中和侧方运动过程中不受影响。对于固定修复体，咬合控制会更加严格，需仔细调整侧方运动中的咬合使修复体不遭受破坏性侧向力。将多颗种植体的刚性连接（联冠或桥修复）用于固定修复体可提高即刻负荷下种植体的生物力学稳定性。
- 如果没有足够的初期稳定性，则应进行延期负荷，提供临时修复的备用方案。

第14章

外科器械
Surgical Instrumentation

Christopher C.K. Ho

14.1 原则

在种植操作过程中，掌握技能和知识对于确保手术的可预测性至关重要；此外，选择正确的器械是精准完成外科手术的重要辅助手段。所使用的器械应能符合种植操作中对改良人体工程学、安全性和效率的要求。口腔可能是一个不利环境，患者的口部肌肉、组织、唾液和出血都需要临床医生在手术进行时集中精力。高质量的不锈钢器械是值得投资的选择，因为如果保养得当，这些器械将能够被使用很多年。

有许多不同类型的器械被用于种植学（图14.1），本章将概述外科植入软、硬组织增量，以及暴露埋入式种植体所需的主要器械。

14.1.1 口镜、探针和镊子

每个包都应该有一个前表面口镜、牙周探针和镊子。前表面口镜一般是首选，因为它们提供了更好的视野；双面镜也非常有用，因为它反射的同时仍然照亮手术区域，提供进一步的间接视野。高品质镜子的表面通常涂有抗划痕的铑。

14.1.2 手术刀柄

虽然典型的手术刀手柄都是扁平的，但建议使用圆形刀柄进行精准手术，因为它可以改进触觉控制，使临床医生能够用手指握持手柄并小幅度转动，以增强在口内切割时对刀片的控制。

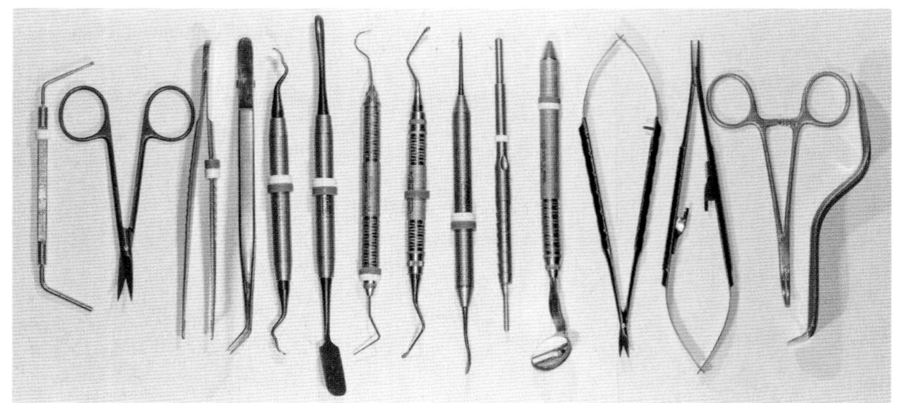

图14.1 外科器械。从左至右：深度探针、Lagrange精细剪刀、Debakey Permasharp组织镊、college镊子、Buser改良刮骨器、Pritchard骨膜剥离器、探针/牙周探针、手术刮匙、Buser骨膜剥离器、圆刀柄、双面口镜、Castroviejo显微手术剪刀、Castroviejo持针器、止血钳、Minnesota拉钩。

14.1.3 手术刀片

使用的典型刀片有15号刀片、15C号刀片和12号刀片，以及用于围术期的整形手术的微型刀片。切割刃较窄的15C号刀片通常用于前牙区域，而15号刀片可用于前牙区或后牙区。12号刀片可用于倾斜牙或患者张口困难的情况。牙周刀也可以在切开角度不方便的情况下提供帮助，允许在不同的区域完成操作。

14.1.4 刮匙

刮匙常用于确保牙槽嵴无任何来源于拔牙窝、牙槽嵴、牙槽骨缺损处的软组织、肉芽或感染组织；也可以使用牙周刮治器清除种植位点附近的牙根表面结石。

14.1.5 持针器

持针器的选择取决于外科医生的个人喜好，包括标准（传统）型持针器（例如Mayo Hegar和Matthieu），以及Castroviejo持针器。笔者建议使用Castroviejo持针器，因为在缝合组织时使用符合人体工程学的执笔式，不必像传统持针器那样移动整个手腕。这种堪比机械的控制，适合软组织的精细处理。

14.1.6　骨膜剥离器

骨膜剥离器是为翻开黏骨膜瓣而设计的。在牙龈组织全厚瓣切开后，骨膜剥离器可以帮助剥离、复位黏骨膜。利用锋利的边缘紧贴骨面，小心地从牙槽嵴上剥离黏骨膜。黏骨膜瓣被剥离后，骨膜剥离器常在骨切开术过程中被用于牵拉黏骨膜瓣以防止意外损伤。必须强调的是，全厚瓣剥离需要将剥离器牢固地抵住骨面以保持黏骨膜的完整，应注意确保剥离器不会滑动并损伤任何重要的解剖结构或软组织。口腔外科手术中最常见的骨膜剥离器有Pritchard剥离器、Buser骨膜剥离器、Molt剥离器和龈乳头剥离器。

14.1.7　拉钩

有多种不同的拉钩可供选择，可以将唇、脸颊、舌和黏膜瓣从手术部位安全地牵开。这能保护组织以避免受损，并且可以直视手术部位，有更好的照明。常用的一种通用拉钩是Minnesota拉钩，可用于牵拉周围组织和舌体，同时它也足够小，能帮助牵拉手术中黏膜瓣。另一种拉钩是Brånemark拉钩（图14.2）。这是一种较宽的唇拉钩，可以提供大范围区域的牵拉，可以为上、下颌前牙区提供良好的视野。Weider拉钩既可以用作面颊部拉钩，也可以用作舌体拉钩，尤其适用于舌头极其不配合的情况。

14.1.8　深度探针

深度探针可以有效评估骨切开术。它包括一个圆形的末端探头用来检查深度，以确保截骨完全包含在牙槽骨内，没有开裂或穿出牙槽骨。它还可以用于上颌窦提升术中检查是否突入上颌窦和上颌窦黏膜是否完整。

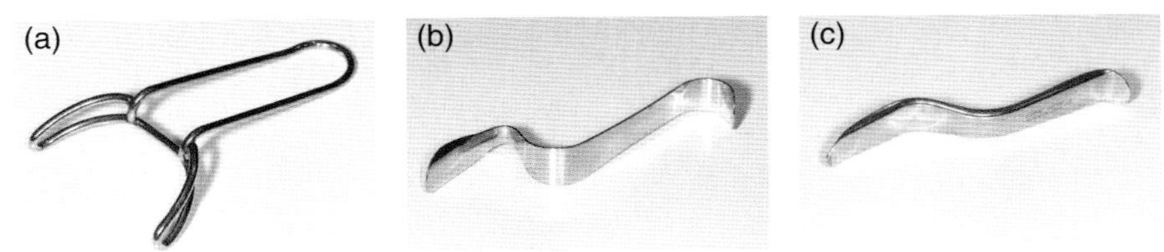

图14.2　（a）前牙区（Brånemark）拉钩。（b）Bishop拉钩。（c）Minnesota拉钩。

14.1.9 组织镊/钳

组织钳用于在软组织剥离和缝合时抓住与稳定软组织，有标准尺寸，也有显微外科用的尺寸，可用于不同大小的龈瓣。由于显微外科手术的组织钳体积较小，因此其对软组织的影响较柔和，可以使创伤最小化。组织钳常以执笔式通过非优势手握持，施加最小的压力，以保持软组织的完整性，达到最佳的伤口愈合。组织钳既可以是有齿的，也可以是无齿的。大多数外科医生更喜欢使用有齿的钳子，因为有齿钳以穿透而不是挤压组织来固定。此外，无齿钳可能需要施加更大的压力才能安全地固定住组织。组织钳的常见种类包括Adson、DeBakey、Semkin-Taylor以及显微外科组织钳。

14.1.10 开口器/咬合垫

开口器是用于口腔治疗过程中保持患者张口状态的。由于种植治疗过程较长，开口器在其中能发挥巨大作用。此外，它们对患有颞下颌关节紊乱病的患者，或颌骨处于放松状态下清醒的患者，或静脉注射镇静的患者也极为有用。主要是指咬合垫和Molt开口器。

14.1.11 剪刀

剪刀用于剪切缝线和再生膜，有不同的设计可供选择，例如带有弧形或直形刀片，以及常规设计或更符合人体工程学的执笔式握法的Castroviejo设计。

14.1.12 拔牙钳、牙周膜刀和骨膜剥离器

临床医生应该掌握拔牙钳、牙周膜刀和骨膜剥离器的选择以微创方式拔除患牙并尽可能保持牙槽骨的完整。其中可能需要对患牙分根才能进行无创拔牙。外科医生在拔除多根牙、残根余留于牙槽骨内时应准备好分根，通常轻柔分割牙根的阻力部分并移除。

14.1.13 弯盘

一个大的弯盘是非常必要的，可以在其中放置手术刀、缝线或其他锐

器，以最大限度地减少被锐器划伤的可能性。将锐器安全地放置于弯盘中，与其他器械分开，防止对外科医生或工作人员造成伤害。

14.1.14 外科工具盒、电动马达、20：1机头和耗材

种植体制造商都会设计一种特定的外科工具盒，有效地储存其特定的钻头、螺纹丝锥、方向指示杆、种植体扭矩扳手等。电动马达和减速20：1机头需要根据不同制造商的特殊要求完成备洞程序。其他耗材包括缝线、无菌铺巾、钻套、抽吸装置和灯罩。

14.1.15 移植物容器

主要用于存储生物材料，材料在使用之前被放置其中并进行润湿。它们通常由玻璃或陶瓷制成，因此可以进行高压灭菌。

14.2 选用器械

14.2.1 咬骨钳

咬骨钳被用于修整和塑形，以及切除大体积牙槽骨。这对于拔牙后消除尖锐的骨尖尤其有用，同时也适用于需要牙槽骨成形术与切除术的情况。这类器械也可以用来收集骨组织，例如Beyer和Friedman咬骨钳。

14.2.2 Benex拔牙系统

Benex拔牙系统是一种专门用于微创拔除牙根的装置（图14.3）。将拔

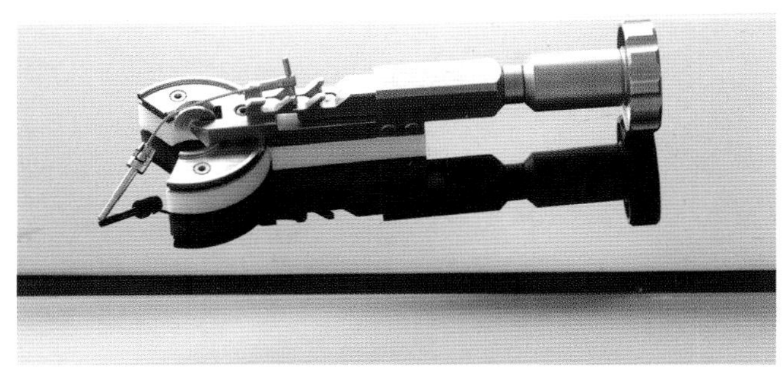

图14.3 Benex拔牙系统是一种专门用于微创拔除牙根的装置。

牙螺纹钉像柱子一样插入至牙根，利用其他牙齿作为支抗，沿牙根的长轴像滑轮工作一样施加外力，以微创方式拔除牙根，而不会对牙根周围的软或硬组织造成任何压迫或损伤。由于拔牙系统的创新性结构，可以非常容易地以极其可控的方式取出牙根。但在某些情况下，如果根部折断没有可以锚定的位置，这可能不会成功，可能需要传统的翻瓣或分根技术来完成拔除。

14.2.3 骨收集器

可以使用刮骨器微创获取自体骨（图14.4）。手动收集骨组织的方法是用刃部抵住牙槽骨刮取，保留皮质骨组织的细胞活力，从而最大限度地发挥移植材料的成骨潜力。骨收集器通常带有半圆形刃部和弯曲尖端，可以让临床医生从口内任何部位获取自体骨，包括骨缺损附近的颗粒状组织。

14.2.4 Anthogyr通用扭矩

Anthogyr通用扭矩是一款手动加力扭矩扳手，配有调节旋钮，可控制加力扭矩（图14.5）。它有一个角度为100° 的微型头部，可以更容易接触修复体螺丝以旋紧和旋松。这尤其适用于后牙区操作受限的情况；并且相较小螺丝刀而言更为安全，因为小螺丝刀可能会被误吞或吸入。

14.2.5 超声骨刀

超声骨刀是一种用于截骨和成骨的仪器，它使用超声波振动，其频

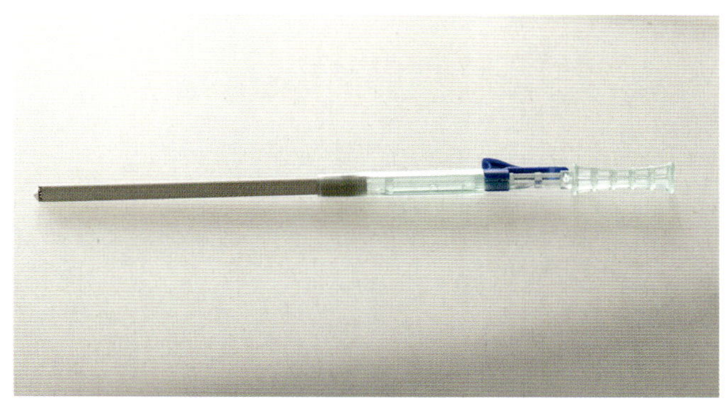

图14.4 Micross（Meta）刮骨器。［来源：Micross（Meta）］

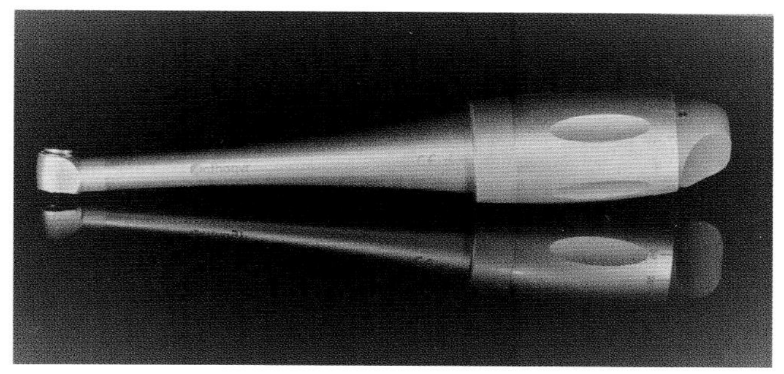

图14.5 Anthogyr通用扭矩。

率可调、尖端振动范围可控。超声波频率从10Hz、30Hz和60Hz可调制到29kHz。可以使用传统的钻头和骨锯来截骨，但这类器械间会差别破坏阻挡的软组织。在超声骨刀手术中，切割是安全的，因为使用的超声波频率不会切割软组织。切割的创伤也更小，从而导致附带的组织损伤更少，因此最终愈合得更好。由于其对生理溶液（例如血液）的空化效应，超声骨刀创建了一个几乎不出血的手术部位，使工作区域的可见性比传统的骨切割器械更为清晰。与传统的钻头和骨锯不同，超声骨刀的手术位点不会过热，这也降低了术后坏死的风险。

工具盒有不同的工作尖端，常见的工作尖端包括：

- 牙周膜型拔牙尖可以用于从骨中分离牙根，但要小心防止损伤菲薄的固有牙槽骨。然后，可以用牙钳夹起牙根将其拔除。
- 上颌窦工作尖可以安全地打开上颌窦侧壁，安全地进行上颌窦黏膜提升，将对上颌窦腔的损害风险降至最低。
- 骨锯和骨收集尖。在可能需要骨块移植进行骨增量时，超声骨刀的优势在于可以对骨组织进行非常精细的切割并取出骨块；也可以使用其他工作尖来获得骨块以用于骨增量手术。

14.3 建议

- 高品质的手术盒能够安全地放置器械，保护它们不被损坏，并降低牙科团队受到锐器伤害的风险（图14.6）。它有助于归置器械，使器械始终位于相同位置以便于高效使用。
- 最好在使用后尽快清洁器械，以最大限度地减少血凝块和其他碎片干燥

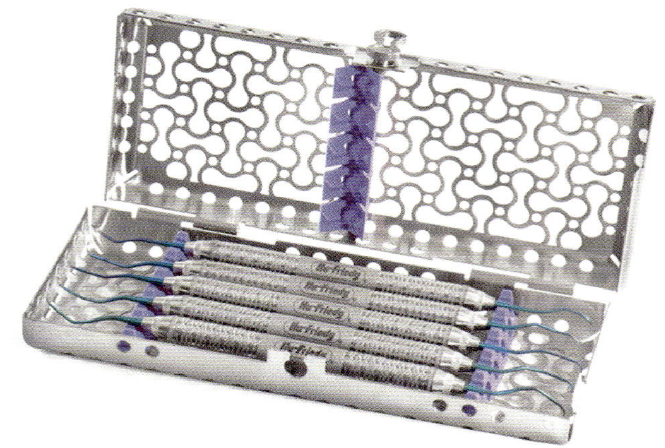

图14.6 外科器械盒防止损坏并提升安全性。（来源：Hu Friedy）

并黏附于器械上。

- 建议定期磨利器械，以最大限度地提高其效率；应该由专业技术人员来打磨。

第15章

龈瓣设计和植入位点把控

Flap Design and Management for Implant Placement

Christopher C.K. Ho, David Attia, Jess Liu

15.1 原则

15.1.1 植入位点的神经支配和血供

对于种植外科医生来说，全面认识并理解头颈部解剖学是非常重要的，这将避免植入种植体时有所疏忽，或在可能危及神经血管束的区域切开。这可能会导致手术并发症，包括但不限于感觉异常或感觉障碍，血管损伤可能导致的血肿，或在严重情况下危及呼吸道，导致严重的创伤或死亡。此外，对血供的不了解也可能导致黏膜瓣坏死进而影响愈合，以及手术部位暴露和一些潜在并发症。临床医生也应该意识到可能存在解剖变异，尤其常见于拔牙后伴随的牙槽骨改建之后。

牙种植学的关键解剖结构如下：

- 眶下孔和神经。
- 上颌窦。
- 鼻底。
- 前鼻棘。
- 切牙管和神经。
- 腭大孔和动脉。
- 翼上颌裂。
- 外斜嵴。
- 下牙槽管、神经和动脉。
- 颏孔和颏神经。

- 舌神经和动脉。
- 颏结节。
- 舌下腺窝。
- 舌骨肌。

在进行切开手术时应格外小心。例如，在颏孔周围或在该区域进行松弛骨膜时，可能会损伤感觉神经。在下颌后牙区植入种植体时，需要横断面影像来确定下颌的解剖结构，因为二维成像可能无法显示舌下腺窝或下颌下腺窝的凹陷，侵及这一区域可能会导致舌动脉受损，一旦不能及时处理，可能会导致呼吸道阻塞。种植体的钻孔方案应预留2mm的安全区。这些钻头通常比标签上的长度长1mm，能提供额外1mm的安全容差。因此，如果测量骨的垂直高度为10mm，则选择的种植体长度应仅为8mm。

15.1.2 龈瓣设计和植入位点把控

在进行种植手术时，有多种龈瓣设计可供选择。关键是要进行全面的临床情况评估，以确定理想的龈瓣设计，从而实现每个病例的目标。在设计龈瓣时要考虑的一些因素包括：解剖结构的识别，植入位点（例如美学/非美学区域），种植体植入的数量，是否需要软、硬组织移植以及器械的使用。在有足够的角化龈和牙槽骨量的情况下，可以采用不翻瓣技术或更保守的翻瓣设计。而那些存在大面积水平和/或垂直牙槽骨缺损的病例可能需要更大范围的翻瓣，以关闭硬组织和/或实施软组织增量。在这些情况下，为了增大视野并提供无张力关闭，通常采用垂直松弛切口。

15.1.3 不同的翻瓣类型

当规划种植手术时，重要的是要清楚地了解将进行的手术流程，以便决定所需的翻瓣类型。在种植外科手术中，通常有两种常见的翻瓣：全厚黏骨膜瓣翻瓣和半厚黏膜瓣翻瓣（图15.1a）。

临床上有充足的软、硬组织量时，常采用全厚黏骨膜瓣翻瓣，暴露下方的骨面，以获得下方牙槽骨的操作通路和视野（图15.1b）。另一种情况是临床上需要同时进行硬组织和/或软组织增量时，通常结合使用全厚瓣翻瓣和半厚瓣翻瓣（图15.1c）。

在全厚黏骨膜瓣翻瓣中，切口直达下方骨面，黏膜上皮、结缔组织和骨膜一同被翻开，暴露出下方的骨组织。全厚黏骨膜瓣翻瓣尽管可以扩大手术视野，但也减少了下方骨结构的血供。在半厚黏膜瓣翻瓣中，切口位于上皮和结缔组织层，两者在黏膜瓣内被翻开，而骨膜仍附着于骨面（图15.1c）。这种类型的翻瓣保留了对下方骨组织的血供，同时使黏膜具有可动性，常被用于同时进行硬组织和/或软组织增量手术的种植体植入手术中。

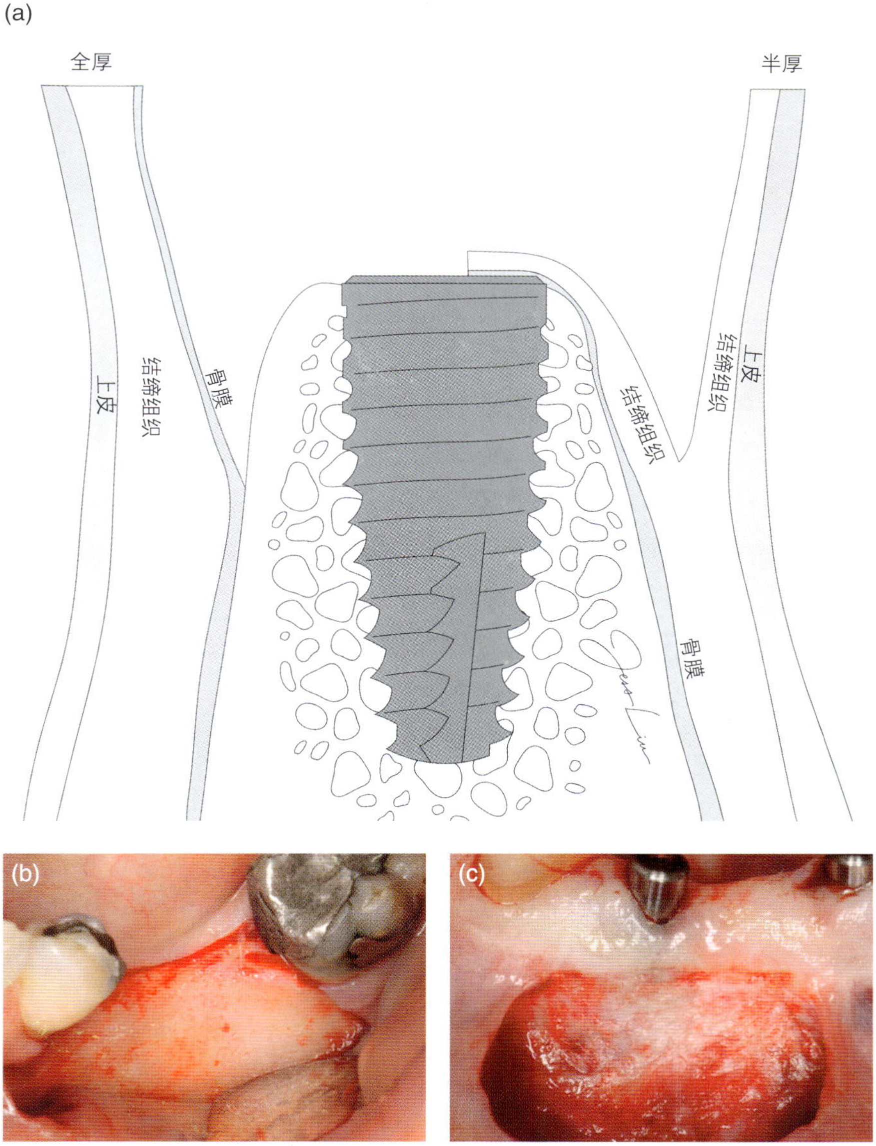

图15.1　（a）全厚瓣和半厚瓣的比较。（b）全厚瓣翻瓣。（c）半厚瓣翻瓣。［（b，c）病例来源：Jess Liu医生］

拟行全厚或半厚黏膜瓣翻瓣时，要考虑的一个因素是患者的牙龈表型。厚龈型患者适合使用全厚黏骨膜瓣翻瓣和半厚黏膜瓣翻瓣，可预见其分离过程中不会有瓣穿孔或坏死的风险。相反，薄龈型患者通常只适合全厚黏骨膜瓣翻瓣，因为较薄的软组织对技术的敏感性更高，黏膜瓣穿孔的风险更高；薄的半厚黏膜瓣血供也受到影响，这会增加黏膜瓣坏死的风险。

正如De Rouck等所阐释的，临床医生可以使用标准牙周探针进行简单测试，轻松且可预测性地区分薄龈型和厚龈型[1]。

15.2 步骤

15.2.1 软组织环切

软组织环切技术为临床医生提供了一种不翻瓣种植的治疗方法，通常与引导性种植手术结合使用（图15.2），具有包括减少手术创伤、提高伤口稳定性在内的许多优点，从而最大限度地减少骨吸收。然而，手术部位的可见性有限，种植体植入和骨增量手术的通路也有限。当考虑软组织环切技术时，评估角化组织的是否充足是至关重要的。在取下软组织环切钻后，其周围还应有至少2mm的角化龈，所提供的充足角化龈利于种植体周围健康。如果角化龈不足以满足最低要求，则应考虑其他技术。

15.2.2 信封瓣（图15.3）

信封瓣是种植外科手术中最常用的黏膜瓣设计。一个信封瓣由嵴顶切口和周围邻近牙齿的龈沟内切口组成（图15.3a）。当需要增加黏膜瓣的

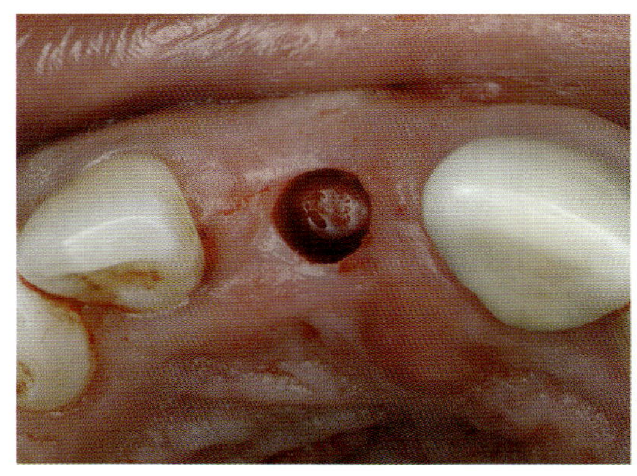

图15.2 软组织环切。（病例来源：Jess Liu医生）

移动性时，沟内切口范围可以进一步远离缺牙区。可以通过改变嵴顶切口的位置改良信封瓣。在具备足够角化龈的情况下，通常使用嵴顶正中切口（图15.3b）。另外，在口腔角化龈不足的情况下，在嵴顶正中偏腭侧1～2mm切开使得临床医生可以通过调整嵴顶角化组织，将其向颊侧推进，以改善先前存在的缺损。

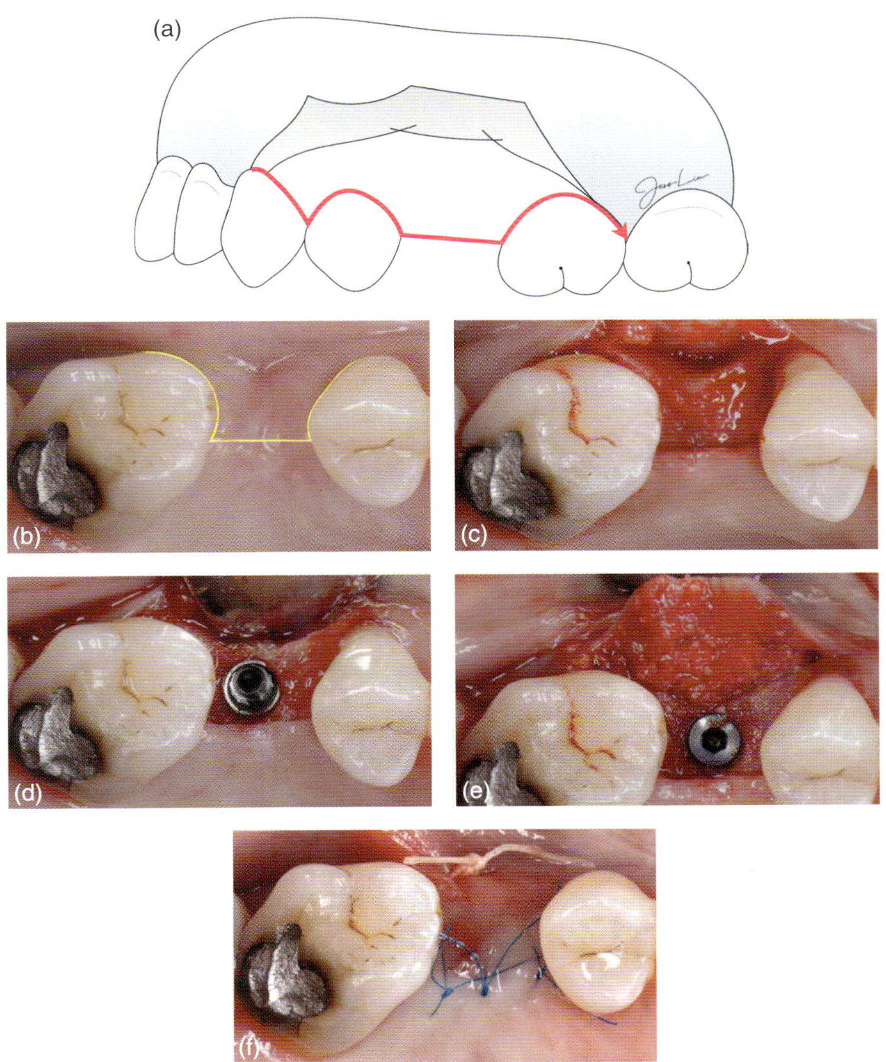

图15.3　（a）颊侧信封瓣。（b）信封瓣及嵴顶切口。（c）全厚信封瓣翻开。（d）种植体植入。（e）植入生物材料以用于颊侧轮廓恢复。（f）水平褥式缝合与单个间断缝合共同完成双层关闭。（病例来源：David Attia医生）

15.2.3 三角形（双边）和梯形（三边）瓣（图15.4）

三角形和梯形瓣常用于牙槽骨三维体积不足需要在种植手术前或种植手术同期进行增量的病例。这两类翻瓣设计类似于信封瓣，增加了1个或2个延至根方的垂直松弛切口。垂直松弛切口的数量取决于下方骨组织或缺损处的通路和视野，以及无张力一期闭合所需的黏膜减张量。在完成信封瓣切口后，将垂直松弛切口置于缺牙区邻牙的近中或远中线角（图15.4a）。松弛切口应与龈缘成90° 角，以便准确地复位黏膜瓣。当做垂直松弛切口时，重要的是避免将垂直松弛切口置于：

- 任何骨突或突出的牙根处（例如上颌尖牙）（图15.4c）。
- 在邻牙的牙面中央（图15.4c）。
- 防止牙间龈乳头被一分为二。

这两种瓣的设计范围更大，能给手术部位提供更好的通路和视野。由于底部更宽，改善了该黏膜瓣的血供。当需要进行大范围的骨增量手术，或手术部位在美学区时，需要考虑一些因素。大范围骨增量手术需要增加瓣的可动性，以实现无张力的一期闭合。临床医生可以选择将黏膜瓣内侧组织面分离延伸至骨缺损远端，或者选择梯形黏膜瓣即将信封瓣和2个垂直松弛切口相结合（图15.4b）。可能需要额外松弛骨膜，以帮助黏膜瓣推

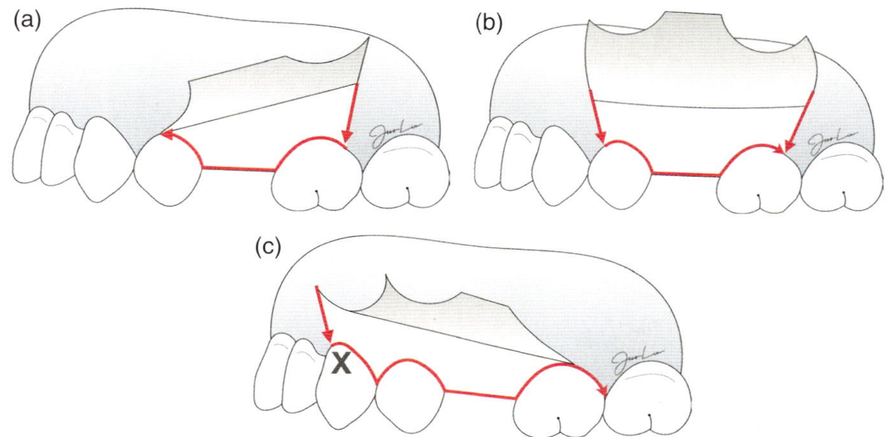

图15.4 （a）带第一磨牙远中垂直松解切口的双边黏膜瓣。（b）带近中、远中垂直松解切口的梯形黏膜瓣。（c）垂直松解切口错误地放置在美学区，位于上颌尖牙突出的牙根的正中面。

进。在美学区应避免做垂直松弛切口，因为这可能会导致瘢痕的残留，影响最终的美学效果（图15.4c）。在这类病例中，可以将1个（或2个）垂直松弛切口放置在美学区的远中，或将垂直松弛切口置于颊系带内以隐藏可能产生的瘢痕。

15.2.4 保留龈乳头瓣（图15.5）

保留龈乳头瓣技术常用于需要保留和避免牙间龈乳头退缩的美学病例中。保留龈乳头瓣包括了1个距邻牙龈沟1～2mm的嵴顶切口（图15.5a）。在嵴顶切口的两端各做1个垂直松弛切口，保留了整个龈乳头复合体，减少了牙槽嵴顶的骨改建（图15.5a）。该瓣常用于邻近存在冠桥或种植体支持的修复体情况，以阻止医源性术后牙龈退缩，暴露原有的修复体边缘。对

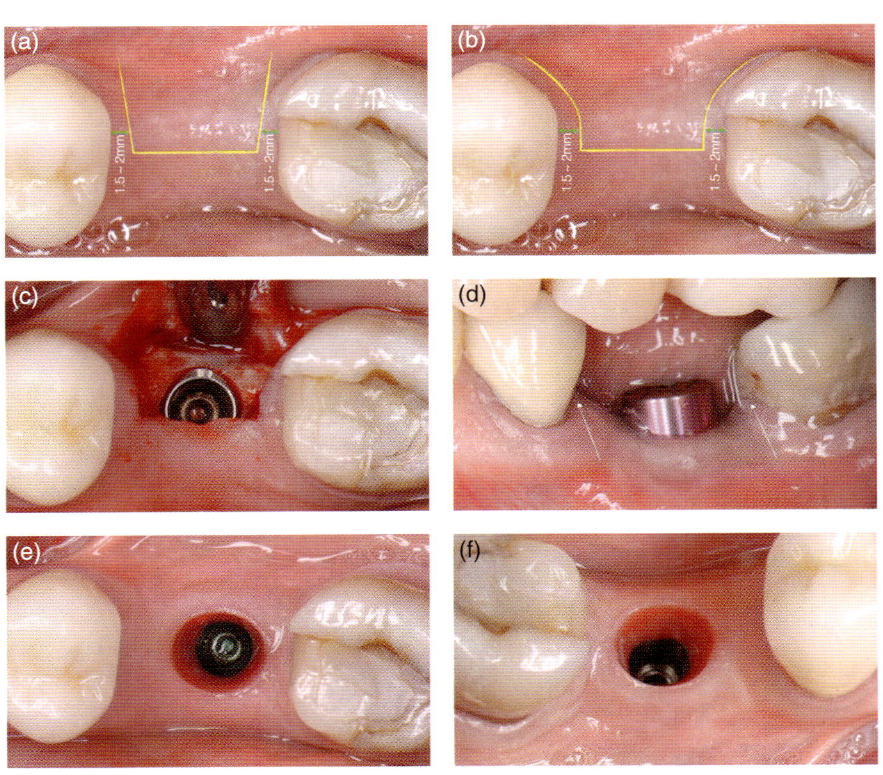

图15.5 （a）保留龈乳头的切口。（b）改良龈乳头保留切口联合半月形垂直松弛切口。（c）种植体植入。（d）种植体骨结合后龈乳头高度保持。（e）愈合的种植体周围穿龈轮廓（殆面）。（f）愈合的种植体周围穿龈轮廓（颊面）。（病例来源：David Attia医生）

于牙龈表型较薄、牙齿呈三角形的患者，也可以采用这种方法，以尽量减少牙间龈乳头的丧失。但由于该翻瓣范围较小，可能会限制手术部位的通路和视野，并且血供有限。这种瓣的设计可以通过用2个半月形的切口来代替2个垂直松弛切口来进行改良（图15.5b），如此瓣会有更宽的基底，增加了血供，也增加了黏膜瓣的可动性。

15.2.5 颊侧卷瓣术

当缺牙区有充足骨量来容纳种植体时，颊侧卷瓣术常被用于修复形态欠佳的软组织缺损。该技术包括1个带偏腭侧/舌侧嵴顶切口的信封瓣设计。在用15号刀片勾勒嵴顶切口后，使用高速金刚砂车针或15号刀片去除顶部表面上皮。然后翻开全厚带蒂黏骨膜瓣，暴露底层骨，为种植体植入做好准备。种植体植入后，完成颊侧瓣片切分离，便得到一个可以将去上皮的软组织卷入的空间，并修复颊侧形态缺陷。这项技术的优点之一是可以增加牙槽骨软组织的量，而不需要第二个供区，因此减少了患者的并发症。相关案例示例参见第19章。

15.2.6 Palacci瓣

Palacci瓣适用于需要龈乳头再生的病例[2]。该黏膜瓣包括一个带偏腭侧/舌侧嵴顶切口的信封瓣设计（图15.6a，c）。翻开全层黏骨膜瓣，暴露下方的骨面。种植体植入后，愈合基台被安装到种植体上（如果达到了所需初期稳定性）。然后在翻开的颊侧瓣内做1个半月形的切口，形成一个带蒂瓣（图15.6b，d）。然后，将这个带蒂瓣旋转90°以覆盖种植体与邻近牙齿或邻近种植体之间的近中间隙（图15.6e，f）。

15.3 建议

- 切口处应使用锋利的刀片。当刀片接触过骨组织后就会变钝，在手术过程中应经常更换钝刀片，以减少创伤。
- 切口应垂直于组织表面，以最大限度地增加黏膜瓣边缘的厚度和血供，降低坏死和伤口裂开的风险。
- 采用何种技术视情况而定。应该选择大小合适的瓣，便于创造通路和视野以及黏膜瓣减张。

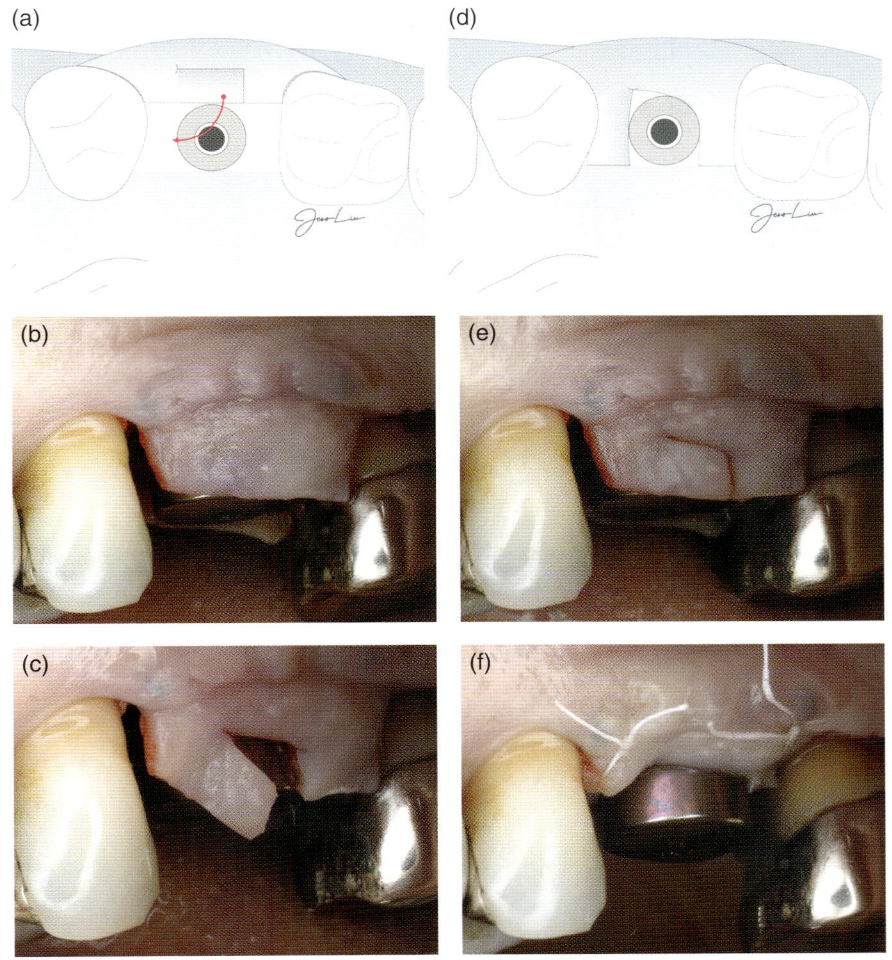

图15.6 （a）带偏腭侧/舌侧嵴顶切口设计的信封瓣。（b）在颊侧瓣内做半月形切开，形成1个带蒂瓣。（c）愈合基台安装后的全厚颊侧瓣。（d）在颊侧瓣内做半月形切开，形成1个带蒂瓣。（e）带蒂瓣向缺损的近中牙龈处旋转。（f）在愈合基台周围使用缝线整塑黏膜瓣。（病例来源：Jess Liu医生）

- 选择恰当的手术器械是将对组织损伤降至最低的关键。在处理黏膜瓣时，应使用显微外科组织钳，以避免黏膜瓣穿孔。
- 当翻开全厚黏骨膜瓣时，骨膜剥离器应保持与下方骨面的接触，以确保整个组织——上皮、结缔组织和骨膜被完整翻起。
- 在整个手术过程中，手术部位必须保持充分的湿润。这将防止组织收缩并保持黏膜瓣的弹性，同时在任何时候都要无损伤地夹持组织。

- 2边或3边黏膜瓣应该有1个更宽的基底，以确保手术部位有足够的血供。
- 垂直松弛切口应与游离龈边缘成90° 角，不应放置在突出的牙根处或牙龈顶点，也不应将牙间龈乳头一分为二。
- 垂直松弛切口必须延伸到膜龈联合线之外，到达牙槽黏膜，以便充分减张。
- 在需要骨增量的病例中，应将骨膜松解切口纳入黏膜瓣设计中，黏膜瓣获得可动性，便于无张力的一期闭合。

第16章

缝合技术
Suturing Techniques

Christopher C.K. Ho, David Attia, Jess Liu

16.1 原则

缝合的主要目的是通过重新对位伤口边缘来固定外科翻瓣后的牙龈组织，并通过止血促进理想的愈合，提高患者的舒适度。全厚黏骨膜瓣翻开后，需要达到一期愈合。然而，一方面由于伤口关闭不全使牙槽骨长时间暴露，可能会造成疼痛、骨丧失和二期延迟愈合；另一方面，在半厚黏膜瓣翻瓣过程中，骨膜和上面的结缔组织仍然附着在牙槽骨上，它们作为一种保护性屏障，在伤口未完全闭合的情况下最大限度地减少疼痛、骨丧失和延迟愈合。

正确的缝合技术确保了手术部位的准确和有效的关闭，允许组织的直接对接，为良好的愈合提供了环境。临床医生了解各种缝合技术和相关材料，就可以认识到每种技术应该在何时何地使用，以达到理想的愈合和预期的结果。

缝合技术和材料的应用不当，特别是在牙槽骨增量的情况下，可能会导致愈合受阻或早期伤口裂开。这通常伴随着手术部位，软、硬组织移植物，以及种植体的暴露，可能导致术后感染和手术失败。

16.1.1 缝线类型

外科缝线可以根据材料（可吸收或不可吸收）、结构（单丝或复丝）、涂层（涂层或非涂层）和来源（天然或合成）进行分类。在口腔种植中，缝合材料的选择通常取决于所进行的手术的性质，包括可吸收和不可吸收缝线。在需要更长愈合期的情况下，使用不可吸收缝线或吸收时间较慢的缝线。而在不需要延长愈合期的情况下，首选可吸收缝线。因此，本章中的缝线将根据吸收时间进行分类。

16.1.1.1 可吸收缝线

天然可吸收缝线

- 复丝缝线是由牛或羊肠中提取的纯化胶原蛋白组成，能被体内的酶分解。因为它们可以被吸收，所以术后可能不需要预约拆线，这就减少了椅旁操作时间。
- 这些缝线的吸收速率受人体pH的影响。这类缝线用于口干症、干燥综合征、胃反流或进食障碍的患者吸收时间可能会更短。
- 类型：
  - 普通肠线：在1天内失去约50%的抗拉强度，并在术后5天内吸收。
  - 铬制肠线：是在铬盐溶液中处理过的羊肠线，可延长吸收时间。铬盐起交联剂的作用，增加抗拉强度并将吸收时间延长到10～15天。

合成可吸收缝线

- 合成可吸收缝线：编织多丝缝线或非编织单丝缝线。
  - 编织多丝缝线由聚羟基乙酸（PGA），即乙交酯和丙交酯的聚合物制成，线条极其光滑、柔软且打结安全（例如Vicryl，Ethicon Inc）。这种缝合材料的吸收时间约为3周。
  - 非编织单丝缝线包括Resorba® Glycolon™和单乔（Ethicon Inc）。Glycolon由聚羟基乙酸和聚己内酯组成。这些缝线的吸收时间为11～13天。单乔由聚卡普隆组成，吸收时间为7天。
  - 合成的可吸收缝线主要通过水解过程进行吸收。

16.1.1.2 不可吸收缝线

- 蚕丝缝线是由蚕丝长丝编织而成的复丝缝线，具有良好的手感和可见性。这种缝线有一种“灯芯效应”，会导致细菌聚集。
- 尼龙缝线是由合成的不可吸收材料（例如Prolene）制成的，有复丝和单丝两种形式。其无活性，组织反应最小。这种缝线的优点是它们可以拉伸，能适应术后发生的肿胀。

- 聚丙烯（Ethicon Inc）是一种合成的、不可吸收的单丝缝线，具有良好的抗张强度和最小的组织反应。聚丙烯的一个缺点是形状记忆效应，这导致对其处理更具技术敏感性。
- 聚四氟乙烯（PTFE）缝线是柔软的单丝缝线，在手术部位无抗菌性。这种缝线无活性，但具有生物相容性，可提供出色的软组织反应，同时保持与常规编织缝线同样的灵活性和患者舒适性。此外，它们保持了很高的抗张强度，常用于口腔治疗（例如Cytoplast™）。

16.1.2 辅助缝合

组织粘接剂（例如GluStich Periacryl®）是一种氰基丙烯酸酯组织粘接剂，可以在湿润的组织上粘接而不会发生毒性或排异反应。该粘接剂具有可见的紫罗兰色并能快速固化，可作为游离龈移植物的稳定媒介，也可作为供区和活检的液体敷料，以及其他类型用于固定口腔敷料。它具有止血和抑菌作用，在术后随访中不需要取出。

16.1.3 缝线规格

缝线的大小取决于缝线材料的直径（图16.1），大小从1-0（最大）到10-0（最小）。在口腔种植中，缝线的大小从3-0到7-0不等，其中4-0/5-0通常用于大手术，而6-0/7-0通常用于显微外科手术。

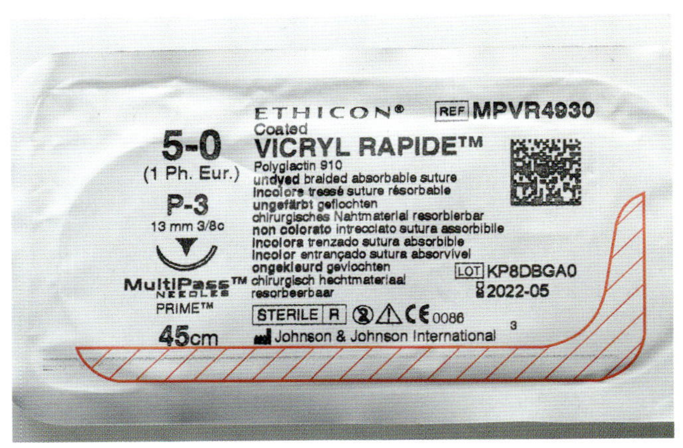

图16.1 缝线包装及描述。

16.1.4 缝针

外科缝针有3个部分（图16.2）：

（1）尖端。

（2）针体。

（3）带线端（按压端）。

牙科中最常用的针是3/8和1/2弧形，带有切割刃或圆形反向切割刃的针。圆针创伤较小，需要更多的力量才能进入组织，而反向切割向下的锋利尖端，在脆弱的组织中更安全。

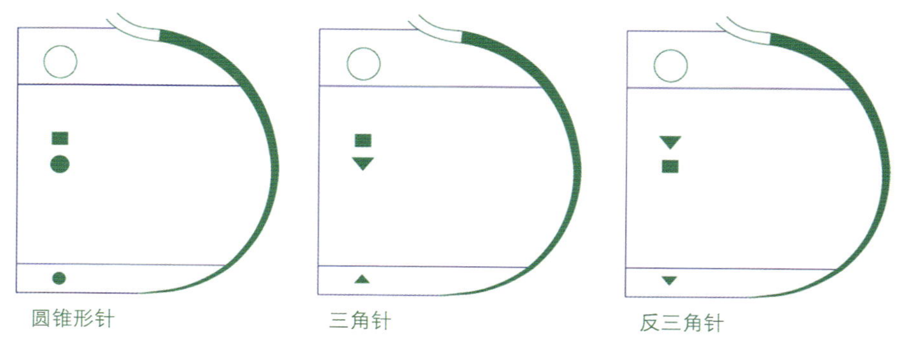

图16.2 缝针。

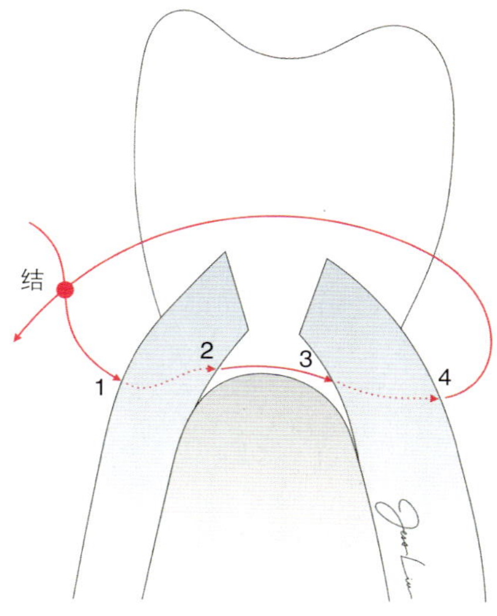

图16.3 单纯间断缝合。

16.2　步骤

16.2.1　单纯间断缝合

单纯间断缝合是最常用的技术（图16.3）。各自缝线之间没有连接。该方法操作简单，并且各缝线的缝合效果是独立的。它适用于在特定位点重新连接组织瓣边缘，常见于邻间组织之间或垂直和沟内切口的连接，称为“关键缝合”。

16.2.2　连续/不间断缝合

连续/不间断缝合常使用单股缝合材料来关闭较长跨度缺牙区的牙槽嵴顶切口（图16.4）。不同于单个间断缝合之间彼此独立，每个缝合都有自己的结，连续或不间断缝合只使用一个结。这项技术始于一个简单的间断缝合，缝线的末端被剪断，留下缝线的针端来完成剩余部分的缝合。缝线的针端开始沿颊舌侧/腭侧穿过组织瓣，直到整个组织瓣边缘接近为止。在缝针的最后一次穿出时，缝线没有完全穿过组织，留下一个小环，用作缝合材料的“尾端”，然后进行打结。这种缝合技术的优点一方面是它节省了时间，只需要打2个结就可以完成缝合；另一方面，如果颊部和腭部的进针点不是沿着组织瓣跨度均匀分布的，可能会在切口的末端积聚过多组织，导致组织瓣边缘累积，称为“狗耳”。这会导致缝线内的张力不均匀。此外，如果2个结中的1个松动，整个缝合都可能会受损，甚至可能完全松开。

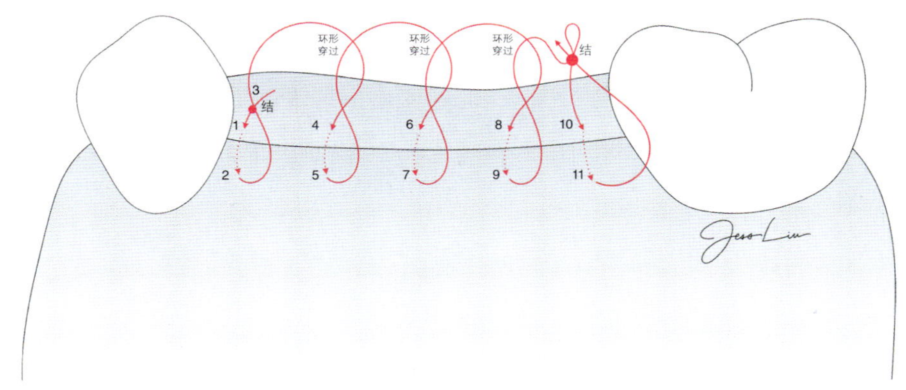

图16.4　连续/不间断缝合。

16.2.3 褥式缝合

褥式缝合可以是水平的，也可以是垂直的，它提供了一种拉拢瓣安全的手段，可分为褥式内缝合或褥式外缝合（图16.5）。水平褥式缝合技术通过解除组织瓣张力和对齐切口边缘提供对肌肉拉力的抵抗。水平褥式缝合通常与简单间断或连续缝合结合使用，特别是在需要无张力一期关闭引导骨再生手术中。

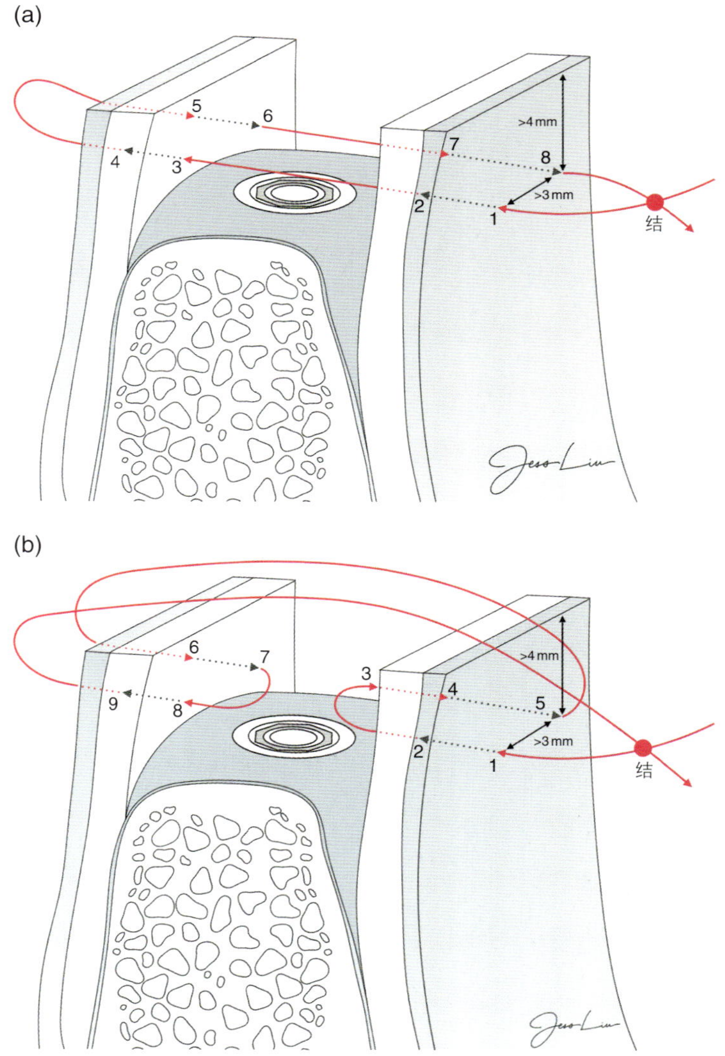

图16.5 （a）连续水平内褥式缝合。（b）连续水平外褥式缝合。

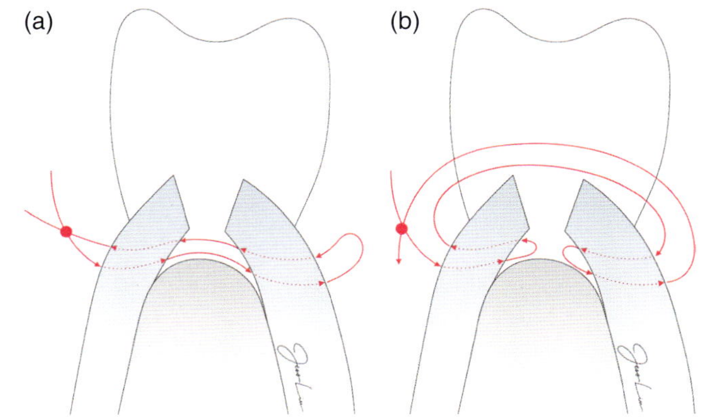

图16.6 （a）连续垂直内褥式缝合。（b）连续垂直外褥式缝合。

垂直褥式缝合通常用于连接邻间乳头，特别是在美学区（图16.6）。这种缝合技术可以防止对龈乳头尖端施加任何不必要的尖端压力，这可能会导致垂直向退缩，导致牙齿之间出现“黑三角”。

16.2.3.1 水平褥式缝合

（1）缝合自黏膜瓣颊侧前庭区开始，距黏膜瓣缘4～5mm。

（2）缝针在与颊侧瓣相同的位置垂直穿过腭舌侧瓣的内侧。

（3）缝针通过腭侧/舌侧黏膜瓣的外表面向后穿入，距离原有的腭侧/舌侧穿出点至少3mm。

（4）缝合完成时，缝针在与腭侧/舌侧相同的水平和垂直位置穿过颊侧黏膜瓣的内侧。

（5）打一个外科结来完成缝合。

16.2.3.2 垂直褥式缝合

（1）缝合自黏膜瓣颊侧前庭区开始，距黏膜瓣缘4～5mm。

（2）缝针在与颊侧瓣相同的位置垂直穿过腭舌侧瓣的内侧。

（3）缝针通过腭侧/舌侧黏膜瓣的外表面，在比原腭侧/舌侧穿出点更冠方的位置返回，保持与创口边缘/龈乳头尖端至少1mm的距离。

（4）缝合完成时，缝针在与腭部/舌部相同的垂直位置穿过龈乳头的颊侧黏膜瓣/龈乳头顶点的内侧。

（5）打一个外科结来完成缝合。

16.2.4 拆线

一旦伤口充分愈合，就应该拆除缝线，这通常在术后7～10天。在拆线之前，可以使用稀释的过氧化氢或氯己定来清洁伤口和缝线。使用金刚砂涂层的组织镊提起线结，从缝合环靠近组织表面处剪断，以最大限度地减少缝线（通常会积累牙菌斑）穿过组织。

16.3 建议

- 在受污染的伤口中应避免使用多丝缝线，因为细菌会积累，这可能会导致感染。
- 不要夹持缝针的尖端或针头。应该夹持在缝针距缝线端1/3～1/2距离处。
- 缝针应垂直于表面进入组织，结不应放置于切口线上。
- 不要过度拉紧缝线，因为这可能会导致边缘的黏膜瓣缺血和坏死。
- 为了达到术区瓣无张力的一期关闭，尤其是在引导骨再生手术中，通常需要充分的黏膜瓣减张，这将确保理想的愈合，使伤口不会早期裂开。
- 种植体治疗中常用的缝线材料包括聚四氟乙烯（PTFE）、尼龙和聚丙烯。这些单丝缝线材料通常会在愈合期间减少手术部位的牙菌斑堆积。

第17章

美学区种植手术前组织评估及考量

Pre-surgical Tissue Evaluation and Considerations in Aesthetic Implant Dentistry

Sherif Said

17.1 原则

当考虑美学区种植治疗时，重现自然的软组织轮廓对临床医生而言极具挑战性。和谐的牙龈形态和结构不仅是合格的种植体周围粉色美学的基础，也是后期修复体仿真自然萌出效果的基础。在对存在足够的组织结构和空间的临床病例的处理中，保留或进一步增量支持组织可能会提供更好的美学效果、更低的相关发病率以及更短的治疗周期。然而，由于软、硬组织三维空间的丧失，重建前牙区重度吸收部位往往是不可避免的，这可能需要更复杂的骨移植程序，对于获得理想的种植体周围软组织的预期效果也各不相同。本章将着重探讨由于软、硬组织缺失，导致难以实现最佳的种植体周围美学效果的临床病例情况，以及基于循证证据的治疗。还将讨论目前的临床策略和微创技术，以帮助临床医生在进行美学区种植治疗时更好地处理软、硬组织缺损。

17.2 组织量对种植体周围粉色美学的影响

美学效果和患者关心的结果已成为临床实践的核心组成部分，尤其是在美学区（图17.1）。临床医生必须考虑到美学是极具高度主观性的，应该针对每名患者的情况提供量身定制的治疗。

种植美学可以分为粉色美学和白色美学。粉色是指种植体周围软组织形态、轮廓、颜色和质地，而白色集中于种植体所支持的修复体。

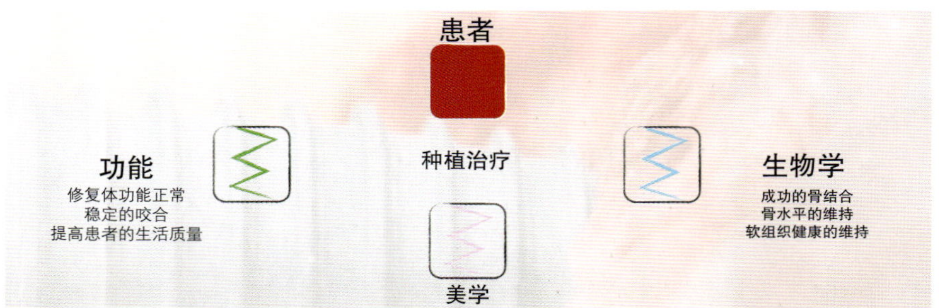

图17.1 现代口腔种植学的三大目标。［来源：Buser, D., Chappuis, V., Belser, U.C., and Chen, S. (2017). Implant placement post extraction in esthetic single tooth sites: when immediate, when early, when late? Periodontology 2000 73(1): 84–102; Linkevicius, T., Apse, P., Grybauskas, S., and Puisys, A. (2009). The influence of soft tissue thickness on crestal bone changes around implants: a 1-year prospective controlled clinical trial. Int. J. Oral Maxillofac. Implants 24(4): 11–17 (1–3)］

文献报道了美学的客观评价标准，例如粉色美学评分（PES）和白色美学评分（WES）[4]，以标准化临床医生和研究人员评价种植体支持的修复美学效果（图17.2）。对于前牙区种植治疗而言，必须对粉色美学和白色美学都进行评估。因此，外科治疗着眼于优化功能和生物学结果的同时，不应忽视美学部分。

17.3 可用组织量及要求

在拔牙前保存软组织的原有结构为临床医生提供了一种理想的方法，以获得更自然的最终种植修复外观。只有种植体支持的修复体周围软组织“覆盖物”充足，软、硬组织的三维空间才能达到长期稳定维持。然而，牙种植体所需的组织空间往往超过自然牙列所需的组织空间。因此，仅保存拔牙后的组织结构可能不足以维持未来种植体周围组织稳定性，因此通常需要额外的软、硬组织增量。

17.3.1 硬组织要求（图17.3和图17.4）

硬组织要求包括以下内容：

- 种植体颊侧骨壁：
  - 最小2mm[6]
  - 建议2～4mm[3]

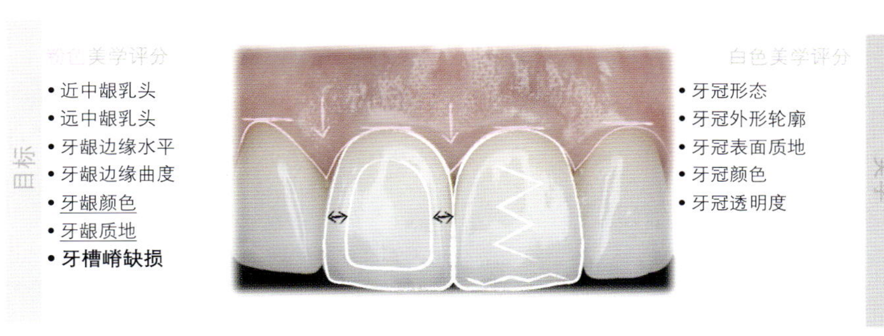

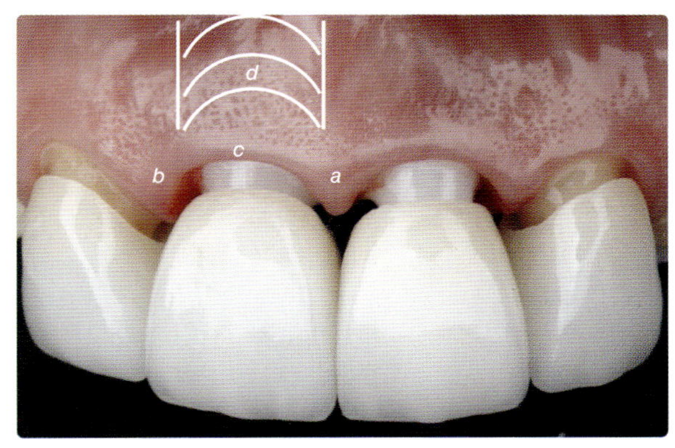

图17.2　粉色美学评分标准包括：点a：近中龈乳头；点b：远中龈乳头；点c：牙龈边缘水平；点d：牙龈颜色、牙龈质地和牙龈边缘曲度。白色美学评分标准包括：牙冠形态、牙冠外形轮廓、牙冠表面质地、牙冠颜色和牙冠透明度[5]。

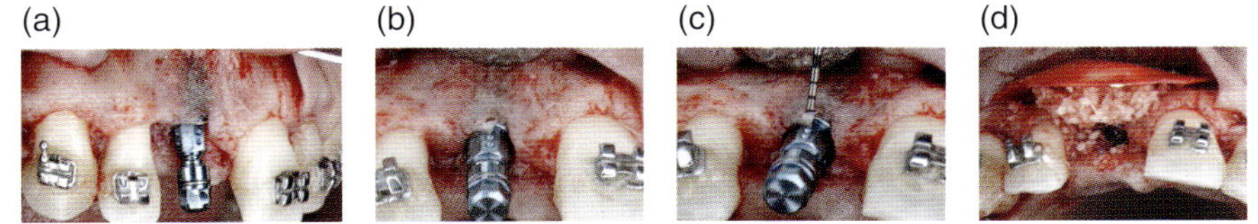

图17.3　（a）在上中切牙区植入种植体。（b）注意种植体透过薄的颊侧骨露出灰色阴影。（c）颊侧骨板厚度＜1mm则血管生成极少，在种植体植入或负重后极易被进一步吸收。（d）颊侧面进行骨移植，以补偿颊侧较薄骨板的改建。

重要意义：

- 需要足够的颊侧骨壁厚度来保持边缘骨的长期稳定。
- 降低边缘组织远期退缩的发生率。

17.3.2　软组织要求（图17.5）

软组织要求包括以下内容：

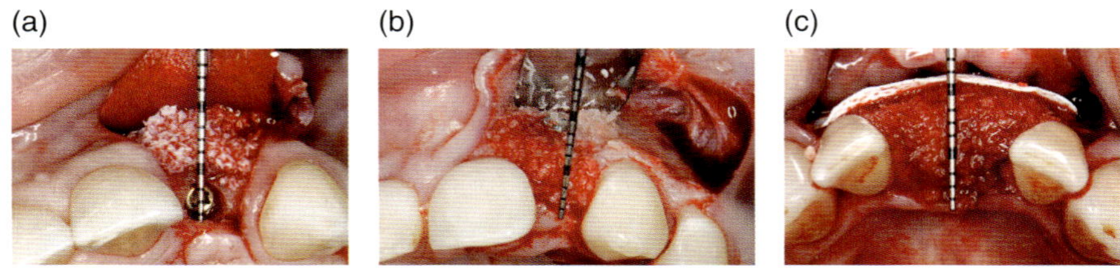

图17.4 （a）在植入种植体时使用异种移植材料进行颊侧植骨，以进一步改善颊侧轮廓。（b）超过4mm的移植物植入预期种植体颊侧，以补偿骨移植材料的改建。（c）使用不可吸收膜将骨移植材料塑形成所需的牙槽骨形状。

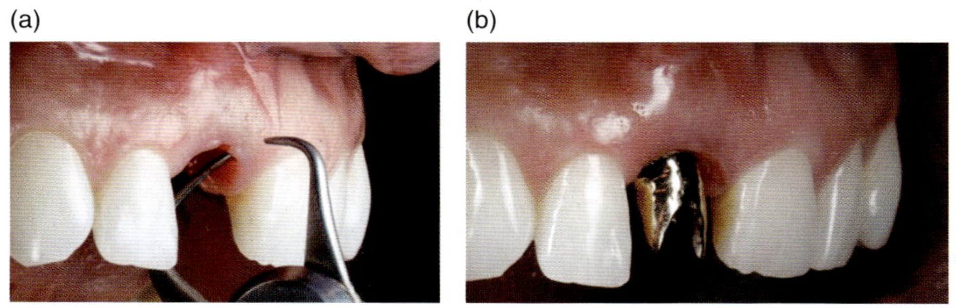

图17.5 （a，b）结缔组织移植以及双区植骨方案结合以增加颊侧骨量，重建最终修复体的自然轮廓，并遮盖基台材料的透黑。

- 种植体周围软组织厚度2～3mm[7-8]。

重要意义：

- 功能保护，以维持下方的骨组织完整性。
- 避免软组织处露出下方的种植体修复部件。

牙周组织完整的牙齿可能需要少量增量。然而，在拔牙窝完整性受损的情况下，或者在严重组织缺损的情况下，可能需要更大范围的骨增量才能达到预期的结果。

17.4 术前种植位点的评估（图17.6和图17.7）

由于前牙区牙槽突的固有解剖结构，拔牙后牙槽骨体积的改变比后牙区更为常见。断层扫描研究表明，90%的前牙平均颊侧骨板厚度＜1mm[9]。

此外，颊侧骨板（束状骨）源于牙齿的牙周膜，一旦牙齿拔除后就不可避免地经历骨重建/吸收。Araújo等[10-11]发现在狗拔牙后，其牙槽骨宽度减少了40%。这样的三维体积变化通常需要更大创伤的手术来恢复足够的牙

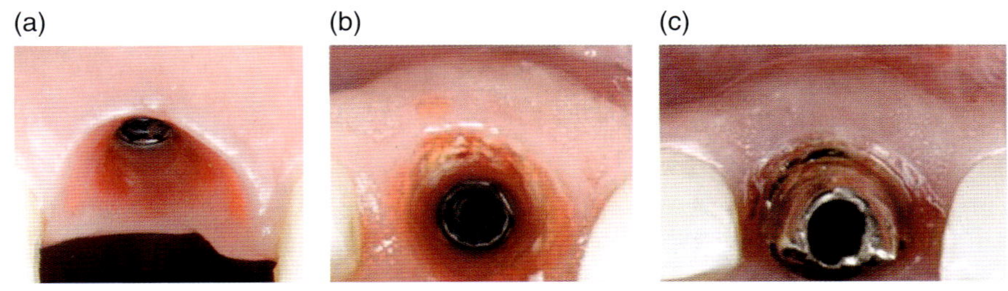

图17.6　（a）种植体植入同期软、硬组织增量后的临床表现。（b）注意软组织内包裹的骨粉颗粒。（c）最终基台就位时的殆面观。

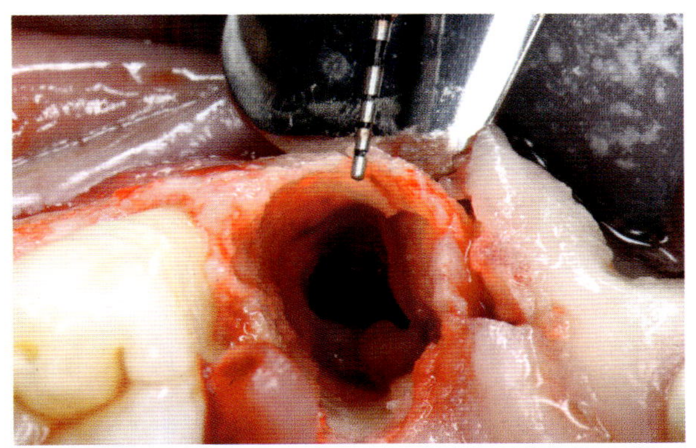

图17.7　近距离观察尖牙拔牙后牙槽窝的颊侧骨板。翻瓣后显示在拔牙时没有发现青枝骨折。

槽骨体积，以满足生物、功能和美学的需求。随后，拔牙时应最大限度地保存剩余牙槽骨的形态和体积。如果仍然存在缺损，可能需要在种植体植入和/或二期手术打开时进行进一步的增量手术。

种植体植入的时机需要合理的临床决策，而骨增量手术可以在治疗的以下阶段进行[12]。

（1）拔牙时。

（2）在植入种植体时。

（3）在二期手术打开时/或种植后临时修复阶段。

17.5　拔牙前对牙周组织诊断的关键因素

必须对要拔除的牙齿和邻近牙齿的牙周完整性进行准确的诊断，以确定在拔牙之前是否需要进行矫正治疗和/或增量计划。此外，对其临床条件的分析是在拔牙时进行即刻种植可行性的关键决定因素[13]。

17.5.1　邻面骨高度的完整性

大量文献已报道了种植体周围龈乳头的高度不是由种植体周围骨水平决定的，而是由邻牙牙槽嵴顶牙周纤维的存在而决定的。最近的文献进一步表明，多颗牙连续缺失的龈乳头高度明显低于牙齿存在时的龈乳头高度。因此，邻牙的牙周完整性和牙槽骨高度是决定种植修复最终美学效果的关键因素。当邻牙出现牙周病变或邻面附着丧失时，可能需要跨学科的技术，例如，正畸牵引或通过修复手段改变牙齿形状，以弥补邻间龈乳头的缺陷（图17.8）。

17.5.2　拔牙前的基本评估

拔牙前的评估应包括：

- 全面牙周评价。
- 影像学评估。
- 邻面及颊侧骨量探测。

拔牙前牙齿颊侧和邻面骨高度的完整性是诊断的基础因素，便于预测最终效果及可能存在的任何缺陷。此外，临床医生必须意识到任何近远中

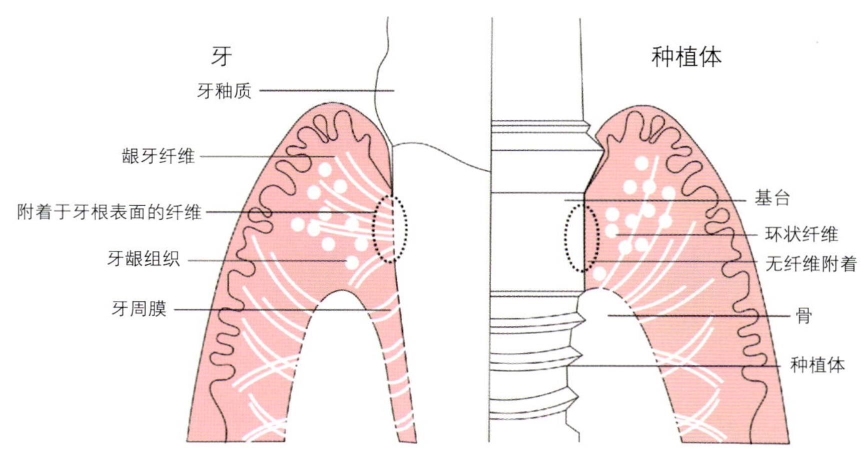

图17.8　种植体周围附着与牙周附着之间的区别。注意牙周附着中的垂直走向纤维，它除了支撑牙槽嵴顶组织外，还建立了一种保护屏障免受物理因素和细菌因素的破坏。组织学上纤维走向的不同导致种植体周围龈乳头和牙龈宏观解剖的不同。

向的错位和/或较近的牙根，可能会使牙槽间隔更容易吸收。翻瓣类型的选择和设计可能有利于避免骨膜分离，改善覆盖在较薄骨壁（＜1.5mm）或受损牙根间隔骨的血供[14–15]。因此，在决定拔除牙齿之前，应对邻牙进行影像学评估，并对要拔除的牙齿进行骨量探测。此外，临床医生在上颌骨前牙区软组织翻瓣时应谨慎，如果有任何明显的邻面骨高度丧失的表现（例如在X线片上或骨探测深度超过5mm），应注意改变翻瓣设计（例如龈乳头保留技术），以避免邻间龈乳头的软组织退缩。

17.5.3　颊侧骨板的完整性

结合CBCT、临床牙周评估和骨探查结果可以在拔牙前确定颊侧骨板的完整性及水平。颊侧骨板完整性受损最终会导致颊舌向组织的塌陷，导致种植体支持的修复体不美观，唇侧组织退缩，暴露出下方的修复部分（图17.9）。如果牙龈边缘相对位于邻近牙齿和最终种植体支持的修复体龈缘水平的根方，临床医生需要认真考虑在拔牙前或在修复体最终完成前的某个时间点进行软组织移植。

17.6　建议

- 如果拔牙窝完整且邻面骨高度良好，颊侧骨板完整且位于唇侧龈缘下3~4mm，牙龈也无退缩，应该考虑即刻种植。
- 受损位点需要精准的治疗，并应对病例的美学敏感性进行全面评估。
- 如果有颊侧组织明显退缩和颊侧骨板裂开的情况，经验较少的临床医生应考虑在种植前拔除牙齿并行骨增量手术。
- 在邻面骨高度受损的情况下，拔牙前应考虑多学科联合治疗，例如龈

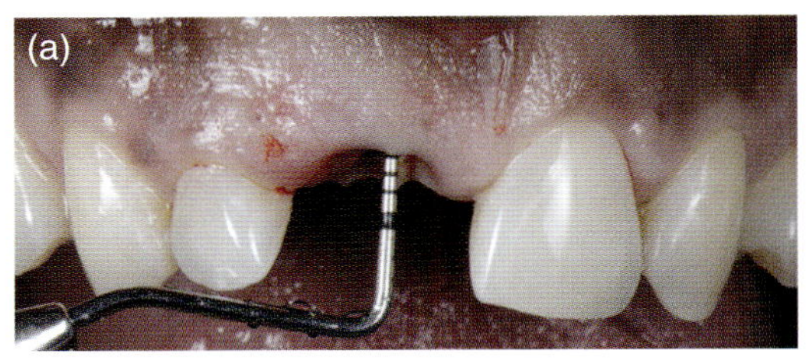

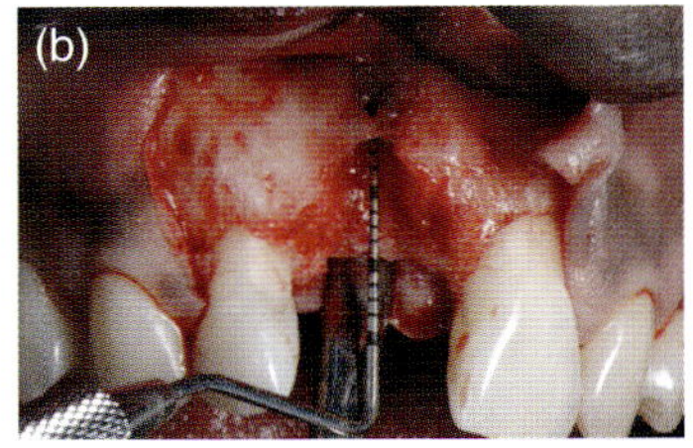

图17.9　（a）术前颊侧骨板的术前骨探测显示探测深度超过10mm。（b）术中显示颊侧骨板完全缺失。

瓷、邻牙修复或正畸牵引。

17.7 总结

在美寻区拔牙前，评估牙齿周围的解剖结构至关重要。临床医生应该意识到拔牙在美学区的敏感性，尽量避免可能发生的并发症。

第18章

种植体植入的外科流程
Surgical Protocols for Implant Placement

Christopher C.K. Ho

18.1 原则

种植体的外科植入可以通过使用不翻瓣方法或翻开全厚黏骨膜瓣来暴露牙槽骨以植入种植体。这种不翻瓣方法常被用于引导手术，通过结合数字化规划、CBCT成像、诊断模型（数字口内扫描或常规取模）确定虚拟规划种植体的直径、长度及对齐位置。这种引导手术也可以通过软组织环切获得手术入路，利用外科导板引导种植体植入。组织环切钻有效地移除了与所选种植体相对应的圆形牙龈组织。这种方法不仅时间效率高，而且由于没有翻开皮瓣，所导致的并发症最少，同时缩短了外科手术的时间。使用引导手术的局限性是环切钻可以去除角化组织，因此在角化组织很少或不足的情况下，建议采用翻瓣以维持角化组织。另一个限制是当患者的开口有限时，这种技术可能不宜使用，因为引导性钻头通常比正常钻头长8~12mm，可能没有足够的空间来安全使用钻头。

传统种植体植入的外科流程包括翻开全厚黏膜瓣，确保充分的视野和牙槽嵴手术通路，以及对于解剖标志和重要结构的识别。应保证与重要结构至少间距2mm，以保证钻头尖端额外长度的安全性以及扩孔和影像学上的误差。

种植体植入的目标是确保安全和可预测的位置。使用手术导板可有助于达到最理想的位置。外科医生应该在无创技术下进行截骨手术，确保骨不会过热，否则可能会导致骨坏死。应该通过液体冲洗从而冷却钻头以及使用往复运动即间断性扩孔备洞来实现，这样骨组织就不会不断地承受压力和产热。

种植床预备还涉及对骨质类型的判断。Lekholm和Zarb[1]根据皮质骨和松质骨的比例将骨进行了从1型到4型分类。皮质骨较多的硬质致密骨被归类为1型骨。含有大量海绵状低密度骨小梁的松质骨被归类为4型。在1型致密骨中，建议反复提拉进行扩孔，在植入种植体时，需要使用致密骨钻或攻丝，以最大限度地减少对骨的侧向压力。在4型或松质骨的情况下，建议增大备洞级差以确保充足的初期稳定性。常用的X线检查（例如根尖片和全景曲面断层片甚至是CBCT影像）并不能明显显示骨密度情况。唯一能提供骨密度信息的放射学检查是通过Hounsfield单位标度的计算机断层扫描，Hounsfield单位是用于描述射线下密度的定性标度。

种植体植入时需要获得足够的初期稳定性，通常植入扭矩的范围为30～45Ncm。充足的初期稳定性可以一期手术即放置愈合基台，甚至可以即刻负重。超过推荐的种植体植入扭矩可能会导致骨坏死及骨改建，可能需要将种植体外旋移除，并进行进一步的预备，以确保更被动的植入。

18.1.1 种植体定位

牙种植体的定位通常称为“以修复为导向”，要求种植体放置在正确的三维位置，从而使种植体周围软、硬组织获得最佳的支持和稳定，以确保患者获得良好的美学结果。

确定种植体的直径和长度是基于对牙槽骨解剖的分析以及修复体将受到的殆力。考虑种植体三维位置时必须遵循以下指导原则：

- 近远中位置：种植体与邻牙的距离不应＜1.5mm，与邻近种植体的距离不应＜3mm。侵犯这一空间可能会导致牙槽嵴顶骨丧失，随之而来的是软组织丧失，导致不美观的结果（图18.1）。
- 颊舌/腭向位置：
  - 前牙区：种植体应放置在殆面观上邻牙连线的腭侧。研究表明，在邻牙颈缘之间的这条线上或颊侧放置种植体，组织退缩量为3倍以上[2]。目标是在种植体周围有足够的骨组织，唇侧至少有2mm厚的骨，腭侧至少有1mm厚的骨（图18.2）。
  - 后牙区：种植体位于所规划的修复体中心。这使得力量集中于种植体上，不允许在修复体上有侧向力。

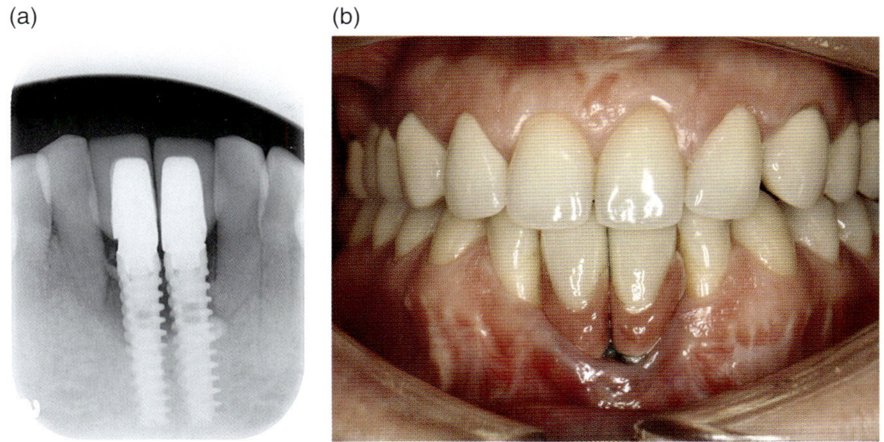

图18.1　（a，b）种植体位置不当、相邻种植体间距不足、牙齿与种植体之间的间距不足，会导致严重的骨吸收和种植治疗失败。

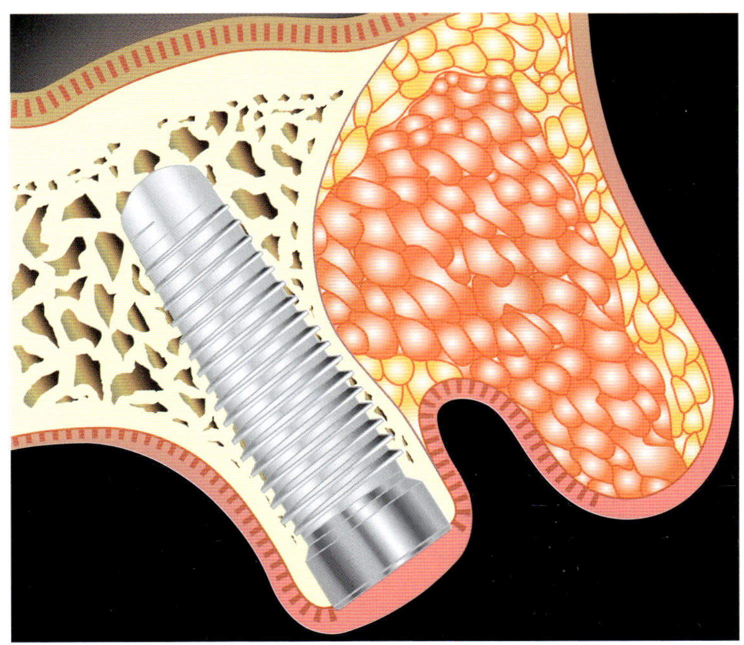

图18.2　种植体应放置在牙槽骨内，确保腭侧至少有1mm厚的骨，唇侧至少有2mm厚的骨，以确保种植体的长期稳定性。

- 美学区：种植体位置过于偏颊侧会导致牙龈退缩、临床牙冠过长、组织变薄，并有可能出现钛金属透黑（图18.3）。

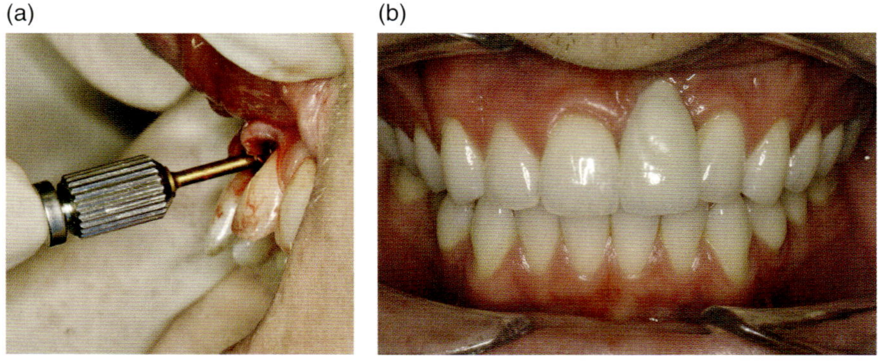

图18.3　（a，b）种植体位置过于偏颊侧会导致不良的美学结果，出现牙龈退缩导致的“长牙”。

- 种植体颈部位置：种植体颈部位置一般为预期修复体颈缘下3mm。种植体植入位置太浅可能会导致金属部分外露，太深可能会导致种植体周围深袋。

18.2　步骤

在恰当的翻瓣操作暴露手术部位后，清除牙槽嵴上的软组织碎纤维和肉芽组织是很重要的。

重要的是口内评估所视部位，并将其与放射影像进行比较，以确保外科医生执行的计划是适合该位点的。

种植体植入过程步骤如下：

- 窝洞预备：根据所选择的种植体系统，一般最好使用针状钻头/Lindemann钻头或柱状钻头开始扩孔，以进入皮质骨。使用针状或尖刺柱状钻可以确保钻进入时不会在较硬的皮质骨打滑失控。这种尖刺在拔牙窝洞或斜坡状缺损骨面也非常有用，在这些地方，平行柱形钻在钻孔时可能会滑动。这一阶段，将导向杆或类似的钻放回预备窝洞以评估轴向，如果不正确，则在新的位点重新定位钻头。如果位置或轴向不正确，一旦扩孔进行到更大直径的钻头，就很难重新定位。
- 钻孔顺序：根据所选种植体的直径和长度，遵循制造商关于钻孔程序的说明。钻头的速度为600 ~ 1500r/min，钻头上的标记是激光蚀刻的深度标记。钻头通常根据直径进行颜色标记，以便于识别。钻头可以是一次性的，也可以是多次使用的，多次使用的钻头一般最大使用次数约为10次。注意，钻头比它们的标记长度更长，因为它们有锋利的尖端，通常比标记的长度长0.4～1mm。

- 方向和深度验证：当钻头从手机上取下，可以将相同的钻头或方向指示杆重新插回预备部位，以验证预备的轴向是否正确。
- 螺纹成型器/螺丝钻的使用：在骨质致密的情况下，可能需要在骨内攻丝，以减小植入扭矩。这些螺纹成型钻通常以25r/min的速度使用，到达指定深度后需要回转后退。
- 种植体植入：种植体一般以20～25r/min的速度植入，记录的植入扭矩即是种植体初期稳定性数值。另一种测量稳定性的方法是用共振频率分析评估种植体稳定性值（ISQ），采用数字表示的客观测量指标来提示种植体稳定性（ISQ＜50：骨结合可能有问题；ISQ为50～55：潜入式愈合或可能非潜入式愈合；ISQ为55～60：非潜入式愈合；ISQ为60～65：可能早期负重；ISQ＞65：即刻修复）。

18.2.1 一阶段与两阶段种植手术

Brånemark方案包括严格的手术和修复要求，包括两阶段的手术程序和3～6个月无负重的潜入式愈合时间。需要注意的是过早负重可能导致种植体的微动以及纤维包裹，进而导致随后的失败。多项研究表明一期非潜入式愈合可以获得相似的成功结果[3-4]。愈合基台或临时基台/修复体可用于一阶段种植手术方案。即使没有咬合负重，也可能存在由舌、颊、唇作用于种植体的功能性应力和间接咀嚼力。同样，临时修复体应减少使用，以确保骨结合期间不会直接向种植体施加力。当存在较差的骨质或骨量以及不足的初期稳定性时，需要使用两阶段手术方案。此外，对于多种全身健康问题患者或需要通过骨增量手术完成植骨的患者，可能更适用于两阶段手术的方案。

18.2.2 术后管理

应向患者提供口头和纸质的医嘱，说明术后可能发生的情况，以及他们应遵循的药物使用方法或限制（表18.1）。术后第二天的随访电话对于患者来说是一个很好的安慰，电话里针对患者的所有问题提供一些建议。

表18.1 种植手术后给予患者的注意事项

口腔卫生	术后第二天或第三天，尽快开始正常的口腔卫生清洁习惯。酸痛和肿胀可能不能允许所有区域都能用力刷牙，但是请尽量在舒适的范围内清洁牙齿，并避免在粘接/缝合处附近刷牙
饮食	术后进食易咀嚼的食物。食物的温度并没有那么重要，但要避免极热的食物和液体。我们建议您在最初几天只食用软质食物，以避免食物颗粒污染伤口 从第二天开始的每一餐后，用温盐水（1/2茶匙盐在一杯温水中）或氯己定漱口水彻底冲洗口腔
肿胀管理	建议术后第一天在手术部位冷敷15分钟，以减少术后肿胀的可能。建议冰敷15分钟，暂停15分钟。如果可能，术后的第一个晚上使用一个额外的枕头抬高头部，以减少肿胀
出血管理	在第一天，轻轻咬住纱布。如果持续出血，继续每30～40分钟更换一次纱布。要更换纱布时，请将一块干净的纱布折成足够厚可以咬住的纱卷。将纱卷湿润，直接放在手术部位（如果没有纱布，也可以用冰冷湿润的茶包代替）。出血一般不会很严重，如果出血仍未得到控制，请电话联系我们
疼痛管理	您感到麻木的时间长短取决于接受的麻醉剂的类型。当唇部麻木时，请注意不要咬脸颊、唇或舌。麻木一般会在几小时内消退 必要时应按说明服用止痛片。如果疼痛持续超过72小时，请电话联系我们
感染管理	每次用餐后，应用温盐水或含氯己定的漱口水彻底冲洗口腔，以降低术后第一周感染的可能。将溶液放入口内，轻轻地左右转动头部。请不要用力鼓漱
抗生素	有时候术后可能发生感染，请务必按要求完成处方中的抗生素疗程。已根据手术类型给予相应抗生素。这些抗生素应按指示与食物一起服用，在此期间不得饮酒
长时间麻木	少数情况下术后感觉到唇、舌、颊、牙龈或牙齿麻木的时间会超过4小时。这通常是暂时的，很少是永久性的。如果您在24小时后仍然麻木，请电话联系我们
伤口愈合	种植体植入后，手术区域会形成血凝块。这是正常愈合过程中的一个重要部分。因此，应避免一切可能干扰手术区域的活动 不要用力漱口，也不要用任何物体或手指探查手术区域 术后72小时内不要用吸管、吸烟或喝酒。这些活动会在口内产生吸力，可能会破坏血凝块并延迟愈合 如果您不喜欢口腔的味道，可以喝一些液体或用湿毛巾擦拭舌头，但请远离手术区域 术后的24小时内避免剧烈运动。这将减少出血，并有助于形成血凝块
义齿	情况允许的话，义齿应在种植后尽快调改。然而，旧义齿应在种植体植入后尽快调改。过早地佩戴义齿可能会影响愈合
愈合基台松脱	愈合基台的目的是塑造牙龈袖口，并保持袖口以安装最终的种植冠。在骨结合过程中，种植体愈合基台偶尔会因舌运动和咀嚼而松脱。这并不意味着种植体受到了损害。如果您注意到愈合基台松动或脱落，请电话联系我们，我们可以重新旋紧或更换愈合基台
联系我们	如果您对手术或愈合有任何疑问，请电话联系我们

18.3　建议

- 手术必要时可以拍一张根尖X线片，以确保种植体的准确位置。这在相邻牙根之间的临界三维空间的较窄缺牙间隙病例中尤其重要。
- 在预备窝洞时，将圆钝探头插入窝洞里探查确认没有穿通骨壁，保证预备没有侵犯任何解剖标志，这都是很有帮助的。
- 有时皮质骨非常致密，但松质骨是4型松软的骨。尽管松质骨预备不足，但由于皮质骨板较致密，可能仍需要采用所选种植体的最终扩孔钻，只预备皮质层，即1～2mm。种植体颈部压力过大可能会导致牙槽嵴顶骨重建，继而骨吸收和螺纹暴露。
- 请勿超过制造商建议的最大植入扭矩。这可能会导致种植体折断或挤压造成骨坏死，继发骨吸收。如果种植体超过了最大扭矩，建议在进行进一步预备或攻丝之前，将种植体旋出并将其放置于载盒中。

第19章

优化种植体周围轮廓形态

Optimising the Peri-implant Emergence Profile

David Attia, Jess Liu

19.1 原则

成功的种植修复体在功能和美学上都与曾经的天然牙非常相似。种植修复的首要目标是实现与周围软、硬组织和天然牙列在功能及美学上的协调和融合。

对影响种植体周围轮廓形态的个体因素有深刻的理解是非常重要的，其对于维持可预期的种植体周围健康和美观效果是至关重要的。本章的目标是概述影响形成最佳种植体周围轮廓形态的临床影响因素及描述种植外科手术和修复操作流程。

19.1.1 种植体周围轮廓形态

种植体周围轮廓形态由结缔组织袖带、结合上皮和龈沟组成。这一区域的组织起始于牙槽嵴顶并延伸至游离龈缘，在排列上与天然牙的牙周组织不同[1]。近年来，已经完成骨结合的种植体周围围绕和支持的结构被定义为“种植体周围表型”，描述了软组织和骨的成分（图19.1）[2]。

为了可预见性地维持种植体周围健康并达到良好的美学效果，临床医生必须通过对这些组织的了解来整塑种植体周围结构[3]。

为了获得理想的种植体周围轮廓形态，在手术植入种植体之前应该考虑几个因素，以便为种植支持修复体的成功植入奠定基础。这些因素包括理想的硬组织量、软组织的质与量，以及随后的种植体三维位置。

在种植体形成骨结合之后、种植体完成修复之前，种植体周围组织可

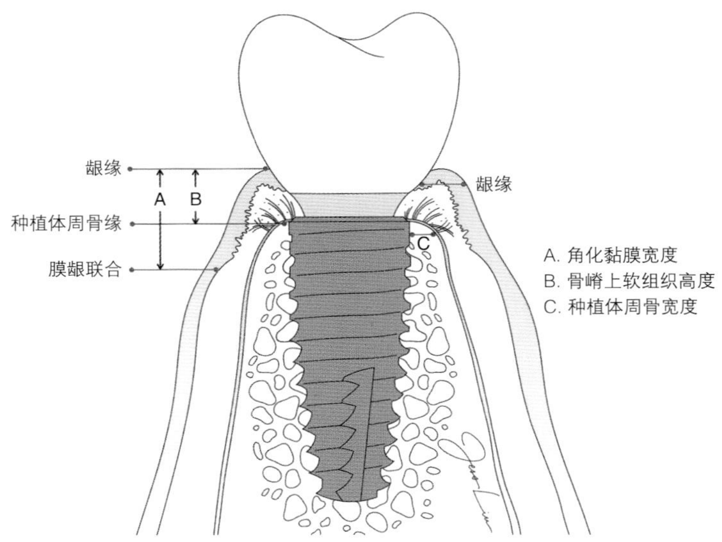

图19.1　种植体周围表型。

能需要进一步的修改或增量，以达到完美的轮廓形态，确保种植体支持的修复体的在功能和美学上的长久。

19.2　步骤

19.2.1　一阶段与两阶段种植手术

决定进行一阶段还是两阶段种植手术通常会受到种植位点原有临床条件或种植外科手术时所获得初期稳定性的影响。骨量不足的位点可能需要在植入前或植入种植体同期进行骨增量手术。软组织量或质量不足的位点也可能需要在植入种植体之前或同期进行增量手术。此外，骨质量差的位点会导致种植体初期稳定性较低，因此可以考虑进行两阶段种植手术。

一阶段种植手术使临床医生不必进行第二次手术，从而减少了患者的复诊次数。然而，在某些特定临床情况下，可以考虑两阶段种植手术，因为它可能具有一些优势，为临床医生提供了软组织成形或增量的机会，以改善种植体周围轮廓形态。

第二阶段手术/种植体暴露的时间因情况而异，并可能受到许多因素的影响，例如植入时获得的初期稳定性、特定部位的牙槽骨质量（例如上颌骨或下颌骨）以及患者的病史（例如糖尿病患者）。

此外，所采用的种植体暴露技术也将根据临床情况而有所不同。正确的临床评估将有助于临床医生选择合适的技术以改善和优化种植体周围轮廓形态。

19.2.2 颊侧卷瓣术

问题

- 轻至中度水平向颊侧牙槽骨缺损（图19.2）。

治疗目的

- 恢复种植体周围软组织的水平向颊侧轮廓丰满度。

适应证

- 存在轻度至中度的水平向颊侧软组织形态缺损。

考虑因素

- 嵴顶软组织高度至少为3mm。
- 卷瓣术后口腔颊舌侧角化黏膜宽度至少为2mm。

禁忌证

- 角化黏膜宽度不足。
- 嵴顶软组织高度＜3mm。

步骤（图19.3）

（1）利用15C号刀片的尖端，在缺牙区牙槽嵴顶黏膜勾勒出瓣的轮廓。该黏膜瓣为一个全厚的腭侧/舌侧切口和近中、远中的垂直向切口（图19.3d）。

（2）使用15C号刀片或高速金刚砂钻，去除种植体上方的上皮表层。

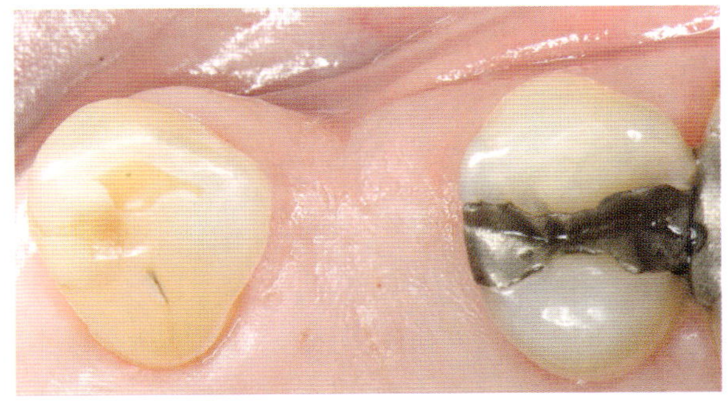

图19.2 第一前磨牙缺失伴有轻至中度水平向颊侧牙槽骨缺损。

在完全去除上皮表层后，上皮下组织表面看起来是无光泽和无反射的。

（3）刀片垂直于组织表面，沿着近中、远中和腭侧轮廓线切取，于去上皮区的腭部/舌部切割并向近中和远中延伸，暴露下方的骨和覆盖螺丝（图19.3e）。该瓣的腭侧缘应与种植体的腭侧平齐，其近远中向长度应与颊侧固定部分相同。

（4）近中、远中切口处距邻牙龈沟至少1mm，从而不影响龈乳头区。这两个切口不应超出颊–船线角，以避免愈合后形成明显的瘢痕（图19.3e）。

（5）在保留颊侧蒂的同时，使用Buser骨膜剥离器的圆端，翻开全厚去上皮化的部分，暴露下方的骨和种植体覆盖螺丝（图19.3e）。

（6）一旦黏膜瓣被翻开，利用分层片切的方法创造1个颊侧袋（图19.3f）。为了确保瓣有充分的移动性，并能提供足够的空间来容纳表层去上皮的带蒂颊侧瓣，将该袋延伸到邻牙的近远中线角是很重要的。

（7）用水平褥式缝合将去上皮带蒂的颊侧瓣卷裹并固定到颊侧内（图19.3g）。

①缝针从颊侧黏膜瓣近中侧进针，并从袋内穿出。

②保持相同的近中位置，针穿过去上皮化黏膜瓣的内表面，然后向远中移动，保持在同一水平面上。

③针穿过去上皮化黏膜瓣的外表面，进入袋内。

④保持相同的远中位置，针穿过袋内的内侧面至黏膜瓣的口腔侧穿出。

（8）当缝线的两端被拉起时，使用Buser骨膜剥离器的圆端来将带蒂皮瓣的深部卷裹到其在袋内的最终位置。

（9）打结。

（10）将覆盖螺丝从种植体上取下，更换为愈合基台。

（11）可根据需要增加1条近中和远中的单次间断缝合，以增加安全性。

19.2.3 环切卷瓣术[4]

问题

- 轻度至中度水平向颊侧牙槽骨缺损（图19.4）。

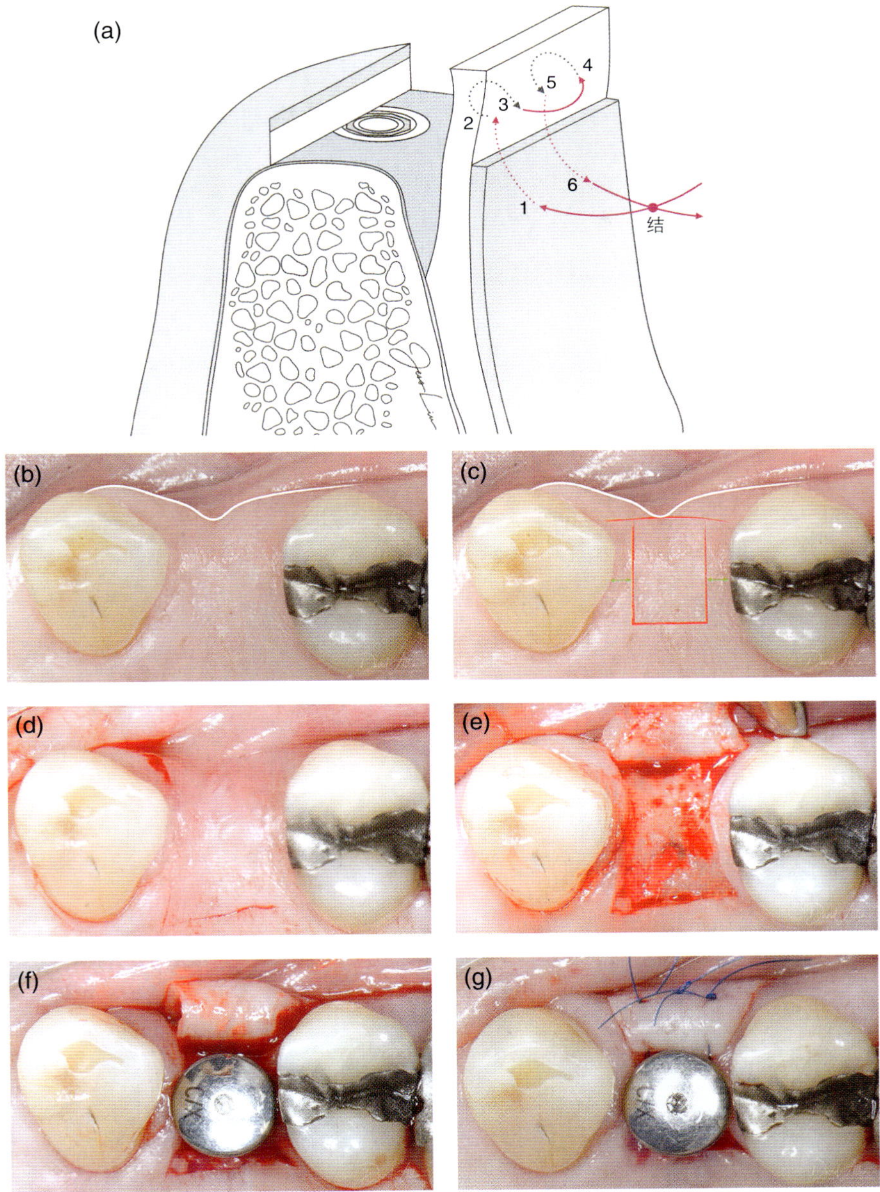

图19.3　（a～i）颊侧卷瓣术缝合概述。（b）愈合的第一前磨牙区可见颊侧轮廓凹陷。（c）拟切开线。（d）外科刀片尖端勾勒切口。（e）全厚黏骨膜瓣翻开暴露下方的骨。（注意，种植体覆盖螺丝被骨覆盖）（f）制备颊侧袋，安装愈合基台，并将牙槽嵴顶去上皮化的黏膜瓣卷裹进相应位置。（g）去上皮化的带蒂黏膜瓣部分使用水平褥式和单次间断缝合固定在位。（h）完全愈合的种植体周围轮廓形态（殆面观）；可看到颊侧轮廓改善。由于缝合时张力过大而形成瘢痕。（i）完全愈合的种植体周围轮廓形态（颊面观）。（注意，缝合时张力过大造成的瘢痕）（j）最终修复体戴入后的颊侧轮廓（殆面观）。（k）最终修复体戴入后的颊侧轮廓（颊面观）。（病例来源：David Attia医生）

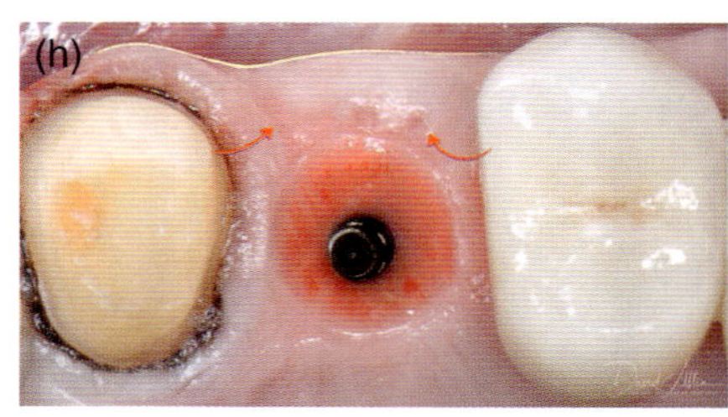

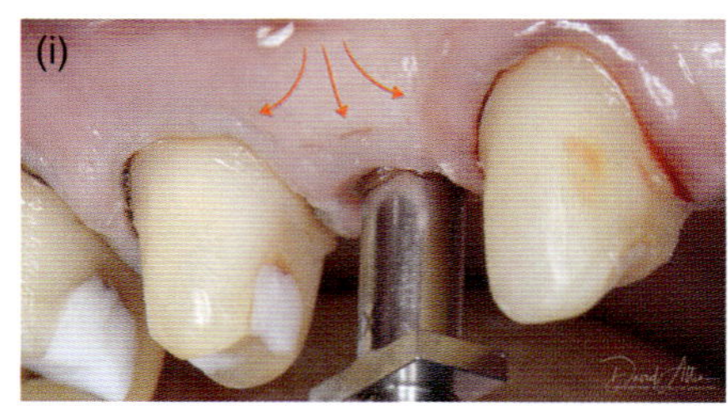

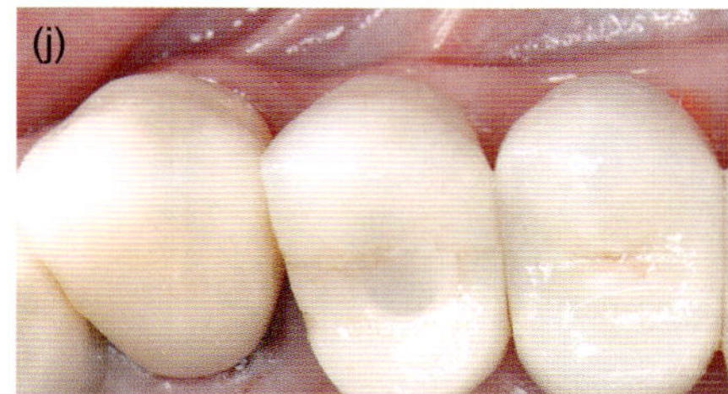

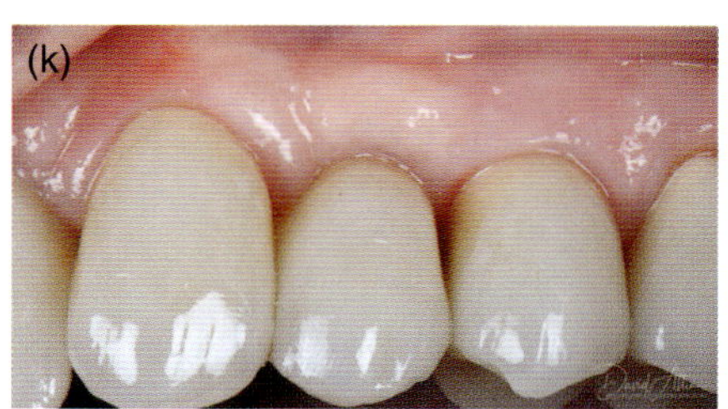

图19.3（续）

治疗目的

- 恢复种植体周围软组织的水平向颊侧轮廓丰满度。

适应证

- 存在轻度至中度的水平向颊侧软组织形态缺损。

考虑因素

- 嵴顶软组织高度≥3mm。

禁忌证

- 角化黏膜宽度不足。
- 嵴顶软组织高度＜3mm。

步骤（图19.5）

（1）使用15C号刀片或高速金刚砂钻，将种植体上方的软组织去上皮化，直到它看起来无光泽和不反光（图19.5c）。

（2）用15C号刀片垂直于组织面从腭侧、近中侧和远中侧切开去上皮区，形成U形切口线。不切断颊侧区保留颊侧蒂（图19.5c）。

（3）对颊侧凹陷的缺牙区近、远中的邻牙行沟内切口。

（4）利用微型刀片在缺牙区的颊侧面分离半厚黏膜瓣。半厚黏膜瓣应自种植体向近中、远中延伸至少1颗牙齿的距离。

（5）为了获得黏膜瓣充分的移动性，邻近缺牙区的龈乳头应从骨膜上

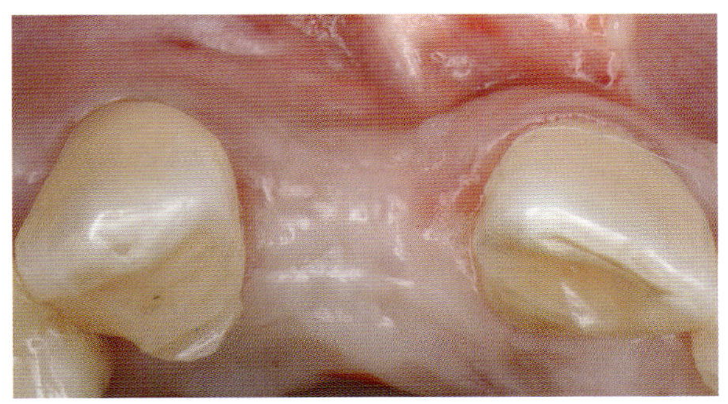

图19.4　愈合的侧切牙位点伴有轻度至中度水平向颊侧牙槽骨缺损。

剥离，并与整个黏膜瓣结合一起。

（6）在保留颊骨蒂的同时，使用Buser骨膜剥离器的圆端将全厚但去上皮化的部分翻开，暴露出下面的牙槽骨和种植体覆盖螺丝。

（7）当黏膜瓣被翻开，利用微型刀片从下方的骨膜中剥离起黏膜瓣的内侧，形成1个颊侧袋。这一操作后，通过邻牙的龈沟制备的颊侧隧道应与颊侧袋连接起来。

（8）现在可以将有带蒂的黏膜瓣卷入颊侧袋内（图19.5d）。

（9）取下覆盖螺丝，更换为合适的愈合基台（图19.5e）。

19.2.4　根向复位瓣

问题

- 前庭沟较浅，种植体周围软组织黏膜牵拉力大（图19.6）。
- 口腔角化龈不足。

治疗目的

- 恢复前庭沟深度，消除黏膜对种植体周围软组织的牵拉力。
- 增加口腔角化龈的面积。

适应证

- 增加角化龈和附着龈的面积，使其能够抵抗牙龈萎缩，增强美感，提升口腔卫生。
- 增加前庭深度。

考虑因素

- 至少2mm宽的颊侧角化附着龈。

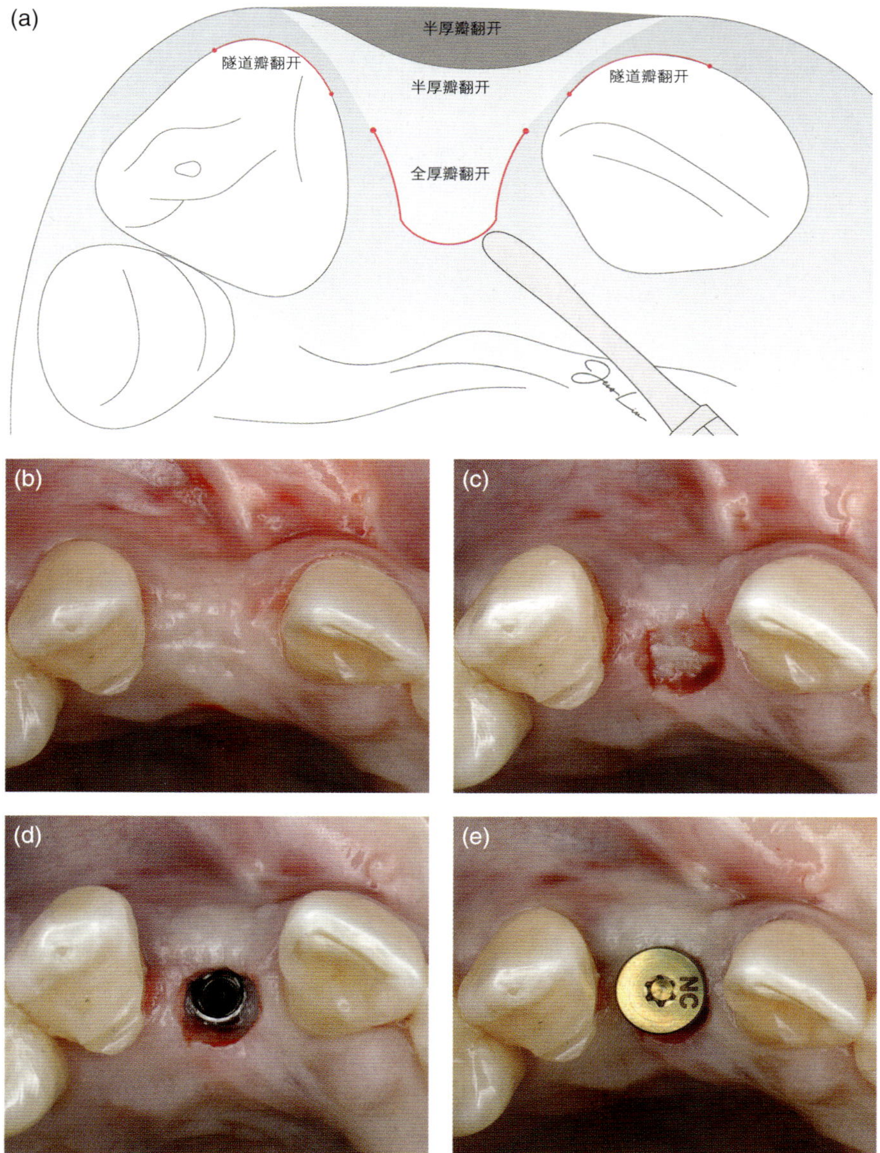

图19.5 （a～e）环切卷瓣术的切口概述。（b）愈合的侧切牙位点伴有轻度至中度水平向颊侧缺损。（c）牙槽嵴顶组织去上皮化。（d）种植体平台暴露，牙槽嵴顶组织卷入颊侧袋内。（e）安装愈合基台。（病例来源：Jess Liu医生）

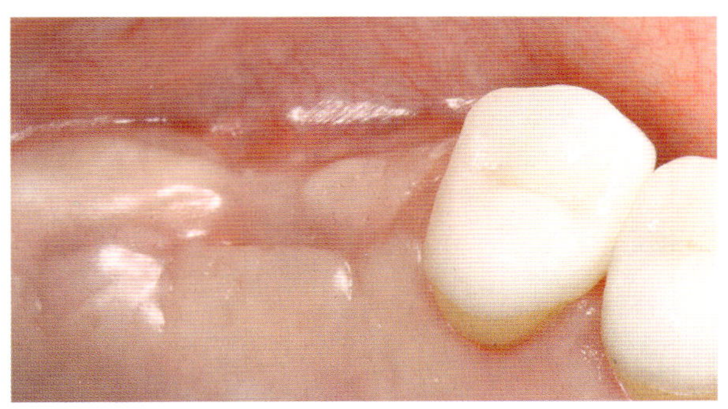

图19.6　愈合的第一、第二磨牙区伴前庭沟较浅及颊侧角化龈不足。

• 软组织垂直向厚度，可进行黏膜瓣片切分离。

禁忌证

• 对美学要求高的病例。

步骤（图19.7）

（1）使用15C号刀片的尖端，在角化龈内嵴顶垂直于组织表面方向切开1mm深的切口。这一切口颊侧半厚组织瓣应包含至少1mm的角化组织。

（2）在邻牙的近远中线角处即嵴顶切口的末端做半厚的垂直向松解切口。垂直向松解切口应为：

①延伸至膜龈联合的下方，以保证黏膜瓣的动度。

②距离邻牙龈沟最小1mm位置。

（3）刀片尖端沿原切口线的远中至近中，以30°角逐渐增大角度直至与上方软组织表面平行。

（4）以同样的方式，用刀片尖端沿原黏膜瓣转角和垂直向松解切口，确保半厚瓣片切分离后在嵴顶切口处保持在同一平面内。可用刀片的侧面帮助翻开黏膜瓣的转角。

（5）通过一个自根方延伸至初始切口同时与上覆黏膜瓣保持平行潜在分离即完成了半厚瓣的制备。整个制备过程中，都需要通过浅表覆盖的颊侧瓣保证刀片的可见，以最大限度地减少黏膜穿孔的风险。重要的是要避免为了从黏膜瓣内侧观察刀片走行而提拉或反折黏膜瓣，因为这可能会增加黏膜瓣穿孔的风险。

（6）半厚黏膜瓣固定于根方处的骨膜（图19.7c）。距离愈合基台的距离（Xmm）可以根据所需的角化龈增量进行调整（图19.7a）。

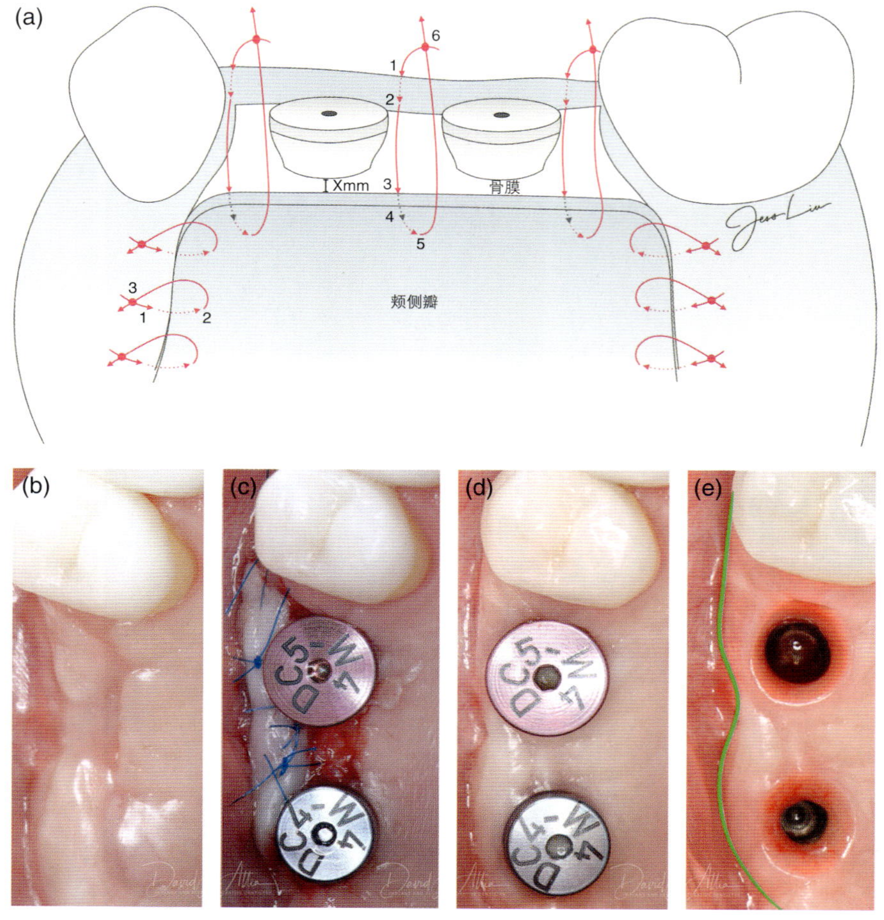

图19.7 （a~d）根向复位瓣切口及缝合概述。（b）愈合的第一磨牙、第二磨牙区伴前庭沟浅及颊侧角化龈不足。（c）半厚黏膜瓣根向复位，使用单次间断缝合。（d）术后2周愈合情况。（e）4周后种植体周围轮廓形态。（病例来源：David Attia医生）

①首先，使用单次间断缝合将垂直向松解切口固定于黏膜瓣尖外侧的附着组织上。

②缝针以90° 角穿过半厚黏膜瓣角的外表面，同时与黏膜瓣缘保持3mm的距离。

③缝针从内向外穿过黏膜瓣根方外侧的附着组织，距离垂直切口约3mm。

④将结固定在附着的组织上。

⑤根据垂直向松解切口的长度，添加额外的单次间断缝合，保持

每条缝线之间的最小距离为2mm。

（7）黏膜瓣垂直缘根方固定后，黏膜瓣水平边缘用间隔均匀的单条间断缝线固定在骨膜根尖位置，每条缝线之间保持最小距离为2mm。

（8）下方暴露的骨膜由于伤口边缘被角化组织包围。因此，随着伤口的愈合，暴露的骨膜区随着愈合会形成新的角化和附着组织。

19.2.5　颊侧复位瓣

问题

- 颊侧膜龈缺损（图19.8）。
- 颊侧角化龈不足。
- 美学区可见的位点。

治疗目的

- 恢复前庭沟深度，消除黏膜对种植体周围软组织的牵拉力。
- 增加口腔角化龈的面积。
- 恢复颊侧牙槽轮廓。
- 提高美学效果。

适应证

- 增加角化龈和附着龈的面积，使其能够抵抗牙龈萎缩，增强美感，促进有效的口腔卫生。
- 增加前庭沟深度。
- 美学区内垂直松解切口是禁忌。

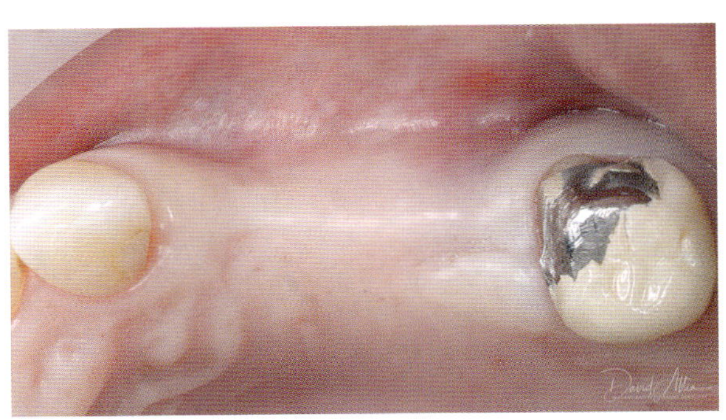

图19.8　愈合的第一前磨牙、第二前磨牙及第一磨牙区伴前庭沟浅及颊侧角化龈不足。

考虑因素

- 需要至少2mm的口腔角化附着龈。
- 垂直软组织厚度满足进行片切剥离。

禁忌证

- 垂直软组织厚度不足。

步骤（图19.9）

（1）使用15C号刀片的尖端，在角化龈内嵴顶垂直于组织表面方向切开1mm深的切口。这一切口颊侧半厚组织瓣应包含至少1mm的角化组织。

（2）半厚切口应延伸至缺牙区近远中牙的龈沟处。

（3）刀片尖端沿原切口线的远中至近中，以30° 角逐渐增大角度直至与上方软组织表面平行。

（4）通过一个自根方延伸至初始切口同时与上覆黏膜瓣保持平行潜在分离，即完成了半厚瓣的制备。整个制备过程中，都需要通过浅表覆盖的颊侧瓣保证刀片的可见，以最大限度地减少黏膜穿孔的风险。重要的是要避免为从黏膜瓣内部观察刀片走行而提拉或反折黏膜瓣，因为这可能会增加黏膜瓣穿孔的风险（图19.9c）。

（5）半厚黏膜瓣固定于颊侧下方的骨膜（图19.9d）。

①使用垂直褥式缝合重新固定龈乳头。

②缝针以90° 角穿过半厚黏膜瓣颊侧外表面，距离龈乳头顶点3mm。

③缝针穿过腭侧龈乳头的内表面，距离龈乳头顶点3mm。

④缝针穿过腭侧龈乳头的外表面，距离龈乳头顶点1mm。

⑤缝针穿过半厚黏膜瓣颊侧的内表面，距离龈乳头顶点1mm。

⑥打结固定。

（6）在重新固定近中和远中龈乳头后，黏膜瓣水平边缘用间隔均匀的单条间断缝线固定于颊侧下方的骨膜上，每条缝线之间保持最小距离2mm。

（7）下方暴露的骨膜由于伤口边缘被角化组织包围。因此，随着伤口的愈合，暴露的骨膜区域随着愈合会形成新的角化和附着组织。

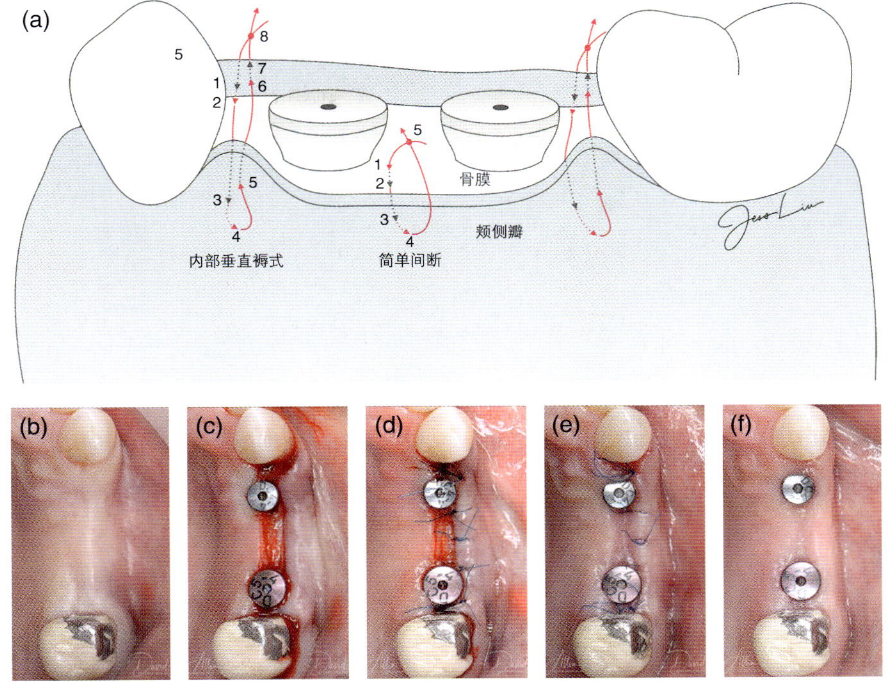

图19.9 （a～f）根向复位瓣切口及缝合概述。（b）愈合的第一前磨牙、第二前磨牙及第一磨牙区伴前庭沟浅及颊侧角化龈不足。（c）半厚黏膜瓣制备，愈合基台安装。（d）黏膜瓣的颊侧固定，种植体愈合基台之间的骨膜暴露。（e）术后2周的愈合情况。（f）术后4周的愈合情况。（病例来源：David Attia医生）

19.2.6 游离龈移植

问题

- 颊侧水平向软组织缺损（图19.10）。
- 前庭沟较浅，种植体周围软组织黏膜牵拉力大。

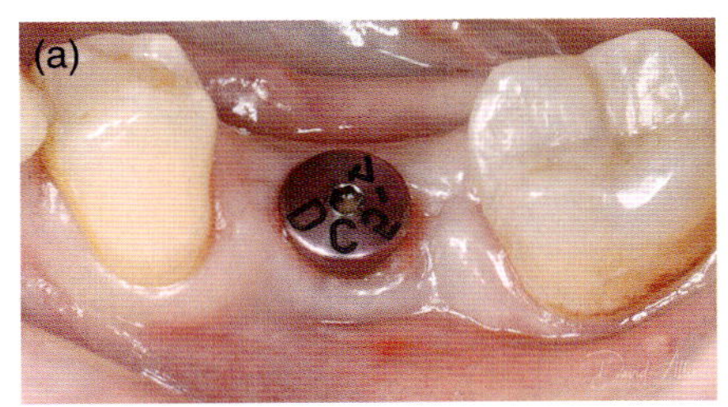

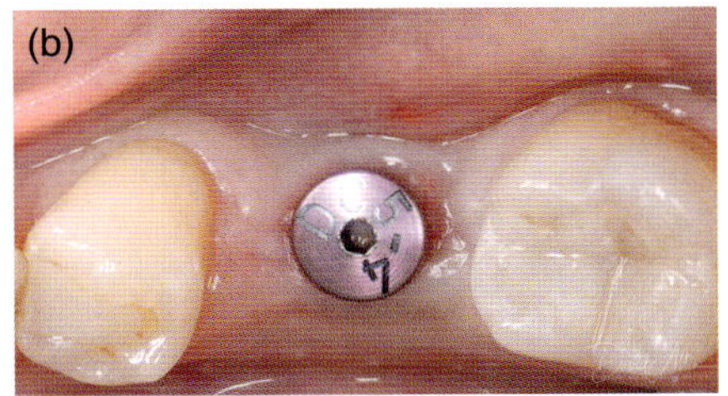

图19.10 （a，b）愈合的第一磨牙区伴前庭沟浅及中度颊侧轮廓凹陷、颊侧角化龈不足。

- 颊侧周围角化龈不足（1.5mm），探诊深度为1mm。
  - 只有0.5mm的颊侧附着组织。

治疗目的

- 改善种植体周围软组织的颊侧水平轮廓。
- 恢复前庭沟深度，消除种植体周围软组织黏膜牵拉力。
- 增加口腔角化龈的面积。

适应证

- 增宽角化的附着龈区域，提升口腔卫生，抵抗牙龈萎缩。
- 增加前庭沟深度。

考虑因素

- 供区。
  - 硬腭。
  - 上颌结节。
  - 上颌颊侧角化龈。
  - 缺牙区。
- 受区的局部解剖结构（例如颏神经）和供区（例如腭大动脉）。

禁忌证

- 美学区移植物的外观与周围组织不和谐。

步骤——受区位点预备

（1）使用15C号刀片的尖端，在膜龈联合处垂直于组织表面做1个1mm深的嵴顶切口。

（2）在嵴顶切口的近中和远中各做2个半厚的垂直松解切口。松解切口应为：

①距离邻牙龈沟最小1mm以保证邻牙上足够的角化龈。

②向根方延伸，以允许游离龈移植物获得4 ~ 5mm不可移动的角化组织，注意局部解剖结构。

（3）刀片尖端沿原切口线的远中至近中，以30° 角逐渐增大角度直至与上方软组织表面平行。可用刀片的侧面帮助翻开黏膜瓣的转角。

（4）用间隔均匀的单个间断缝合将半厚黏膜瓣顶端固定到下方的骨膜上，每条缝线之间的最小距离为2mm。

（5）通过颊/唇运动评估受植床，并使用新的15C号刀片仔细解剖受植床上存在的任何可移动的肌肉组织。这确保了最终的游离龈移植物被牢固固定在骨膜上。

（6）使用受区模板将所需移植物的尺寸转移到供区。这可以使用1片无菌铝箔或无菌缝合包装来制作。模板的尺寸通常大于所需的移植物尺寸，主要是考虑到所获取移植物的收缩。

步骤——游离龈获得

（1）在充分的局部麻醉后，将移植模板放置在腭部移植物供区。通常情况下，移植物的远中范围不应超出第一磨牙的近中边界，并与牙齿的腭部龈缘保持最小2mm的距离。注意局部的解剖结构。

（2）使用新的15C号刀片沿着模板的轮廓边缘线切取。刀尖应与组织表面保持垂直。

（3）以相同的方式固定模板，做近中和远中垂直向松解切口。为了获得厚度均匀的移植物，刀片应保持与组织表面垂直，切口线应重叠。

（4）继续沿着嵴顶、近中和远中切口线，逐渐增加刀片的角度，直到与上覆组织表面平行。可用刀片的侧面帮助翻开黏膜瓣的转角，并帮助校准所需移植物的厚度。

（5）刀片与上覆软组织表面平行，在保持所需移植物厚度的情况下，进行潜行切开。该切口应延伸至垂直松解切口的根方之外。通过制作最后1个根尖水平切口，将移植物从腭部组织中分离出来，完成移植物的获取。为了避免供体部位长时间出血，最后的根尖处水平切开是在整个过程结束时进行的。

（6）供区关闭创口时，移植物置入无菌生理盐水中。

（7）供区缝合前使用快速吸收的胶原蛋白海绵来稳定血凝块（图19.11）。

（8）可用交叉水平悬吊缝合关闭和压迫腭部供区。

①缝针背面自颊腭向穿过第一前磨牙与第二前磨牙之间邻间隙且不接触任何组织。

②缝针以最平行的方式穿过腭部供区的根尖处边界。缝针穿入第一磨牙与第二前磨牙之间对应的组织，并从远中到近中，以便它在第一前磨牙与第二前磨牙之间的空间中穿出。

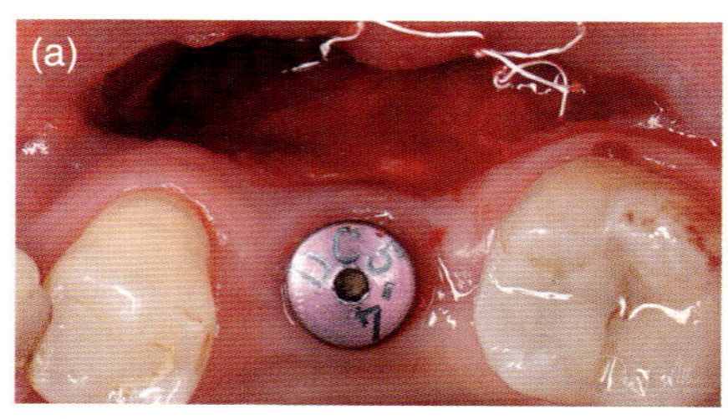

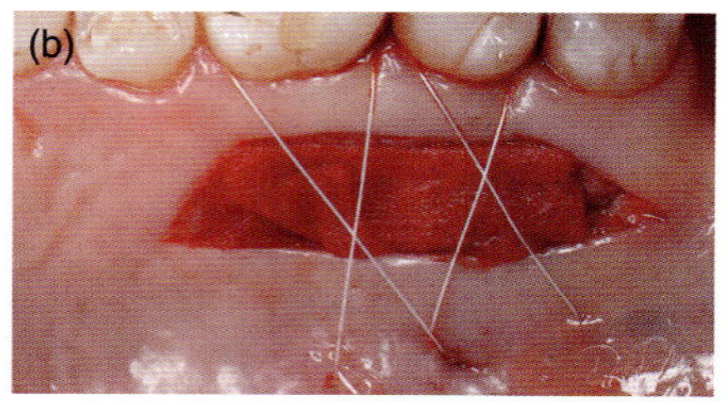

图19.11 （a）使用单个间断缝合将半厚度黏膜瓣固定于根方。（b）将快速吸收的胶原蛋白海绵植入供区，并用交叉悬吊加压缝合以稳定。

③缝针的背面自腭侧向颊侧方向穿出第一磨牙与第二前磨牙之间的邻间隙。

④于颊侧面进行打结，并将结固定在牙齿龈缘的冠方，以防止损伤固定牙的牙周组织边缘。

（9）以相似的方式进行加压缝合，以保证供区由远中到近中充分的受压。

步骤——游离龈移植物的制备与固定（图19.12）

（1）将移植物置于一块湿润的无菌纱布上，并将上皮下结缔组织表面朝里。

（2）使用新的15C号刀片，将移植物上皮下脂肪/腺体组织全部切除。要求最终的移植物仅由表面的上皮层和上皮下结缔组织组成。

（3）将移植物放置在准备好的受区，确保移植物的边界与受区的边界对齐（图19.12c）。

（4）用单个间断缝合将移植物冠方的近中和远中角与邻近的角化黏膜固定（图19.12d）。

（5）根据垂直松解切口的长度，使用分布均匀的单个间断缝合，使移植物的近中和远中边界与近中和远中垂直松解切口固定，每条缝线之间的最小距离为2mm。

（6）利用骨膜悬吊加压缝合将移植物与下方骨膜贴紧。移植物与下方骨膜的紧密相贴是维持血供的关键，决定了游离龈移植物的最终整合。骨膜的暴露常由于唇/颊的回缩运动从而露出骨膜床。

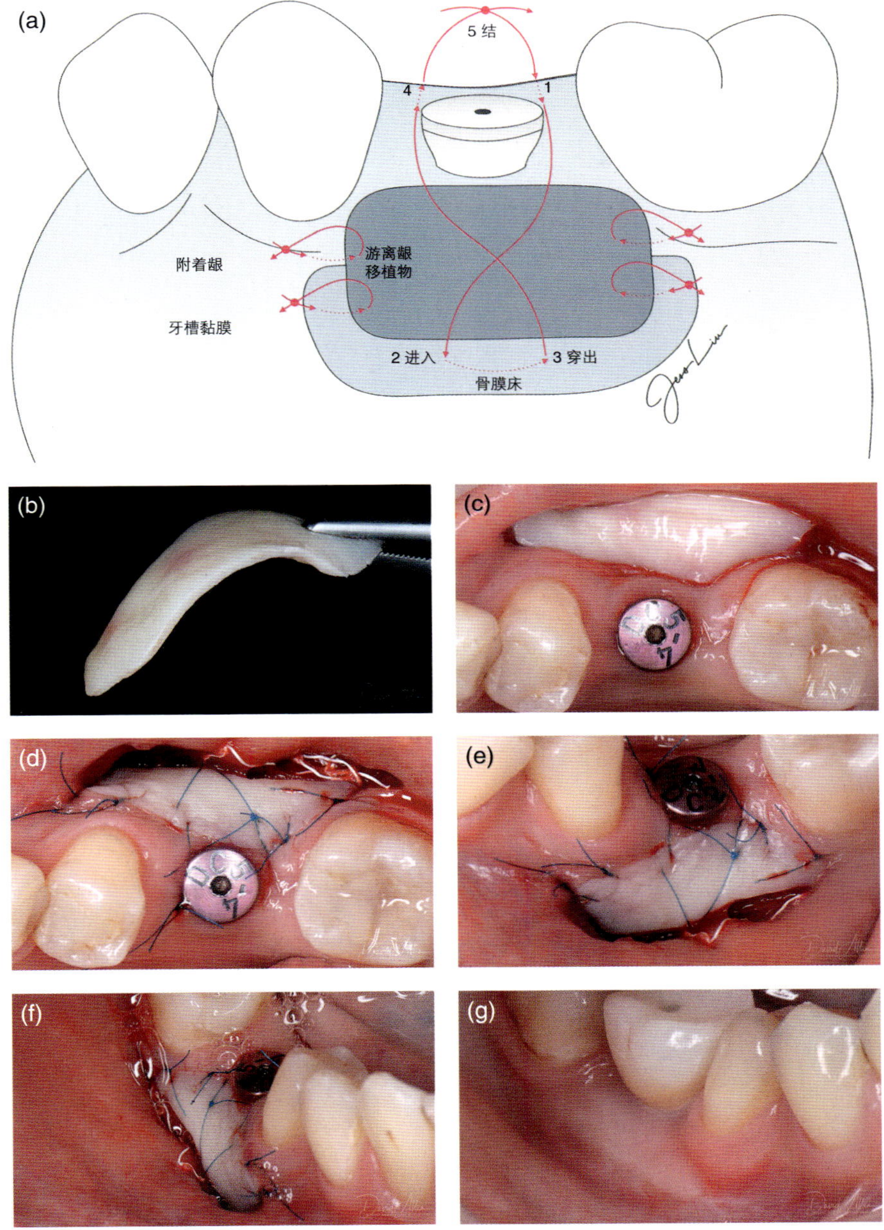

图19.12 （a）游离龈移植物切开、移植、缝合概述。（b）切取游离龈移植物。（c）将游离龈移植物置于受区。（d）联合使用单个间断及骨膜悬吊加压缝合将游离龈移植物固定在下方的骨膜上（殆面观）。（e）联合使用单个间断及骨膜悬吊加压缝合将游离龈移植物固定在下方的骨膜上（颊面观）。（f）联合使用单个间断及骨膜悬吊加压缝合将游离龈移植物固定在下方的骨膜上（侧面观）。（g）术后3个月愈合情况。（病例来源：David Attia医生）

①缝针从舌侧到颊侧穿过种植体远中的附着龈。

②针从近中到远中接触骨膜床。缝合针的进出点应相距3～4mm，以确保充分贴紧下方的骨膜。

③针自颊侧往舌侧走行，穿过舌侧组织到达愈合基台的近中侧。

④将结固定在舌侧附着组织上。

⑤根据移植物的大小和种植体的数量可以增加骨膜悬吊加压缝合数量，以确保移植物对受区有足够的压力。

19.3 建议

- 完善的术前临床评估是为不同的临床条件选择合适技术的关键。
- CBCT评估对于外科手术的安全实施至关重要，临床医生能够避免对重要解剖结构的损伤。
- 当接受CBCT扫描检查时，将一块纱布覆盖在患者的舌头上，并在拟行手术部位附近的前庭区放置一个棉卷。这将使患者的舌头与腭部组织分开，脸颊与颊侧软组织分开，从而能够准确地测量潜在的腭部供区和受区的软组织厚度。
- 了解手术刀片的尺寸（图19.13）可以使临床医生进行精确地切割，而无须不断更换器械。
- 测量2次，切割1次！自体移植物获取后，移植物会有一定程度的收缩。应该获取稍大一点的自体移植物，以弥补预期的收缩量。
- 在剥离半厚黏膜瓣时，应始终透过覆盖的表层黏膜瓣保证刀片的可见性，以将黏膜瓣穿孔的风险降至最低。
- 使用适当的手术器械处理软组织，以避免组织损伤（例如显微手术器械）。

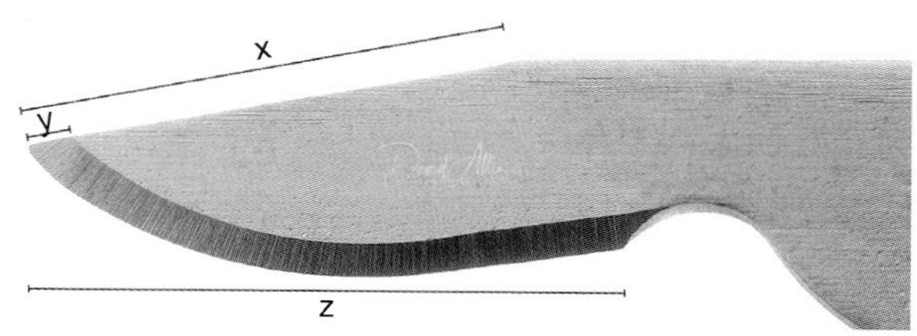

图19.13 手术刀片尺寸。

第20章

软组织增量
Soft Tissue Augmentation

Michel Azer

20.1 原则

现代种植美学主要集中于软组织，通常称为“粉色美学”，牙齿部分则称为“白色美学”。在这两者之间找到协调点是一件极具挑战性的事情。在牙被拔除后会发生骨愈合。大量研究表明，骨重建会导致不利的牙槽骨三维体积的丧失。这些变化往往会形成不良的美学结果，例如高位唇线、不利自洁的修复体设计，或种植体周围保护功能丧失。然而，软组织管理技术可以用来阻止牙槽骨三维体积的过度丧失，并处理发生的并发症。在种植治疗过程中，可以使用多种软组织增量技术。临床医生选择使用特定的软组织增量技术时，病例选择是非常重要的。本章将回顾其中的一些技术及其常见适应证。

20.1.1 口腔软组织分类

口腔中有两种软组织：角化组织和非角化组织。临床医生必须知道不同口腔软组织类型之间的差异，这有助于明确软组织移植的目的并选择合适的供区部位。1975年，Karring及其同事在一个实验模型中证明了上皮下结缔组织的来源决定了上部浅层组织在愈合过程中的“命运”。这意味着从硬腭部采集的结缔组织移植物将在受区发展为角化组织，而从软腭部采集的结缔组织在愈合后将成为非角化的可移动黏膜。因此，选用角化组织部位作为供体组织很重要，因为它主要是富含胶原蛋白的致密结缔组织（图20.1）[1]。常见的区域包括：

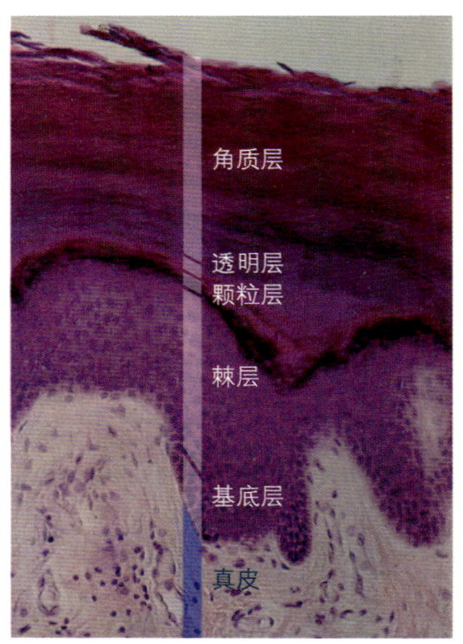

图20.1 组织学：口腔角化上皮组织的4层构成。

- 牙齿周围的角化附着龈。
- 硬腭。
- 磨牙后区。
- 上颌结节区。
- 缺牙区。

口腔中的其他区域则是非角化性区域，原则上应该避免使用，因为它们常伴有重要的结构，并缺乏在种植体和牙齿周围形成致密结缔组织的相应遗传编码。这种类型的组织位于：

- 口内的唇侧和颊侧。
- 软腭部。
- 口底。
- 舌腹。

20.1.2 自体软组织移植供区的解剖学考量

20.1.2.1 硬腭

硬腭是日常软组织增量手术最常见的供体部位。在采集结缔组织时，临床医生应该注意识别腭大孔（GPF）和腭大动脉（GPA）。3种腭穹隆类型：浅、中和深。腭穹隆越深，则会发现GPA越远。这意味着更容易获得更大结缔组织移植物，而不会损伤动脉[2]。

20.1.2.2　上颌结节区

上颌结节区是一个广被认可的供体部位，因为其良好的厚度及高胶原含量。这些特点使得它适用于桥体区的软组织增量，因为它几乎不会经历二次收缩。

20.1.2.3　上颌磨牙区的颊侧附着龈

上颌磨牙区的颊侧附着龈是唯一被用于游离龈移植目的的区域。一些临床医生认为相较腭部移植物，它能提供更好的融合。

20.1.3　软组织替代物

20.1.3.1　同种异体源

- 无细胞真皮基质：经过处理去除上皮、免疫细胞和其他可能导致组织排异的有机物尸体皮肤，同时保留真皮基质（真皮）。
- 市场品牌：Alloderm（BioHorizon）、ADM同种异体真皮基质（Straumann）。

20.1.3.2　异种移植源

黏膜移植物：这是一种猪的胶原基质，可用于开放性愈合中替代游离龈移植物或像结缔组织移植物一样提供保护性愈合。

20.1.4　软组织移植的目的（牙周整形手术）

20.1.4.1　美学目的

- 根面覆盖。
- 覆盖牙根或种植体上的牙龈变色。
- 改善粉白美学效果的软组织增量。

20.1.4.2　功能用途

- 保护组织免受刷牙损伤。

- 防止进一步退缩。
- 更好匹配种植基台和冠周围。
- 龋病预防。
- 敏感。

20.2 步骤

20.2.1 技术

20.2.1.1 切取腭部组织作为游离龈移植物和结缔组织移植物

临床医生应该清楚知道关键解剖位置的标志，如腭大孔和腭大动脉。在90%的情况下，腭大孔开口于第二磨牙中线的远中，然后形成一个主支腭大动脉，该主支以上升的方式走行，磨牙处最远、尖牙处最近（图20.2～图20.4）[3]。

20.2.1.2 根面覆盖

根面覆盖手术是牙龈退缩导致不美观及敏感患者的一个很好的选择（图20.5）。

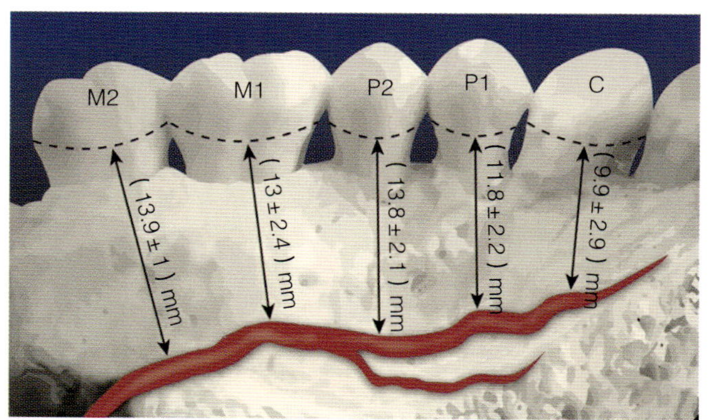

图20.2 上颌牙釉牙骨质界与腭大动脉之间的距离。（来源：Tavelli, L., et al., What is the safety zone for palatal soft tissue graft harvesting based on the locations of the greater palatine artery and foramen? A systematic review. J. Oral Maxillofac. Surg., 2018. DOI-https://doi.org/10.1016/ j.joms.2018.10.002）

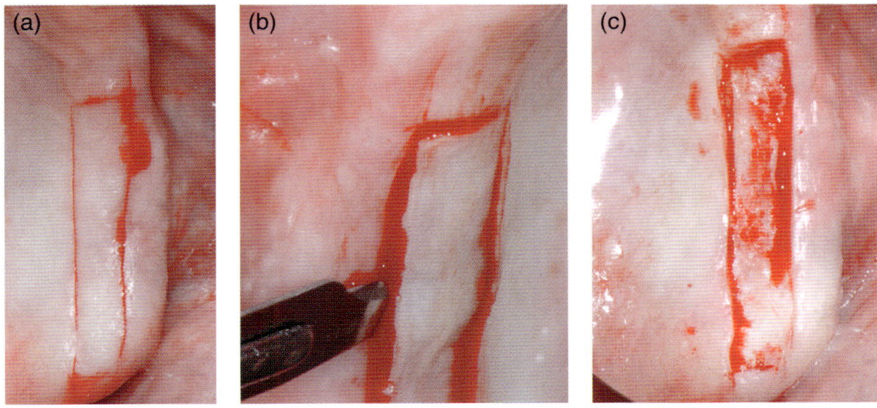

图20.3　（a）用刀片沿所需轮廓切开。（b）潜行切取带上皮和结缔组织的软组织。（c）移植物取下后的供区。（病例来源：Ehab Moussa医生）

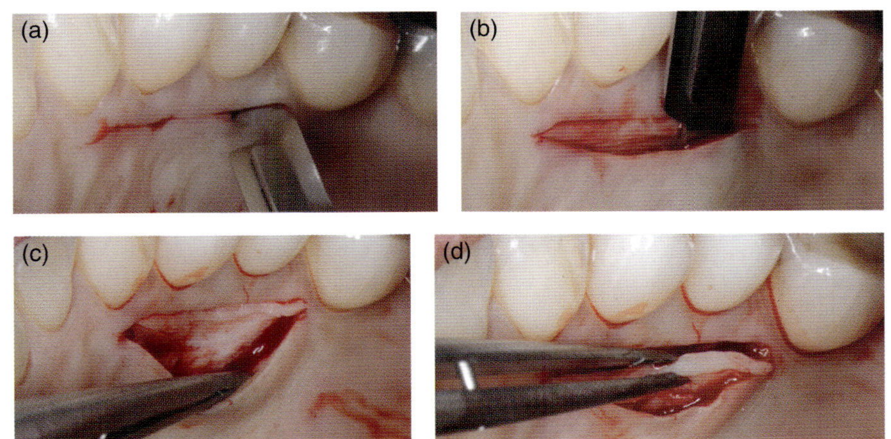

图20.4　（a）做1个越往深处则越靠近冠方的切口直至骨面。（b）根方做1条更浅的切口线。（c）将半厚切口扩大到所需的移植物大小。（d）移植物以全厚或半厚形式翻开，直到从骨面分离。在所需移植物边缘的近中端和远中端做2个垂直切口。（病例来源：Sherif Said医生）

20.2.1.3　植骨前的软组织增量

这项技术尤其适用于前期骨移植引起不良愈合，例如黏膜瘢痕或上皮裂隙（图20.6～图20.10）。这类病例的目标是消除前期骨移植愈合不良而发生的上皮裂隙，并增加软组织的厚度以便在第二次骨增量时实现一期关闭。这项技术也适用于患者前期使用帐篷钉进行引导骨再生失败的情况。

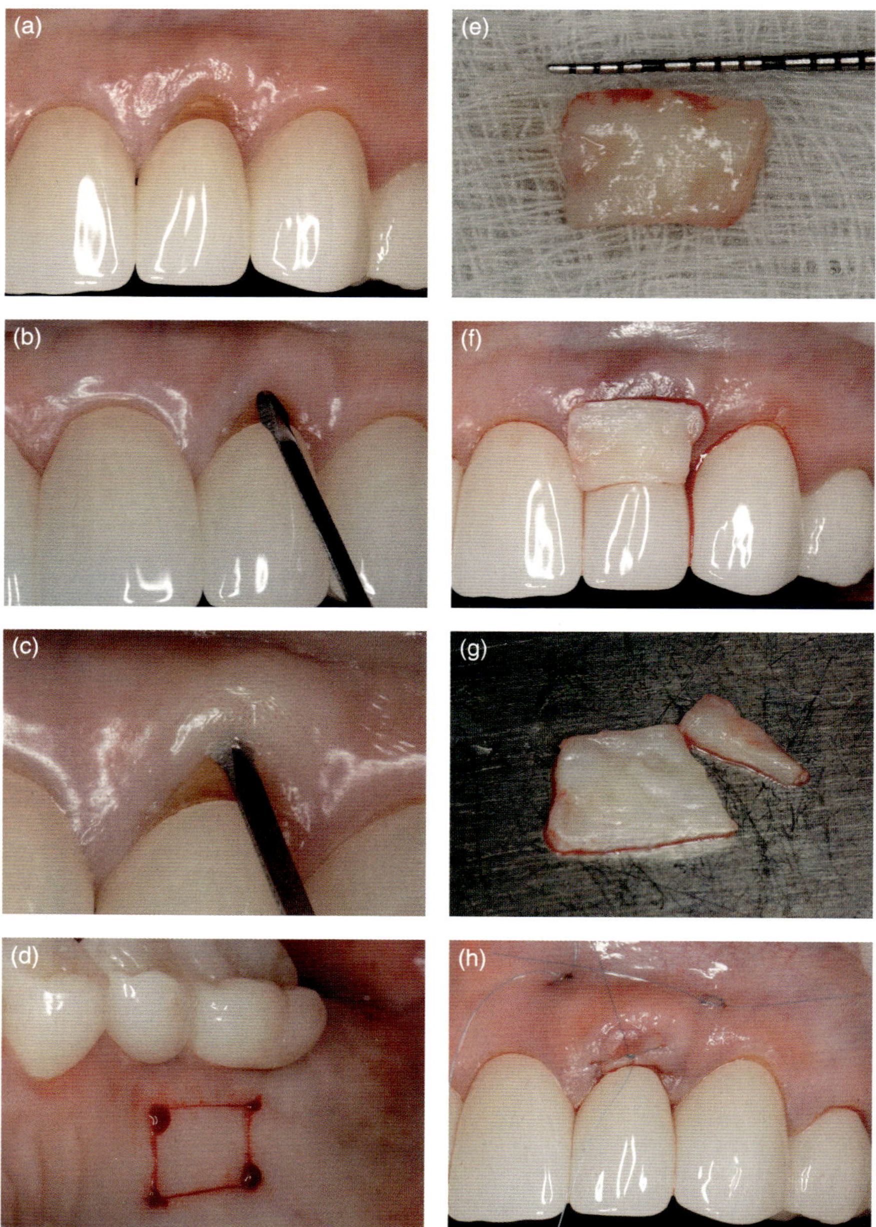

图20.5 （a）初诊时显示侧切牙牙龈退缩。（b，c）经显微外科刀片行隧道入路，从龈沟开始，一直到膜龈联合处。（d，e）游离龈获取。（f）对获取的移植物进行试配。（g）移植物去上皮化。（h）用7-0聚丙烯缝线缝合。（注意，部分移植物边缘可以暴露，以备后期的上皮化。切取的移植物应具有足够大小以确保良好的血供。通常的原则是移植物暴露不超过20%）

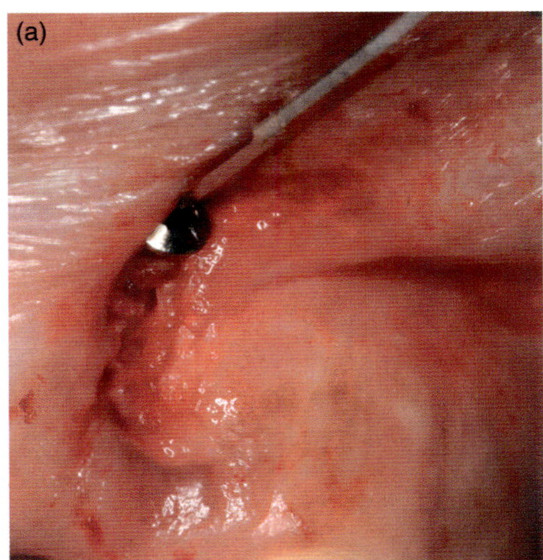

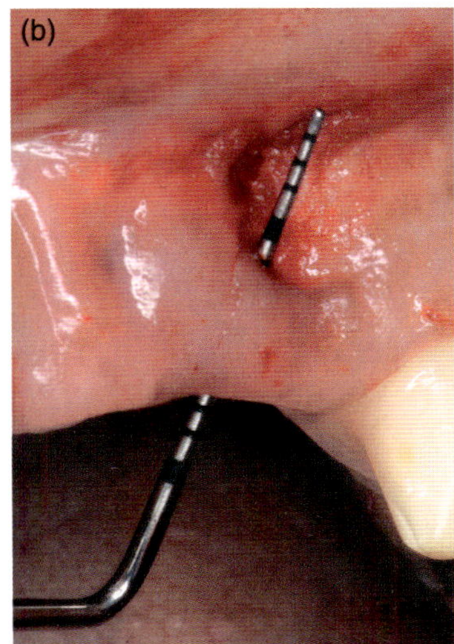

图20.6 （a）先前固定骨块的螺丝钉暴露，移除后使其缓慢愈合。（b）用探针探诊到上皮穿通。

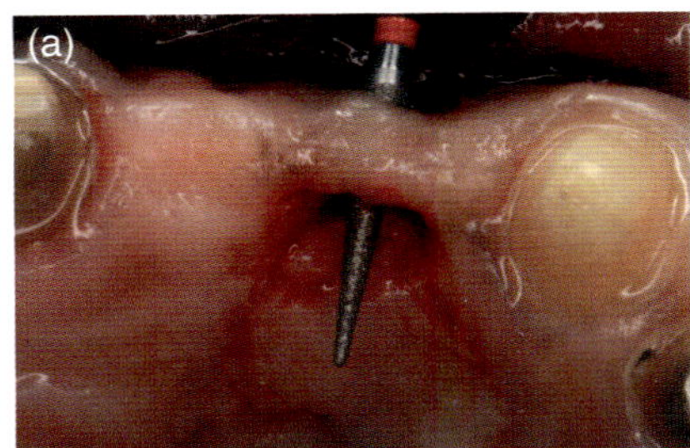

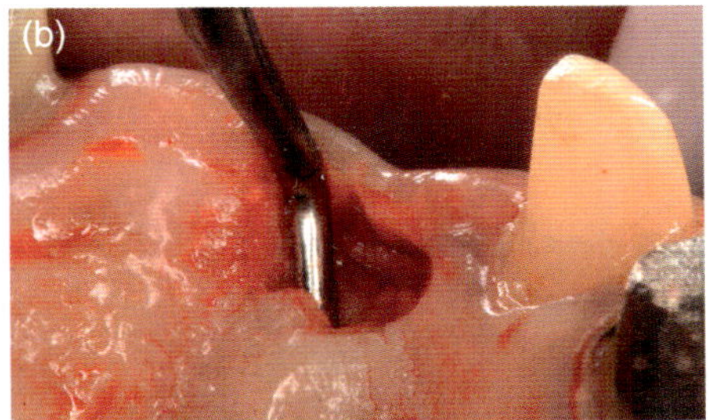

图20.7 （a）使用抛光车针低速设置下对组织内面进行去上皮化。（b）用Grace刮治器刮除上皮衬里。（注意，刮治器使用时，切削末端朝向两侧的组织）

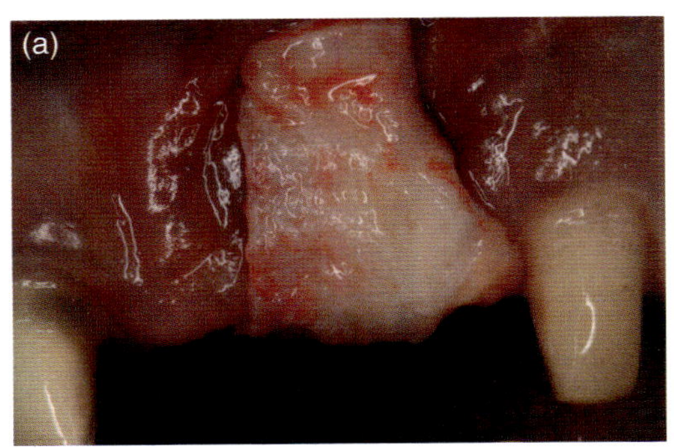

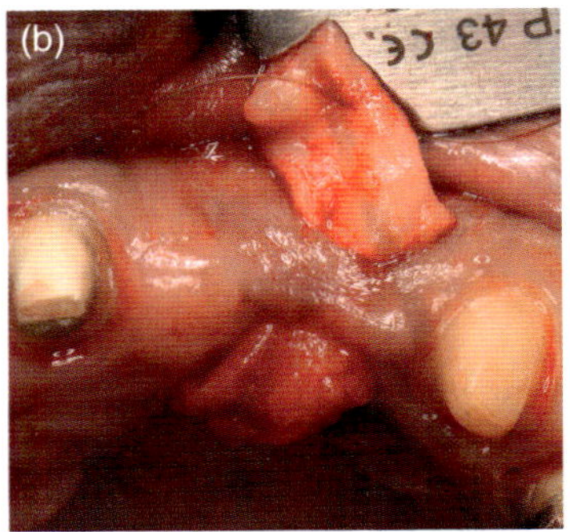

图20.8 （a）从腭部获取结缔组织移植物，并进行试比对。（b）将结缔组织置入已预备好的颊腭向隧道内以及牙槽嵴顶的组织桥下。

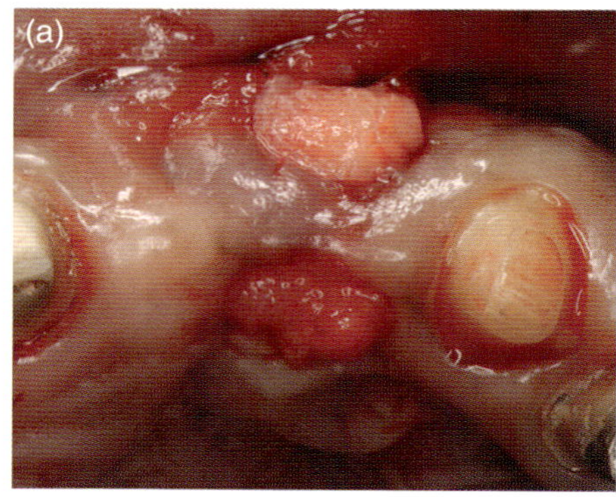
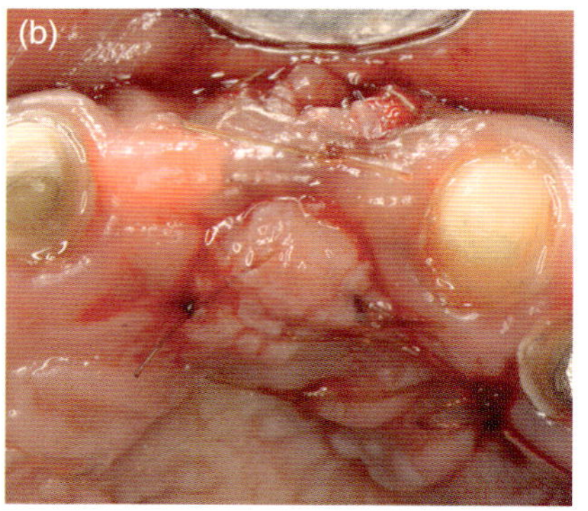

图20.9 （a）将结缔组织插入已预备好的颊腭向隧道内以及牙槽嵴的组织桥下。（b）缝合移植物，确保其稳定和无张力。

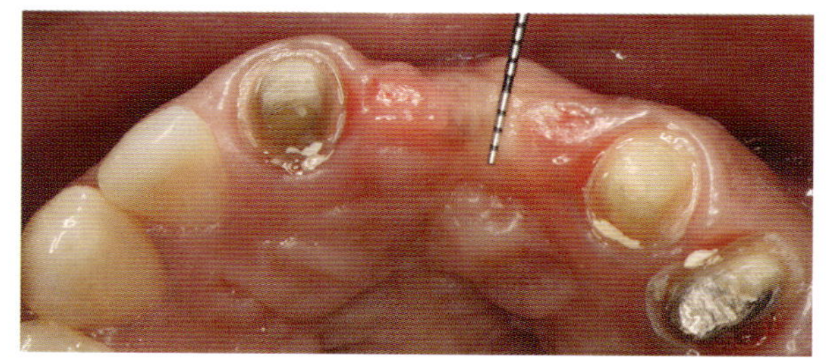

图20.10 术后3个月显示软组织增厚，上皮组织裂隙消失。

- 原先表现：图20.3显示缺牙位点由于上皮袋的存在表现出软组织畸形。

具体步骤如下：

（1）用探针探查软组织裂隙情况（图20.3 ~ 图20.8）。

（2）决定是否需要翻瓣。在大多数情况下，隧道技术因为良好的适应性而作为优选。

（3）使用钻或刀片清理上皮衬里。在此步骤中，需要去除上皮衬里，露出下方的微血管。

（4）测量移植物的大小。

（5）切取腭部结缔组织。

（6）将移植物切开，使其更长，能够完全覆盖缺损区域。

（7）以最小的张力固定移植物。

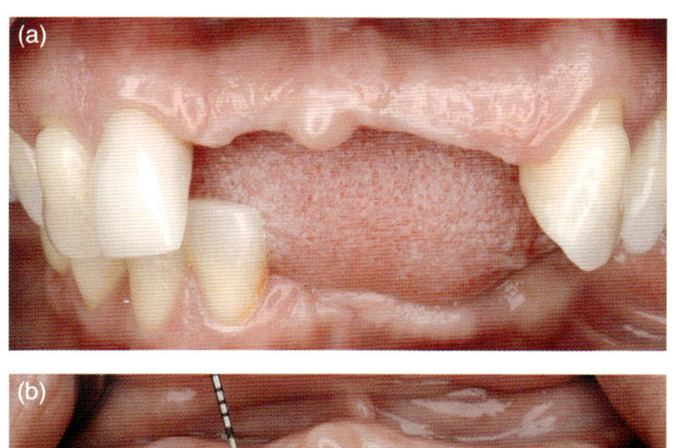

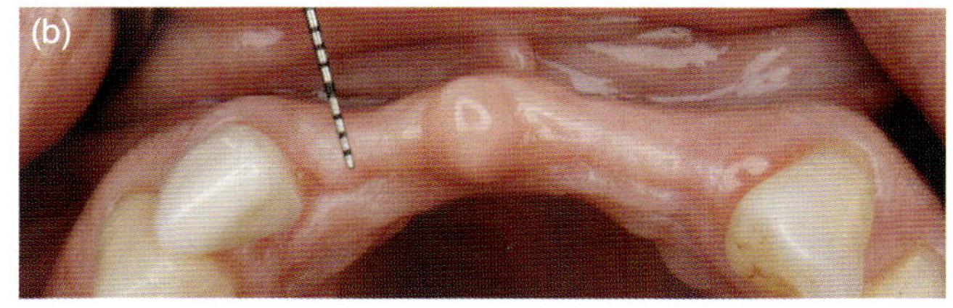

图20.11 （a）术前颊面观。（b）同一缺损的𬌗面观显示颊舌侧软组织体积的大量缺失。

20.2.1.4 软组织移植获得角化组织

这一手术的目的是纠正大面积的骨隆突修整术后的膜龈联合线移位（图20.9～图20.17）。

具体步骤如下：

（1）进行初步检查，并按照植骨方案进行操作。这部分将在第21章中讨论。

（2）常见的情形是由于皮瓣推进而引起的膜龈联合位置改变。这种情况必须进行膜龈手术（图20.9～图20.14）。

（3）通过刃厚皮片预备受植床。应注意移除所有附着在骨膜上的肌肉。

（4）切取2片游离龈条带，然后修整。

（5）为了使皮片在尖端位置固定，让针尽可能进入更多尖端的骨膜层。

（6）尖端区皮瓣复位使用铬肠线。建议使用可吸收的线以防止患者在拆线过程中感到不适，并防止在移植物成熟过程中卡住缝线。

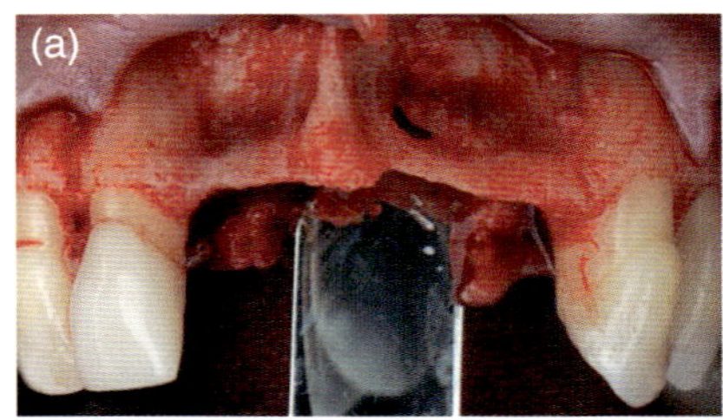
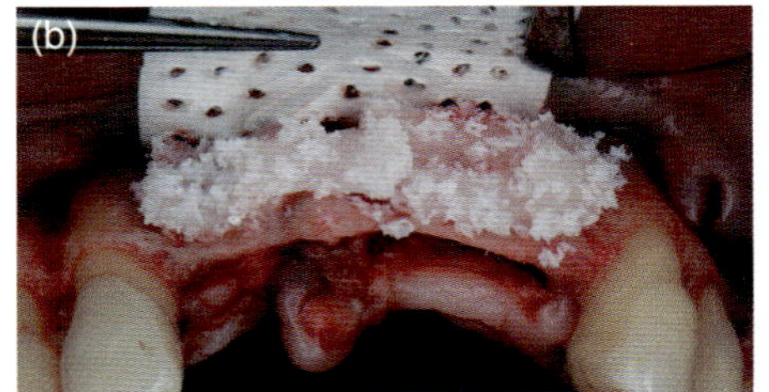

图20.12 （a）骨增量前。（b）用rhBMP-2浸泡的胶原海绵与异种骨移植材料完成骨增量。移植材料表面覆盖有带孔的dPTFE膜。钛网也可以与这种移植材料联合使用。

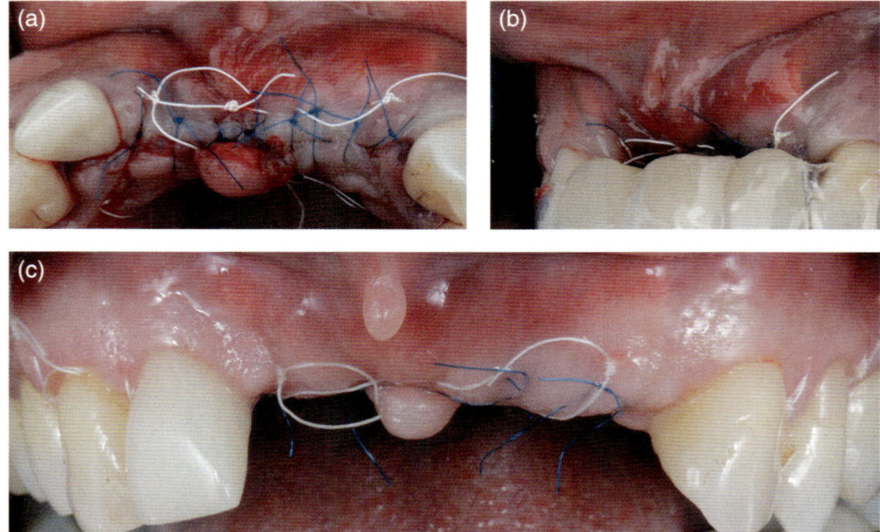

图20.13 （a）术后立即用4-0 PTFE和6-0 Proline缝线缝合。（b）术后即刻侧面观。（注意，牙冠上方的膜龈联合移位）（c）植骨术后3周随访。

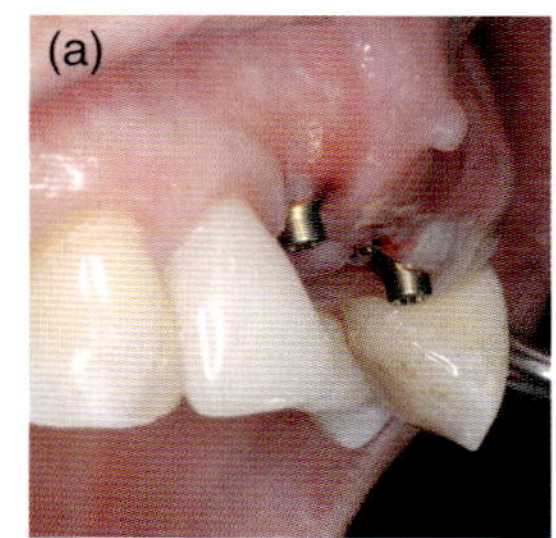
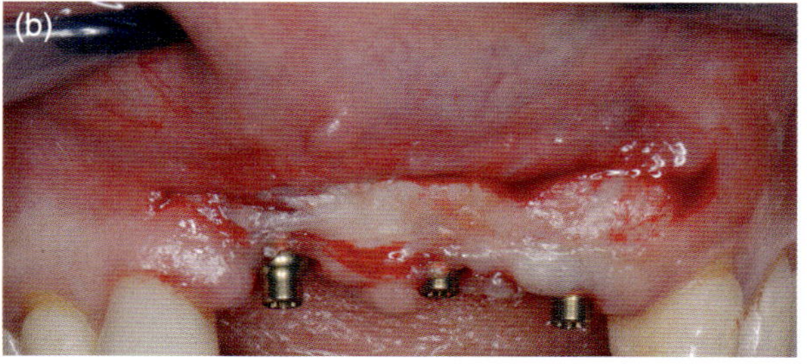

图20.14 （a）种植体植入后翻开暴露。（注意，系带和黏膜的拉力一直延伸到牙槽嵴顶）（b）将结缔组织插入已预备好的颊舌向隧道内以及牙槽嵴顶的组织桥下。

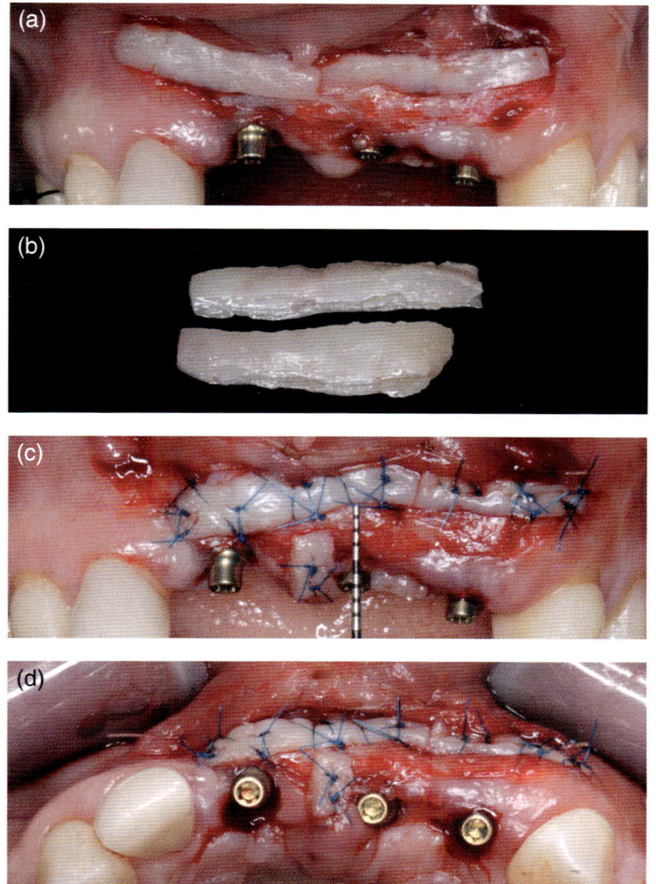

图20.15　（a，b）两条从上腭获取的牙龈移植物与已预备好的受区试比对。（c，d）用水平缝合将移植物缝合到受区。将一小块移植物缝合到鼻腭部，在颊侧面上皮化后以产生龈乳头的视觉。

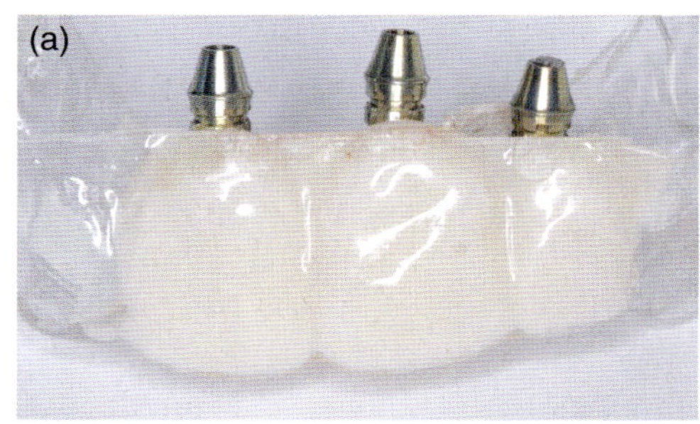

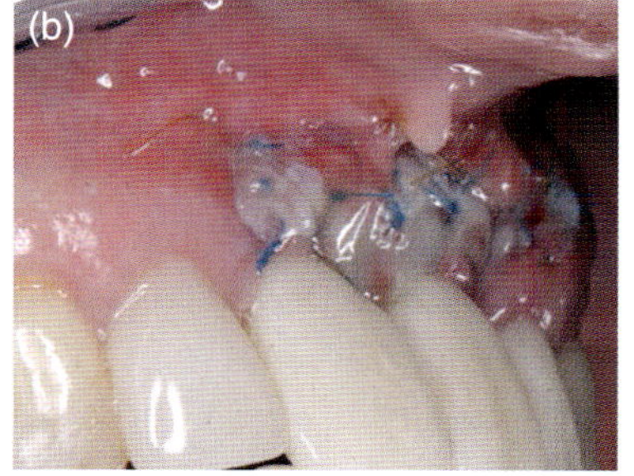

图20.16　（a）在蜡型基础上制作埃塞克斯外壳，然后通过直接Pick-up技术制作临时种植修复体。（b）1周后随访显示前庭沟加深，没有肌肉牵拉，组织角化。

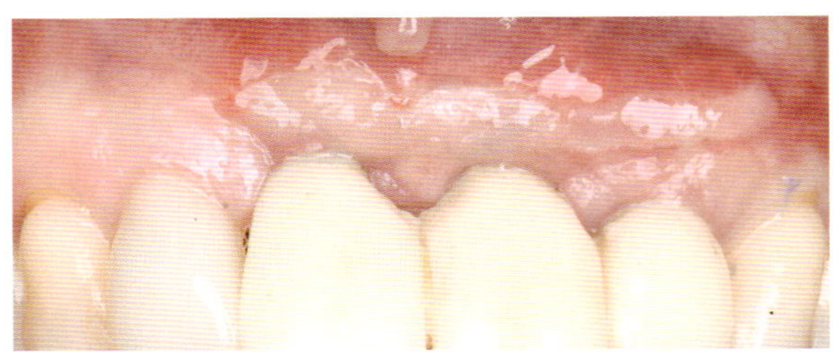

图20.17 软组织手术后2个月。

20.3 建议

在预备受植区时，受植床应尽可能靠近骨膜以确保其最小的移动。如果受植区有任何移动，将影响覆盖其上组织的血供，进而影响移植物，导致其收缩。

通过将结缔组织移植物缝合到皮瓣内侧或骨膜上从而获得移植物的稳定。

对于牙周整形手术，应使用6-0/7-0 Prolene或Vicryl缝线进行缝合，以获得最佳愈合效果。这类缝线打结时在组织撕裂之前就会断裂。因此它们质量好，使用安全，能避免挤压组织和缺血的风险。

第21章

骨增量技术

Bone Augmentation Procedures

Michel Azer

21.1 原则

人们对植骨的兴趣始于文献中对整形外科治疗骨折和脊柱损伤的记载。自20世纪70年代起，牙齿周围骨再生逐渐成为牙科领域的研究热点。多种材料被用于牙周骨再生（例如自体骨片、凝固物和骨替代物），但这些材料的治疗结果并不一致；直到下颌模型实验中发现的不可吸收膜具有细胞封闭性，其治疗结果才开始相对确定。

21.1.1 为什么需要植骨?

植骨的主要目的是按种植体植入成功的生物学要求重建，植入成功的最低要求是在种植体周围保有2mm骨量。在种植体负荷第一年后，骨重建将在种植体周围补偿1～1.5mm宽度的骨量，该宽度是必需的，也称为“种植体周围生物学宽度”[1]。一些学者建议，在美学区，种植体颊侧应保有2～4mm骨量以保持唇龈水平[2]。

21.1.2 缺损形态分类

既往文献介绍了多种缺损形态分类以准确描述无牙颌/缺牙区（Edentulous）牙槽嵴，让临床医生更好地了解复杂情况。缺损形态传统被分为水平向、垂直向或混合型；然而，Cologne牙槽嵴缺损分类（CCARD）能够更全面地从以下3个角度对缺损进行分类：

（1）缺损方向：

H：水平向。

V：垂直向。

C：混合型。

S：窦型。

（2）重建需求：

1：低＜4mm。

2：中4～8mm。

3：高＞8mm。

（3）骨增量区与周围骨的关系：

a：内部：位于牙槽嵴内部。

b：外部：位于牙槽嵴外部。

应用该分类的示例：

H.2.b 牙槽嵴以外的中等程度水平向缺损。

H.1.a.S.1 牙槽嵴以内的低程度水平状缺损且窦缺损骨移植需求＜4mm。

21.1.3 骨组织移植成功的要求

植骨时可使用“PASS”原则[3]帮助记忆：

P–无张力创口关闭（Primary wound healing）

无张力创口关闭要求6～9个月不间断创口关闭，可通过恰当的皮瓣管理和对细菌性及机械性损伤（例如义齿或临时桥体产生的压力）的预防形成良好的早期愈合，从而实现该要求。

A–血管化过程（Angiogenesis）

骨增量手术后的愈合过程始于最初24小时内血凝块的形成，该血凝块将随后被巨噬细胞和中性粒细胞溶解，继而形成肉芽组织。肉芽组织在血管中致密，有助于类骨质的形成。研究表明，血管增加下的骨再生质量更好。

S–创造植骨空间（Space maintenance）

引导骨再生（GBR）成功最重要的要求是为GBR中的骨祖细胞留出再生空间。

S–稳定（Stability）

GBR中使用的膜具有三重功能：细胞屏障作用、维持空间和防止血凝块微动。

21.1.4　用于骨增量的材料

21.1.4.1　自体骨

自体骨一直以来被视作骨增量材料的“金标准”，图21.1所示为一例自体骨移植病例。

21.1.4.2　膜

用于植骨的可吸收膜包括：

- 长效交联型胶原膜（例如ACEsurgical®公司的RCM6膜）。
- 快速吸收的非交联型胶原膜（例如Geistlich®公司的Bio–Gide膜）。

用于植骨的不可吸收膜包括：

- 未增强致密聚四氟乙烯膜（dPTFE），也称为“细胞质膜”（Osteogenics®公司）。
- 钛增强dPTFE膜。
- 钛网。

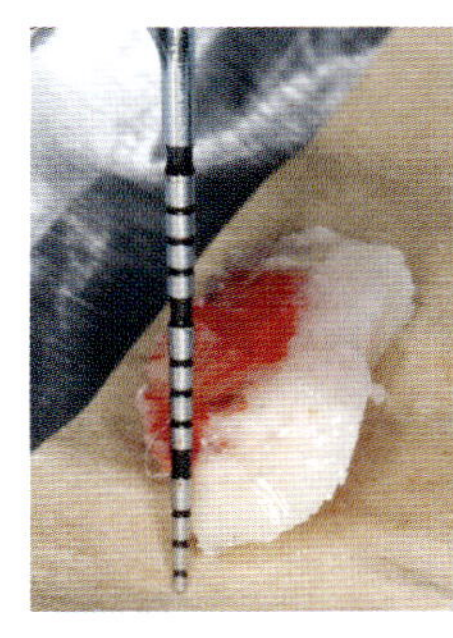
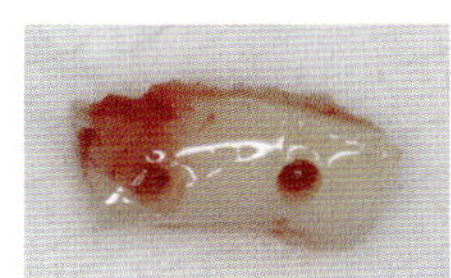
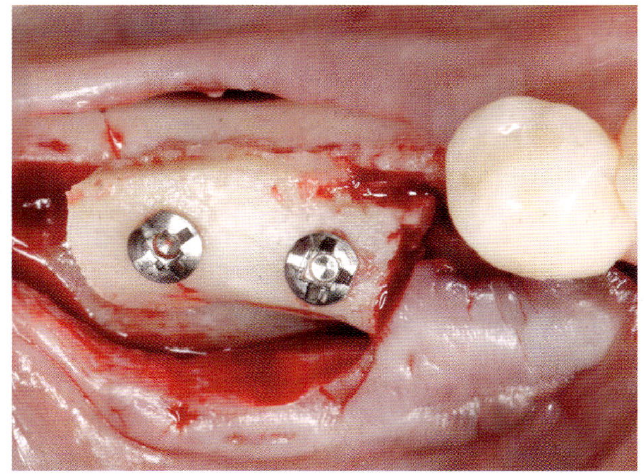

图21.1　采集块状自体骨移植锚定于下颌后部，具体使用2个螺钉固定植骨块以最大限度减少其微动和旋转，最终达成增加垂直向和水平向的骨量的目的。

21.1.4.3 膜固定系统

- 平头钉：非螺纹钉，通过轻敲来固定膜片。推荐与可吸收和不可吸收膜一起使用。
- 螺钉：通过手动扭转螺纹固定螺丝。不建议用于可吸收胶原膜，因为螺丝可能会使膜起皱甚至撕裂。
- 帐篷钉。
- 固定骨块螺钉。

21.2 步骤

21.2.1 用不可吸收膜进行植骨（图21.2和图21.3）

（1）对任何纤维组织或对先前植入的骨粉颗粒进行脱颗粒或全厚瓣翻瓣，应注意不要损伤皮瓣或穿孔。

（2）松弛切口和拉伸皮瓣。

（3）如果需要作为血供和骨祖细胞的来源，就要去掉皮质骨。

（4）测量膜的尺寸。

（5）固定腭侧或颊侧。

（6）包住牙槽骨。

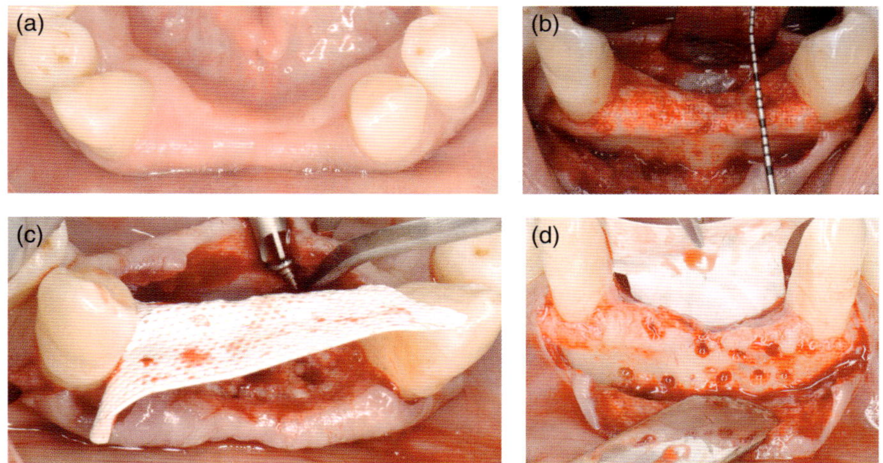

图21.2 （a）术前视图。（b）植骨前的初始情况。（c）带有钛网的dPTFE膜，在舌侧用螺钉固定。（d）在舌侧用2个螺钉固定膜后。

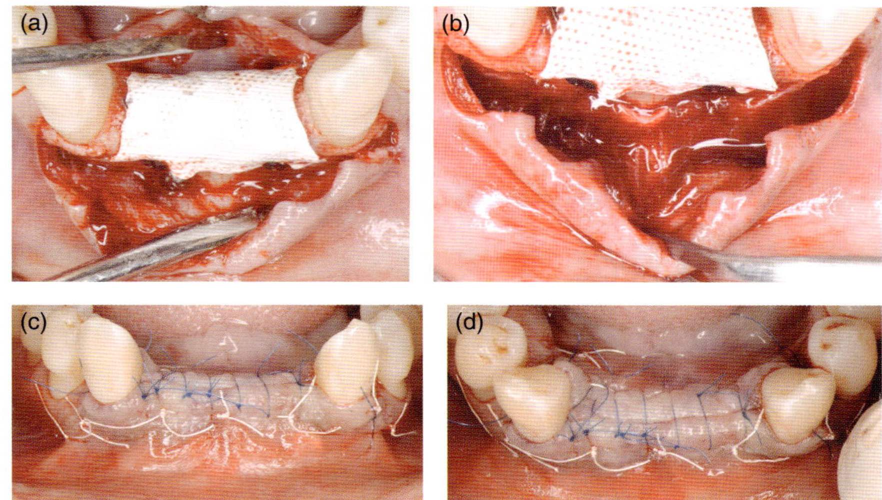

图21.3　（a）用2个螺钉将骨膜固定在颊侧。（b）肌肉层上方的水平向松弛切口。（c，d）建议双层缝合：用4-0和6-0缝线行水平褥式缝合以拉近边缘。

（7）使用骨膜缝合来稳定膜。

（8）使用水平褥式缝合来固定瓣边缘。

（9）使用单次间断缝合以关闭皮瓣切口线。

21.2.2　自体骨移植（图21.4～图21.10）

（1）通过松弛切口及显露全厚皮瓣获得更好的视野，而后实现初级愈合。

（2）测量牙槽嵴近远中向和尖端-冠方向缺损。

（3）采集自体骨（图21.5）。

（4）劈开骨块，用刮骨器刮除所有不规则的地方。

（5）从颊侧开始固定骨板。

（6）使用薄的碳/裂钻钻穿骨板进入天然骨。用探针测量长度，用尺寸合适的螺钉固定。通常螺钉的合适长度比探针测量长度长3～4mm。

（7）以类似的方式用腭钻针稳固腭板。

（8）修剪多余的骨移植材料制成自体骨片填充在骨板之间。

（9）关闭创面前使用富血小板纤维蛋白（PRF）膜。如果没有PRF膜，可以不使用膜来关闭创面。

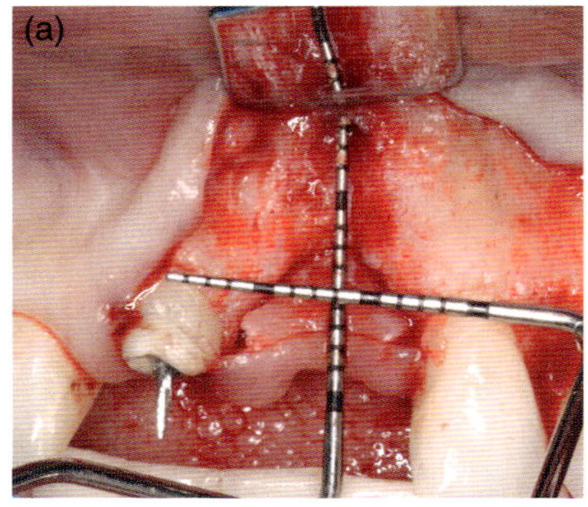
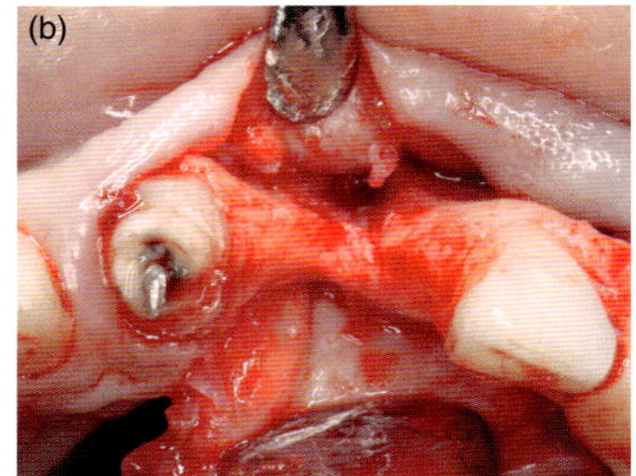

图21.4 （a，b）术前和植骨前的初始情况。

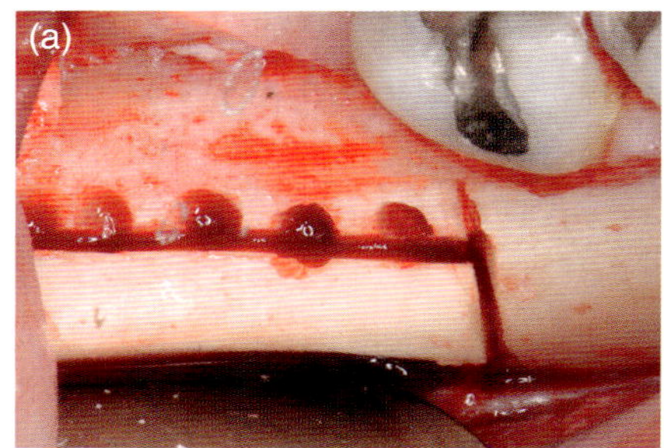
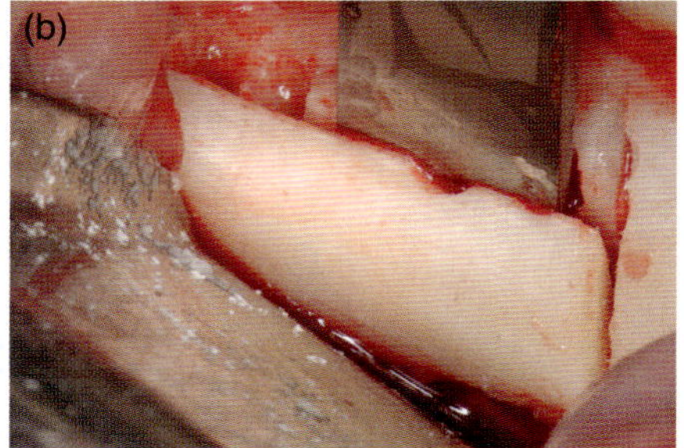

图21.5 （a）按照近中、远中、根尖端、冠方的顺序勾勒出植骨块的边界。（b）使用骨凿轻施压力将骨块折断，从下颌骨分离。

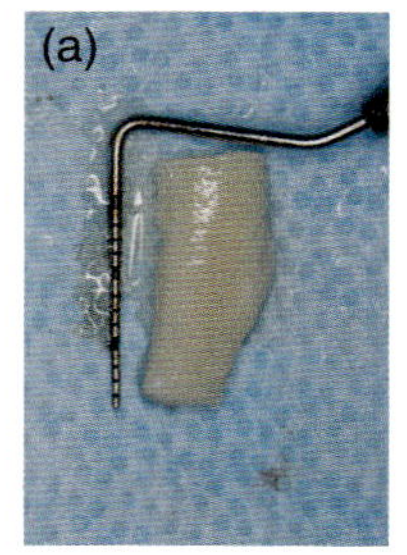
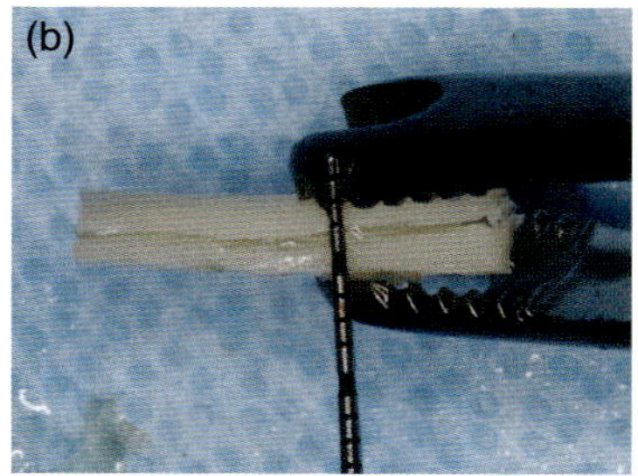
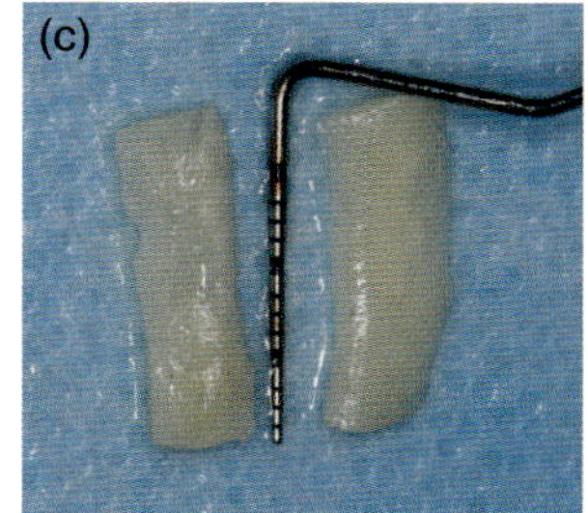

图21.6 （a）骨块初始图。（b）使用超声骨刀（也可使用精密切片机）切割骨块。（c）切割完成后。

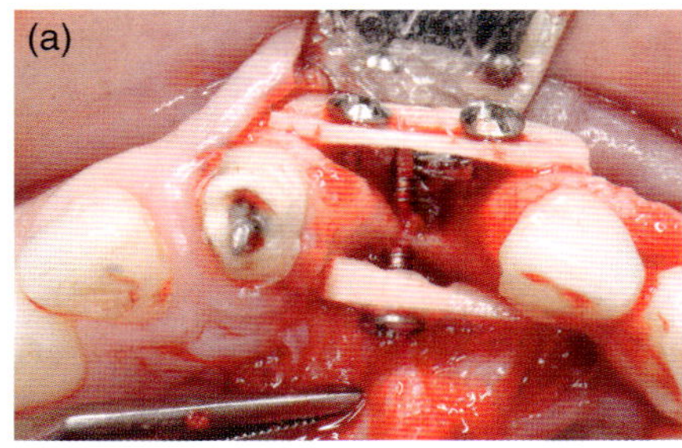

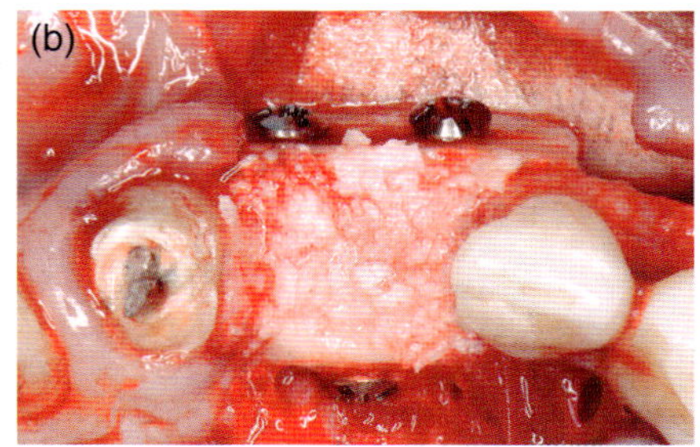

图21.7　（a）先固定颊侧骨板，再固定腭侧骨板。（注意，为了达到最佳稳定性，腭侧螺钉需固定至颊侧骨板）（b）将自体骨碎骨块填入双侧骨板形成的间隙。

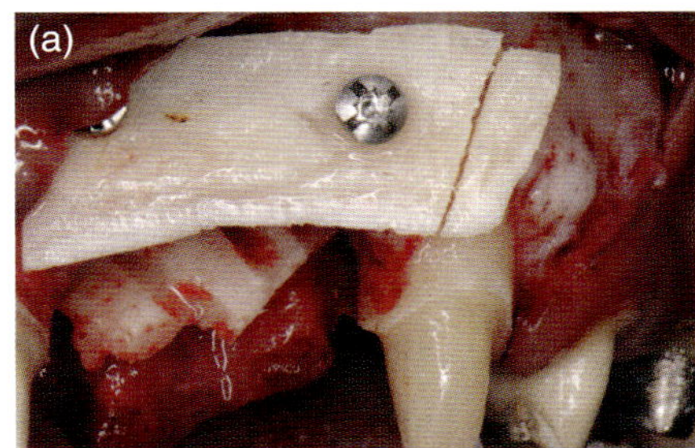

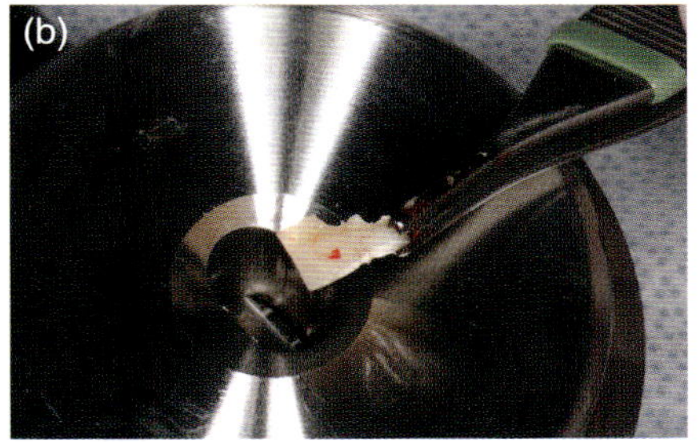

图21.8　（a）仔细修剪多余骨块有助于制备更多的碎骨块。（b）用骨磨研磨前的多余骨质。

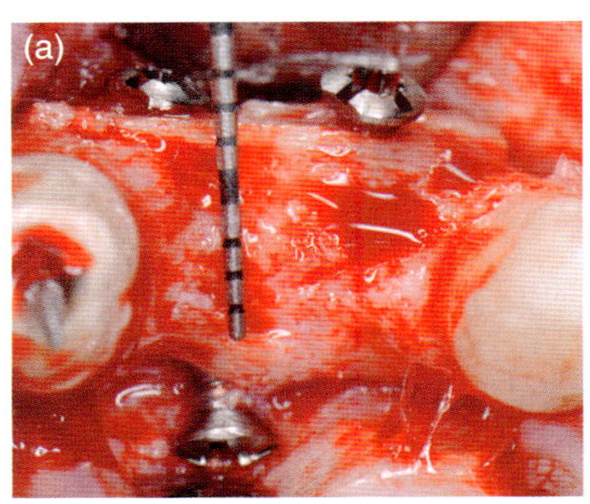

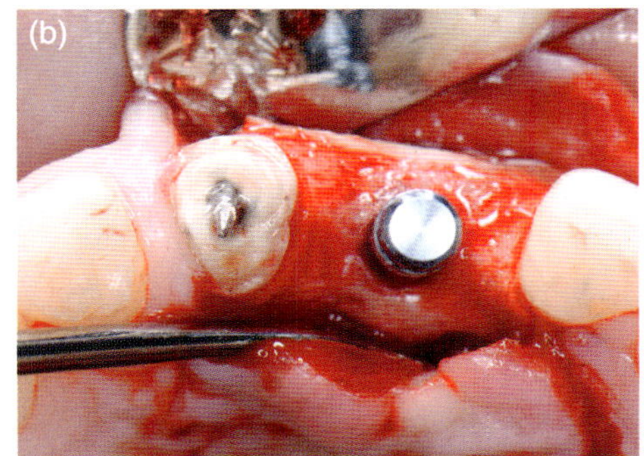

图21.9　（a）植骨4个月后，水平向和垂直向的骨再生情况。（b）种植体植入在理想的三维位置。

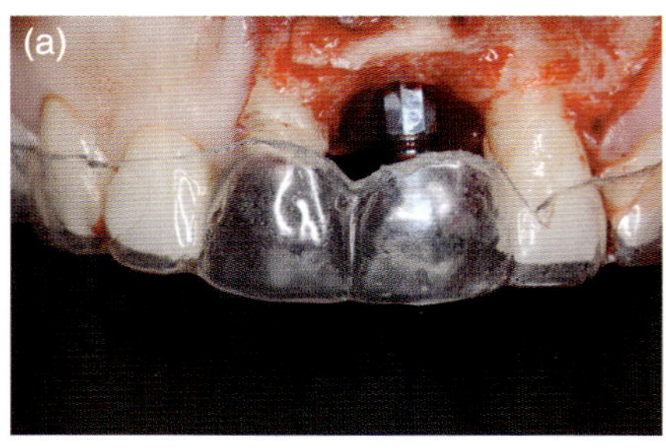

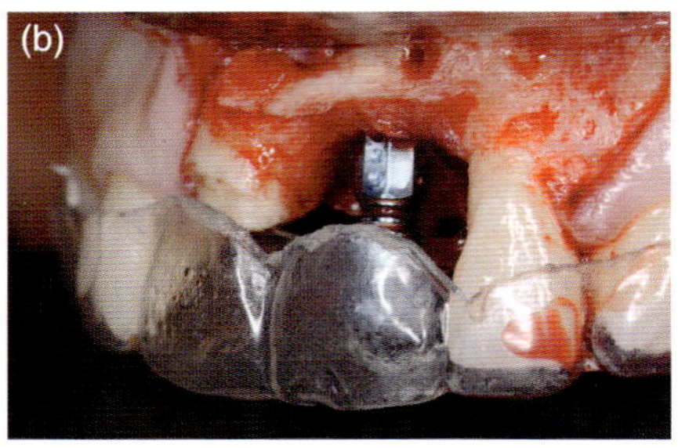

图21.10 （a，b）颊侧位显示种植体被置于合适的深度，可满足良好的牙冠外形轮廓。

21.3 建议

初期愈合

- 使用正确的松弛切口实现无张力初期闭合。
- 指导患者在2～3周不要佩戴可摘局部义齿。
- 如果佩戴了临时固定义齿，则要相应减少使用。
- 采用正确的术前和术后方案。
- 建议初学者使用可吸收胶原蛋白膜，该膜的并发症相对较轻。

血管形成

- 一位好的临床医生应该评估骨增量的质量，而不仅只是数量。
- 血供和使用的产品对移植骨的长期稳定性很重要。

空间维持

- 当缺损较大时，钛增强膜或钛网的效果优于胶原膜。

第22章

口腔种植中的印模制取

Impression Taking in Implant Dentistry

Christopher C.K. Ho

22.1 原则

印模应能精确地将种植体的设计或基台的位置转移到模型上。这种精度有利于最终修复体的被动就位；反之，不合适的就位可能会增加生物性和机械性失败的风险。因此，制备能够准确转移种植体口内位置的最终模型对于修复体的长期稳定性至关重要。此外，印模获得了修复区域的软组织轮廓，可提供牙齿周围粉色美学的轮廓。

种植体水平或基台水平的印模通常使用弹性印模材料（例如聚醚或聚乙烯硅氧烷）来制取。近年来，椅旁口内扫描或数字化印模被引入。这些数字化印模技术包括使用扫描标记对患者进行扫描以获得数字化印模，同时进行种植体的配准。数字化印模技术有多种优势，包括提升患者舒适度、消除弹性材料可能产生的误差，并提高成本效益。

不良的印模可能会导致修复体就位不准确或疗效不佳，这可能会导致未来发生并发症或种植失败、治疗成本增加、治疗时间延长和患者的不便。最终模型的准确性可能受到一些因素的影响，包括采用的印模技术、种植体的平行或非平行放置、种植体位置的深度、使用的印模材料类型、用于制备模型石膏的尺寸稳定性、模具系统和转移杆长度。

种植体印模将提供：

- 种植体位置。
- 种植体深度。
- 种植体的轴向/角度。

- 种植体的旋转位置。
- 软组织轮廓（穿出的轮廓）。

弹性印模材料的要求包括：

- 准确度。
- 刚性和弹性。
- 能够从倒凹中取出。
- 尺寸稳定性。

聚醚橡胶或加成型硅橡胶满足印模材料的需求，推荐使用。聚醚橡胶易受湿度和阳光的影响，而硅橡胶印模材料比聚醚橡胶有更好的生物力学稳定性。硅橡胶具有良好的弹性模量，可以从口腔中尤其是软组织倒凹区轻松地取出。

种植修复体的就位需要极高的精度，因为精密的机械连接伴随与骨的刚性连接。种植体没有牙周膜，不像天然牙由于有牙周膜能允许存在轻微的误差。精度要求对多个种植体修复的印模更为关键。种植体能被动就位是目标，因为就位不良可能会导致种植体受到压力，从而导致骨丧失甚至骨结合失败。

22.1.1 口腔种植中使用的印模技术

- 基台水平印模：
  - 直接。
  - 间接。
- 种植体水平印模：
  - 制取（开口式托盘）。
  - 转移（闭口式托盘）。

22.1.1.1 基台水平印模

直接基台水平印模需要先放置基台，之后的准备和印模步骤类似于传统牙冠取模。

间接基台水平印模需要使用响扣式基台［例如Snappy基台（Nobel Biocare）或Solid基台（Straumann）］，这包括放置一个带印模帽的标准基台，该基台可以和印模一同取出。然后，插入适合该基台的替代体并制作模型。

22.1.1.2　种植体水平印模

- 间接转移（非开窗式托盘）：移除印模后，转移杆仍保留在口腔中。然后，将替代体连接在转移杆上，并将转移杆再次放入印模中。这些转移杆通常是锥形的，方便拆卸。
- 直接制取（开窗式托盘）：直接法也称为“开窗式托盘印模技术”，因为托盘上有用于拧下转移杆上的导向销的开口（表22.1）。这些技术可以细分为夹板技术和非夹板技术。印模帽嵌入印模中，然后拧下导向销，取出印模。托盘需要保留有开口，才能接触并拧开螺丝，从而取出印模。转移杆通常是方形的，能将印模帽锁住在印模内（图22.1）。

在系统综述中，Kim等[1]严谨地根据文献评估了使用直接和间接技术制取印模的精确性。报道表明直接（开窗式托盘）印模和夹板技术更精确。其他学者报道，开窗式印模更精确，因为在移除和更换转移杆时，尤其是在𬌗龈方向，会有误差产生[2-3]。还有一些非开窗式托盘技术的适应证，例如在口腔的后牙区或当张口受限时，开窗式托盘进入困难，或者是患者有强烈的呕吐反射，需要尽快取下印模[4]。

表22.1　开窗式和非开窗式托盘种植体取模的比较

因素	非开窗式托盘转移杆	开窗式托盘转移杆
易用性	更简单，可能更适合容易恶心的患者	步骤更烦琐
托盘准备	无	转移杆所在的位置，托盘必须打孔
颌间间隙	所需空间小，后牙区更简单	需要更大空间拧入和拧出转移杆
多单位夹板连接	不可行	可行
印模精度	由于必须将转移杆重新插入印模中，可能导致不准确	由于转移杆保留在印模内，所以精确性更高
种植体离散度	很难移除印模	移除印模较容易
种植体深度	种植体位置很深可能会妨碍非开窗式托盘转移杆的使用，因为它可能无法与印模材料充分接触	转移杆是方的，印模材料容易填入空隙内，并且可以根据需要进行修改

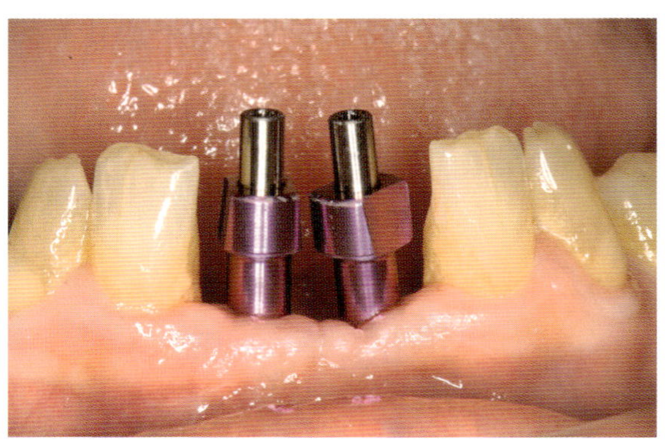

图22.1 开窗式托盘转移杆。（注意，转移杆是方形的，方便制取印模）

22.1.2 个性化转移杆

制造商的转移杆是标准化的，没有考虑到临时修复体或愈合基台轮廓可能形成的不同软组织轮廓[5]。可以使用两种方法制作个性化转移杆来准确记录软组织形态。第一种方法是将转移杆和流体复合树脂放在龈下区域并进行光固化。这可以使流入组织内的复合树脂固位，而不会导致软组织塌陷。第二种方法是将替代体插入临时修复体中，并通过将其放入覆盖临时修复体黏膜下部分的印模材料中，来形成临时冠和替代体的阴模。临时修复体将在放好后被移除，替代体则留在印模材料中，将转移杆放到替代体上，临时冠的轮廓将作为阴模放置到模拟体上。阴模空间可以填充丙烯酸或可流动的复合树脂，提供个性化转移杆，然后可以用来在口内获取临时牙冠轮廓（图22.2）。

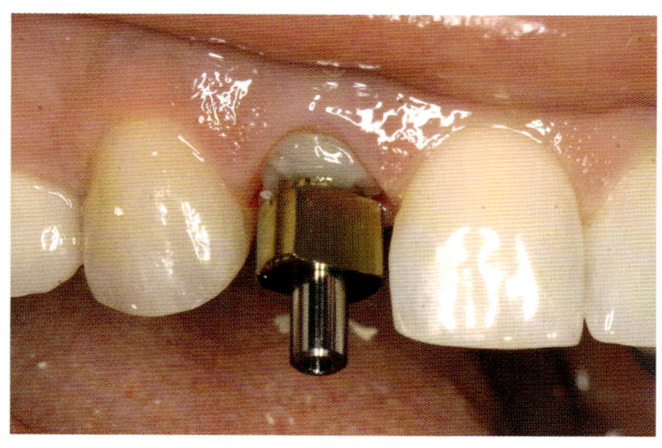

图22.2 就位的个性化印模柱，能支持和复制临时修复体的牙龈结构。这是通过在龈下区域打入可流动复合树脂并光固化聚合来制作完成的，可以展现穿龈轮廓。

22.1.3　多单位印模

修复体的被动就位需要种植体各组件的精确印模来实现，或者简单地说，需要在临床上尽可能精确地就位，以避免由于种植体受到上部结构不可控的负荷而导致的骨应变。当种植体支持的修复桥中有2颗或更多种植体时，这一点更加重要，因为不合适的应力可能会放大，导致临床并发症。

Sorrentino等[6]评估了内连接种植体中种植体排列（平行与非平行）和转移杆接口长度（1mm与2mm）的影响。他们报道说，当种植体平行时，模型制备更精确，当种植体不平行时，较短的接口长度更准确。Mpikos等[7]报道对于外连接种植体，印模技术和种植体平行度都不会影响印模准确性；相反在内连接种植体中，印模准确性明显受种植体平行度影响。这可能是由于内连接种植体比外连接种植体具有更长或更宽的种植体/基台连接。更长或更宽的连接区域会导致转移杆在移除印模时发生位移，从而增加非平行种植体变形的可能。目前已有为内连接部分类似于支撑修复体的基台的单个修复体开发的转移杆，通常是长六角形的，用于记录和转移位置。然而，在固定义齿中，长六角形可能会妨碍从种植体中被动取回转移杆，尤其是在种植体倾斜时，因为它可能会黏合，并且在移除时产生的力可能会导致印模变形。为避免或减少印模变形，推荐使用非六角（非插入）开窗式托盘转移杆（图22.3）。

为了提高多单位印模的准确性，建议在取印模之前将转移杆夹板连接

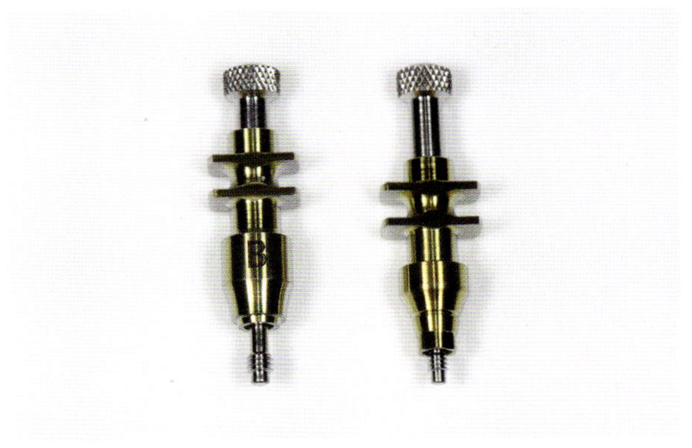

图22.3　插入和非插入的转移杆。单个修复体具有类似于支撑修复体的基台的内长六角形结构。在多单元修复体（例如固定义齿）中，长六角形可能会妨碍从种植体中被动取出转移杆，使印模变形。因此，建议使用非六角形（非插入）转移杆。

以提高印模精度。Lee系统综述中的大部分研究[8]证明，夹板的精确度更高，并且没有研究报告非夹板技术比夹板技术更准确。

在Papaspyridakos等[9]最新的系统综述中，发现夹板印模技术对于牙列缺损和牙列缺失的患者都更准确。对于无牙颌患者，开窗式取模比非开窗式取模更准确（图22.4），但对牙列缺损患者来说几乎没有区别。如果您有多颗种植体，但计划将它们作为一个整体进行修复，可以选择更容易操作的非开窗式取模。但要注意的是，非开窗式取模时不能采用夹板连接，否则脱模时将无法移除转移杆。

22.2 步骤

附加视频演示了这些取模步骤，建议读者观看这些视频以获取更多详细信息。

22.2.1 种植体水平取模

（1）移除愈合基台或临时修复体后，应立即插入转移杆，因为软组织可能会向内塌陷，从而更难插入转移杆。

（2）插入开窗式或非开窗式转移杆。如果是多单位取模，考虑在进行开窗式取模时使用金属丝、树脂或其他结构将转移杆连接固定。

（3）拍摄根尖X线片。使用平行投照技术可以看到转移杆的完全就位。推荐使用胶片夹（图22.5）。

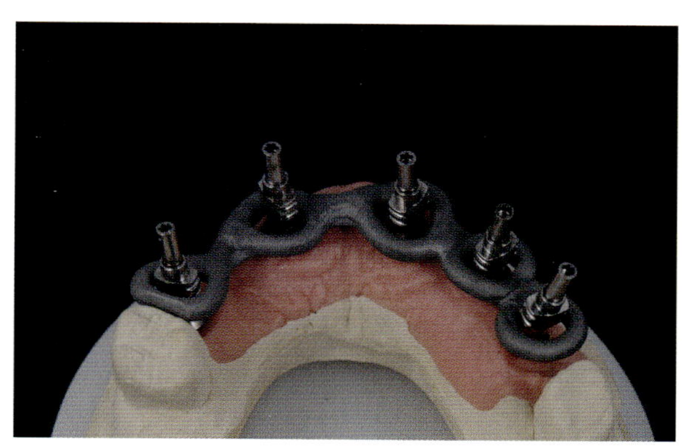

图22.4 在技工室制作的印模夹板，通过夹板将转移杆相连进行口内制取印模。夹板是用金属制造的，也有许多临床医生会用铸型树脂制作。

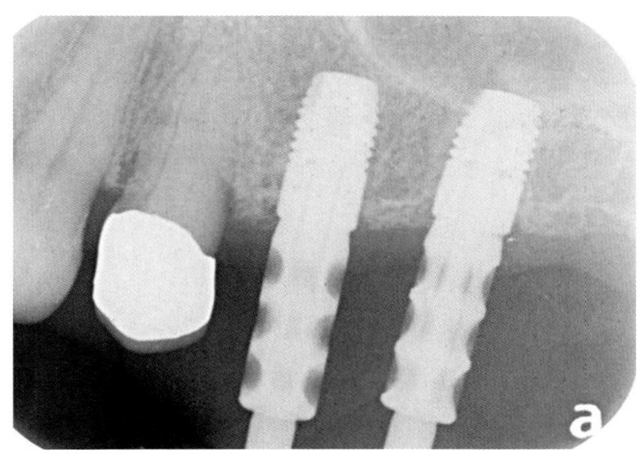

图22.5　用于拍摄种植体和转移杆的X线片平行投照技术。（注意，转移杆已完全就位）

（4）如果使用开窗式取模，先试一下托盘，然后在放置转移杆的区域打孔。

（5）注意可能需要在倒凹处或已有的牙冠和固定桥处填倒凹，以确保印模能从口腔中容易地取出。

（6）进行取模。检查印模是否准确并延伸到所需牙齿。如果使用非开窗式取模，应格外注意印模帽需要包埋在取模材料内，如果使用开窗式取模，请确保印模帽就位，牢牢地固定在材料内，没有脱落的可能。

（7）重新安装愈合基台或临时修复体。

22.2.2　数字化印模

椅旁口内扫描的发展使数字化取模成为可能，这使临床医生能够在单颗种植或者四单位内的局部缺牙种植病例中，获得与传统取模相同的准确度。然而，在无牙颌案例中存在跨牙弓种植体植入的情况，文献关于印模准确性提出了不同观点。此时，可能需更谨慎，使用传统印模来重建全牙弓种植体。或者如果要使用数字化印模，则应进行物理验证以确保准确性。摄影测量技术的不断发展以及口内扫描技术的持续创新（使用不同长度校准扫描体），可能很快就能实现对全牙弓种植体病例的精确数字口内扫描。

22.3 建议

- 拍摄根尖X线片，检查位于黏膜下方可能看不见的转移杆的贴合度和就位。X线片应垂直于种植体拍摄，以确保螺纹清晰且不模糊，提供诊断射线照片，以便随着时间的推移进行对比评估。
- 如果种植体彼此靠近，则可能无法将转移杆放置在一起。如果发生这种情况，您可以使用车针修改转移杆使其完全就位。另一种解决方案是连接调整过的临时基台或其他可用来提取印模帽的基台。
- 在多单位取模的夹板中，当种植体间隔一定距离时，由于树脂会发生聚合收缩，可能会导致不准确。可以用硬金属丝和树脂代替，以尽量减少这种影响。

第23章

美学区的种植治疗
Implant Treatment in the Aesthetic Zone

Christopher C.K. Ho

23.1 原则

从历史上看，成功的种植体治疗被定义为，具有健康的种植体周围组织和稳定的牙槽骨水平的功能性种植体。最近，美学已成为成功种植修复的重要标准。患者微笑时可见的区域需要“白色美学”和“粉色美学”达到和谐与平衡。想要达到美学效果就需要了解与软、硬组织美学相关的标准。临床医生必须了解与牙龈形态、形状与尺寸、特征、表面纹理和颜色相关的参数。虽然技工可能会制作出与邻牙颜色匹配的修复体，但如果周围的软组织不和谐，那也不太可能取得良好美学效果。此外，通过建立患者对治疗结果的期望来了解治疗结果的美学风险也是很重要的。

种植体修复的综合规划需要以修复为导向，通过精确的手术与修复治疗达到最佳的美学和功能。种植体三维空间的正确放置对于美学效果至关重要。要求有足够的修复空间来确保种植体肩台位于理想位置，这样可以通过稳定、长期的种植体周围组织获得最佳美学效果。医患沟通的一部分是，应与患者讨论确定他们是否有牙齿–颌面的美学考虑。可以进行整体的微笑评估来增强种植修复的美学效果。这可能涉及相邻的修复程序，例如复合树脂填充或瓷贴面/牙冠修复、正畸牙齿移动、牙周手术和种植义齿周围的组织重建，以满足患者的要求。

23.1.1 一般注意事项

微笑分析包含牙齿–颌面和牙齿–唇形的整合，这可能会影响面部的整体吸引力。数字微笑评估是一种设计和交流工具，技术人员可以运用它创建一个基于数字化设计的二维（2D）方案，在上殆架后的模型上制作三维（3D）诊断蜡型或实体模型。它还能通过在照片上显示牙齿颜色模拟口内模型，实现虚拟蜡型。最终的微笑设计元素可能会受到诸如咀嚼和语言等功能关系的约束。本章不会详细解释微笑设计，而是会强调需要仔细评估与美学区种植治疗相关的特定因素。

23.1.1.1 唇部轮廓与长度

前牙和其他支撑结构支撑了唇部轮廓，牙缺失及相关牙槽骨的吸收可能导致唇部轮廓丧失和面部塌陷。从上唇边缘到鼻底的平均唇长为20～24mm[1]，唇活动度为7～8mm[2]。

23.1.1.2 息止位和大笑时牙齿暴露情况

30岁女性息止位平均暴露3.4mm的牙齿结构，而男性则暴露1.9mm[3]。任何美学修复的起点都是面部，上颌切缘相对于患者面部位置的评估提供了牙齿美学设计的路线。根据唇活动性来调整牙齿的长度可以获得迷人的微笑。

23.1.1.3 笑线

笑线是通过要求患者大笑看上颌唇如何移动来评估的。笑线可以分为低、中或高。在低位笑线上，75%以下的上切牙在大笑中露出；在中位笑线上，75%～100%的上切牙和龈乳头露出；高位笑线是指可以看到完整切牙和一定量的牙龈（图23.1）。

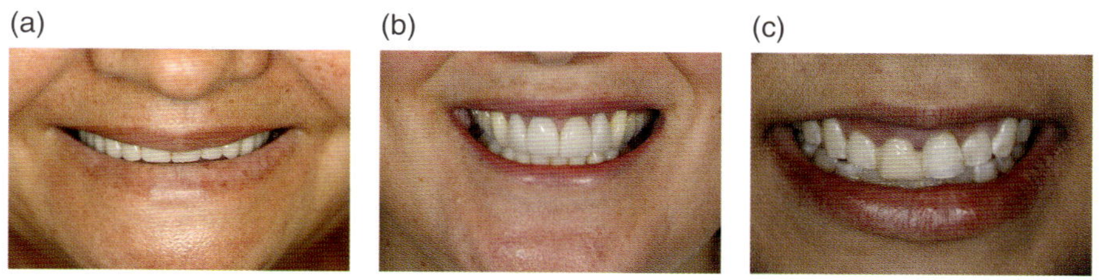

图23.1 （a）在低位笑线上，75%以下的上切牙在大笑中露出。（b）在中位笑线上，75%～100%的上切牙和龈乳头露出。（c）高位笑线是指可以看到完整切牙和一定量的牙龈。

已经描述了两种不同的微笑。社交/摆姿势的微笑是可自主重现的。提唇肌的适度收缩使唇部分开，牙齿露出，有时会显示牙龈轮廓。相比之下，享受/不摆姿势的微笑/杜氏微笑是一种不自主的微笑，是由大笑或极大的愉悦引起的，提唇肌和降唇肌的最大收缩使唇完全扩张，牙龈和最多部分的前牙露出。患者通常不会在牙科诊所露出最自然的笑容；让他们给你“最大”的微笑会展现他们是否在微笑中暴露牙龈边缘。如果患者难以微笑，另一种方法是让患者说“eeee”。

低位笑线美学修复可能没有那么苛刻，因为种植体修复界面将隐藏在上唇下方，例如软、硬组织不足或牙龈轮廓和颜色不佳等问题会被唇部隐藏。但是医生不能假设这不是患者的担忧，应该征求他们的意见以确定是否有问题。高位笑线则会使这些问题变得明显，并且可能需要干预来达到美学效果。牙科临床医生和普通人认为大笑时大多数上颌前牙露出2mm比较美观[4]。

23.1.1.4　牙齿长度、形状、排列、轮廓和颜色

牙齿形状可分为方形、卵圆形或三角形。具有高牙龈扇形的三角形牙齿通常更难处理，因为可能会降低龈乳头高度，缺失的龈乳头会导致“黑三角”。

23.1.1.5　上颌前牙牙龈暴露、牙龈顶端和龈乳头

“粉色美学”涉及几个重要特征，包括龈乳头高度、黏膜边缘的位置，以及种植体周围黏膜的质地、颜色和轮廓[5-7]。为了获得自然的外观，种植体周围软组织应该与相邻牙列的软组织非常相似。乳头状组织的再生是美学区种植治疗最具挑战性的目标之一。决定龈乳头存在的主要因素是牙槽嵴顶和接触点之间的距离。Tarnow等的一项开创性研究[8]在天然牙中发现，当接触点到牙槽嵴顶的距离为5mm或更小时，龈乳头几乎100%存在。然而，当这个距离增加到6mm和7mm时，龈乳头存在可能分别只有56%和27%。同样，当从牙槽嵴顶到接触点的距离＞5mm[9]时，与单颗种植体相邻的龈乳头的再生是不可预测的。此外，与单种植体修复相关的龈乳头水平与邻牙的牙槽骨嵴有关，与种植体的骨水平无关[9-10]。建议至少有1.5mm的安全横向距离来保护龈乳头，因为将种植体放置得太靠近邻牙会

导致相邻骨丧失[11]。最近的研究表明，如果与邻牙的距离增加到3mm或更多[12-14]可以实现更大的完全龈乳头填充潜力。然而，当使用具有平台转移设计的种植体时，这个最小距离可能不太重要[15]。尽管已经在单个种植修复体附近观察到龈乳头充盈的改善[7,14]，但这在多颗相邻种植体之间很少实现。

23.1.1.6 缺牙间隙宽度

在创造正常牙龈扇形的美学软组织轮廓时，如果缺牙间隙中缺少2颗或更多颗牙齿，则存在更高的美学风险。Tarnow等的研究结果[16]表明在2颗种植体之间的牙槽骨嵴上方可以保留的平均软组织高度为3.4mm。龈乳头丧失因美学缺陷或“黑三角”被视作一种不良事件，这可能导致食物嵌塞和发音缺陷。由于龈乳头高度不足，可能需要修改牙齿的形状以提供更长的接触区域和更小的龈楔状隙。对于严重的缺陷，可以用粉色瓷、丙烯酸或复合树脂对龈乳头进行修复。

23.1.1.7 牙龈生物型

牙龈生物型对种植体治疗的结果有显著影响。牙龈厚度可大致分为薄龈或厚龈生物型。薄龈生物型指长而窄的牙齿和高扇形的牙龈边缘，而厚龈生物型指短而宽的方形牙齿形状和平坦低扇形的牙龈边缘，牙齿接触点靠近龈端[17]。据报道，1/3的人口中为薄龈生物型，女性中更多[18]。判断牙龈生物型很重要，因为它会影响美学风险和治疗的复杂性。厚龈生物型通常以宽的附着角化组织为特征，是具有较低黏膜退缩风险的健壮组织。相比之下，薄龈生物型通常以最小的角化附着龈、骨开窗和唇侧牙槽骨在牙根及薄的黏骨膜处开裂为特征。由于血管形成减少，这种薄组织更容易受到手术创伤，这可能导致更大的牙龈退缩和美学失败的风险[19-20]。

23.1.2 软、硬组织的主要缺陷

患者可能不愿意接受多次大范围的外科手术来重建丢失的软、硬组织，因为这可能导致治疗和愈合时间延长、更高的手术失败率以及费用。即使通过手术重建丧失的组织也可能无法达到完美的自然美学。缺少龈乳头可能难以获得完美的软组织结构，导致邻牙接触点太长。此外，失去的

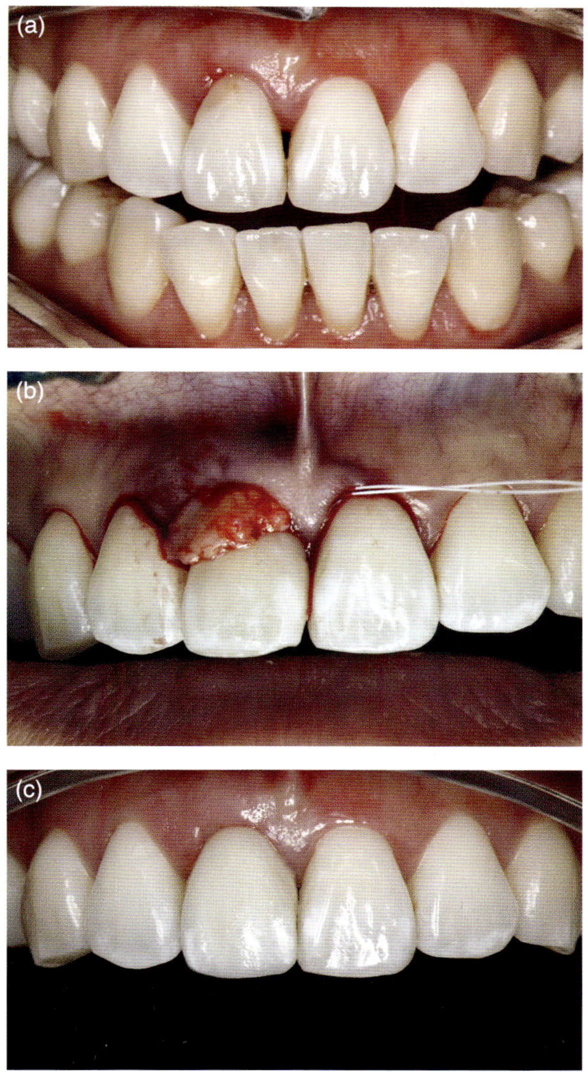

图23.2　（a）11外吸收。患者有多种美学风险因素，包括具有薄龈生物型的三角形牙齿和龈乳头丧失。（b）使用结缔组织移植物来增加软组织的体积和重建丧失的龈乳头。（c）最终完成种植体支撑的牙冠。

牙槽嵴垂直高度可能难以重建，会导致牙冠高度过长和不美观，尤其在高位笑线患者中。在这些患者中，可以考虑使用人造材料，例如粉色瓷、复合树脂或丙烯酸树脂（图23.2）。只要过渡区被隐藏，用这些人造的材料重建丢失的组织是可能达到美观效果的。

例如，可摘义齿可用于上颌前部区域（肯氏Ⅳ类）的缺损，修复体和基托可以取代缺失的唇部支撑和软组织。通过使用双就位道限制作用，可以最大限度地减少固位体。

种植体和可摘义齿也可以组合使用，提供具有成本效益的解决方案，其中种植体提供额外的固位，而丙烯酸凸缘可以为唇提供适当的轮廓和支撑，并隐藏所有美学缺陷。

这些覆盖义齿解决方案使得口腔清洁更加简便，并且由于义齿基托提供的黏膜支撑，所需的种植体数量通常更少。

23.2 步骤

Kois[21]发表了用于预测单颗种植体周围美学的5个判断关键因素。他写道，种植体周围美学的预测结果最终可能取决于患者自身的解剖结构，而不是临床医生的美学管理能力。这5个关键是相对牙位/游离龈边缘、牙龈形态、牙龈生物型、牙齿形状、牙槽骨嵴与邻牙和面部距离。临床医生了解这5个关键因素后能设计针对患者的治疗方案和临床程序（表23.1）。

23.2.1 牙龈生物型的评估

已经描述了几种评估牙龈生物型的方法，包括视觉评估。但视觉评估并不可靠，因为没有办法直观地评估牙龈厚度或唇侧牙槽骨板。其他方法有用带有硅胶止点的注射器对骨质进行探测以标记深度。厚龈生物型将显示＞2mm的厚度。但是，这种方法取决于针的角度。另一种非侵入性方法是将牙周探针放置在龈沟内，如果探针尖端通过牙龈可见，则认为它很

表23.1 5个预测单颗种植体周围美学的诊断关键因素

	有利	不利
牙位/游离龈边缘	冠方	非冠方
牙龈形态	平扇形	高扇形
牙龈生物型	厚	薄
牙齿形状	方形	三角形
牙槽骨嵴与邻牙和面部距离＜3mm	高牙槽骨嵴	低牙槽骨嵴

薄。CBCT可用于测量横断面。扫描时必须用棉花将唇与牙龈分开，可以对唇侧牙槽骨和软组织进行测量。

23.2.2 临床管理

牙龈生物型的评估使临床医生能够用适当的技术更好地管理软、硬组织，以补偿薄且高扇形牙龈中可能发生的软组织萎缩和骨吸收。

Evans和Chen[19]发现，在种植体植入和临时修复后，生物型较薄的患者黏膜退缩的风险增加。因此，在这些患者中，考虑到任何可能的退缩，谨慎的做法可能是不要将种植体植入过浅；此外，可以通过进行上皮下结缔组织移植来增加牙龈厚度（图23.3）。

23.2.3 种植体植入的时机

有人提出，即刻植入种植体可以最大限度地减少骨吸收，特别是颊侧骨板。然而，有证据表明在拔牙后无论是否立即植入，延迟种植或进行牙

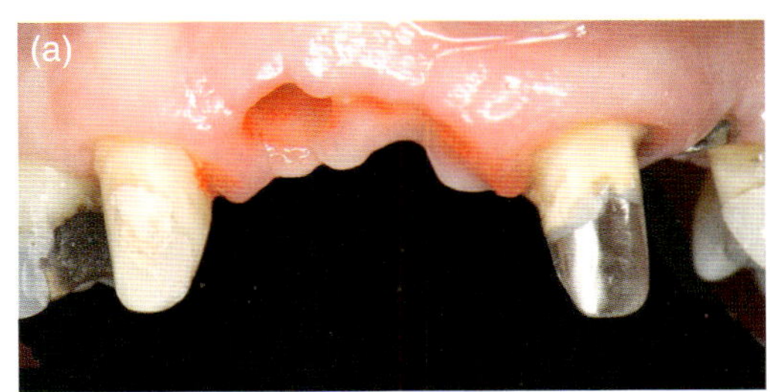

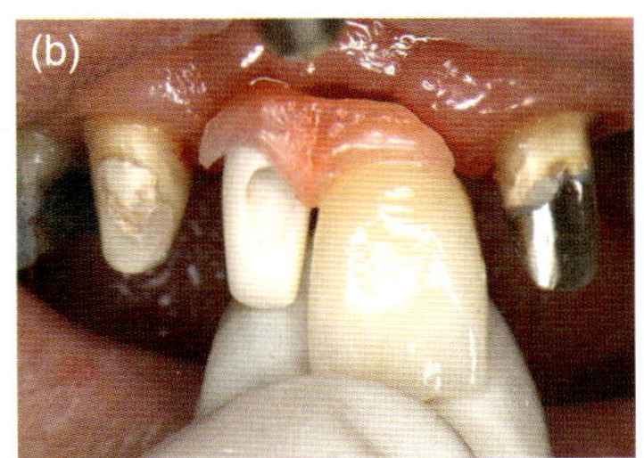

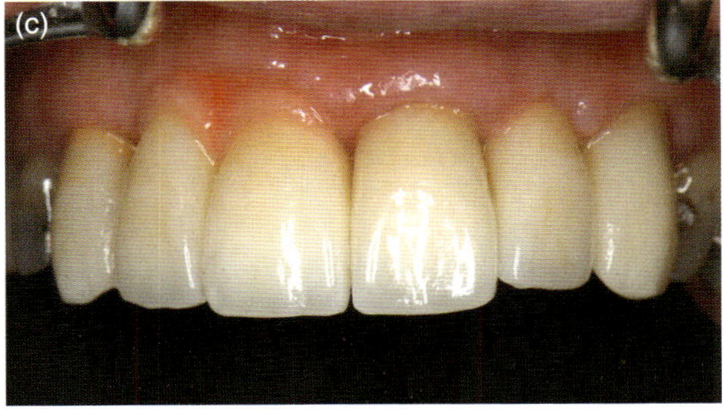

图23.3 （a）粉色软组织替代物的使用及伴有大面积软组织缺损畸形。（b）使用瓷或复合材料模拟丧失的软组织的人造粉色。（c）种植体支撑的最终修复体。

槽骨增量，颊侧和舌侧骨板都会被吸收，这是由于拔牙后血管形成减少。牙周膜为牙槽嵴中的束状骨提供血管，当牙齿拔除时会显著损害血管。

即刻种植体可能有助于保持龈乳头的水平，特别是在有临时修复体或定制愈合基台支撑时。然而，只有拥有足够的牙槽骨才适合即刻种植。

患有牙周病或牙髓感染的患者通常不适合即刻种植，因为血供受损和可能的感染。在这些情况下，择期种植将是更好的选择。

23.2.4 软组织的厚度

种植体周围组织的颜色会影响最终的美学结果。Jung等[22]对不同材料引起的软组织颜色变化进行了体外研究。他们分析了有和没有饰瓷的钛及氧化锆对3种不同厚度的黏膜颜色的影响。为了模拟不同的黏膜厚度，他们从3个颌骨中收获了0.5mm和1mm厚的结缔组织移植物。通过将移植物置于腭黏膜瓣下来构建所定义的黏膜厚度。用分光光度计评估3种不同的软组织厚度（1.5mm、2mm和3mm）的颜色。所有修复材料都会引起整体颜色变化，变色随着软组织厚度的增加而减少。钛导致了最严重的变色。无论氧化锆是否上饰瓷，它在黏膜2mm和3mm厚时都没有引起可见的变色。然而黏膜厚度为3mm时，人眼在任何样本上都无法区分颜色的变化。黏膜厚度是不同修复材料引起变色的关键因素。在黏膜较薄的患者中，氧化锆导致的颜色变化最小。

23.3 建议

- 考虑在前牙区使用氧化锆基台，因为这将提供最佳的美学效果；然而当基台厚度＜0.8mm或基台高度太短（＜3mm）时，不建议使用该种基台。下颌切牙和上颌侧切牙的尺寸通常较窄，在这些情况下，使用金属基台可能更好。
- 在美学区域使用垂直切口可能会导致瘢痕，建议将这些垂直切口移动到更后部区域以隐藏切口线。
- 使用显微外科技术（例如放大镜、小型剥离器、显微外科针架）可以通过减少组织创伤、精确的皮瓣调整和减少切口张力来促进软组织愈合。
- 临床经验表明，5-0和6-0单丝缝线适用于美学区的种植体治疗。相比在过度张力的情况下撕裂组织，较细的缝线（6-0和更小）有更多断线的风险，可能会减少伤口开裂。更细的缝线直径可在更可预测的情况下实现被动伤口闭合，但当近端缝合需要更大尺寸的针时，对于重新定位的皮瓣仍需要选择更粗的缝线（例如5-0）。

第24章

临时修复体在种植学中的应用
The Use of Provisionalisation in Implantology

Christopher C.K. Ho

24.1 原则

临时修复体被定义为固定或可摘的口腔修复体，旨在短期内增强美观性，稳定性和/或功能，之后由最终的口腔修复体来代替。

临时修复体在种植中可能具有以下功能：

- 它们在移植过程中或在骨结合阶段提供暂时的美学和咀嚼功能。
- 它们有助于引导软组织成熟，以形成最佳的牙龈结构。
- 咬合和位置稳定性：通过邻接和咬合接触维持牙弓间与牙弓内的关系，防止在整合过程中倾倒、移位和增生。
- 诊断工具：通过复制蜡型（模拟或数字），提供预期的美学、咬合、发音和咬合垂直尺寸变化的预览。这为患者提供了足够的机会接受原型试戴以获得患者认可。在准备多个前牙种植或全牙弓修复时，这是一个重要的步骤，因为患者可能需要时间来适应预设的变化。笔者认为，在进行任何可能需要的修改之前，应给患者时间评估。

本章的目的是概述使用临时修复体来引导软组织愈合，并改善种植体修复体周围的软组织美学。

24.1.1 临时修复体引导组织愈合

在非埋入式愈合中，圆形直径的传统愈合基台诱导形成的软组织轮廓，与具有三角形或椭圆形横断面轮廓的牙齿匹配不自然。

使用临时修复体可以通过建立适当的轮廓来增强种植体周围结构，并可适当支撑牙间组织和唇部轮廓。可以通过向临时材料添加或减去材料并将软组织模塑造成所需的形式来修改临时修复轮廓。

种植体周围软组织可以比作充满液体的气球；对气球的一个区域施加压力液体会流到另一个区域，有助于将轮廓塑造成所需的理想形状。在牙龈组织丰富的情况下，增加修复体的唇部轮廓可能导致组织退缩；相反，如果唇侧近中牙龈边缘比较尖锐，临床医生可能会通过对修复体稍加修改来减少轮廓，使组织向冠方生长。一旦建立了正确的轮廓，可以制取个性化终印模，以复制最终修复体的轮廓（图24.1）。

Su等[1]描述了从种植体–修复体连接处到正常临床牙冠过渡区形态的重要性。种植修复体过渡区轮廓可描述为外凸、平顺或内凹。他们在种植体基台和牙冠上描述了两个不同的区域，定义为临界轮廓和亚临界轮廓。临界轮廓是影响牙龈水平和顶点位置的最表层区域，而亚临界轮廓对应于更深的区域，这些区域影响种植体周围软组织支撑，从而影响牙龈颜色（表24.1）。对临界轮廓进行超轮廓修饰通常会导致牙龈边缘根向移动，而轮廓不足可能导致相反效果使边缘冠向移动。相反，生理范围内改变亚临界轮廓可能不会影响牙龈边缘水平。然而，对1.5 ~ 2mm的轻至中度牙槽嵴凹陷，可能通过向该区域添加材料以增加该亚临界轮廓的面凸度来补偿凹陷。重要的是要确保亚临界轮廓彻底光滑，以尽量减少污染和牙菌斑堆积，来增强上皮细胞黏附。可以根据需要按顺序添加修复性材料，间隔超过2周来愈合和重建血管。如果需要可以进行进一步的修改，直到临床医生满意为止。

龈乳头是一种很难通过手术重建的解剖学特征，特别是一旦丧失或与相邻的种植体一起丧失。虽然已经发展了许多手术技术，但重建龈乳头仍然是一项难以预测的任务。通过在近端添加凸的轮廓来调整亚临界轮廓可将龈乳头高度提高0.5 ~ 1mm（表24.2）。

如果龈乳头不可能完全充盈，则可以在邻牙上添加修复材料，以及使种植体修复具有更长的接触点和更方的穿龈轮廓，从而有效地关闭牙间隙。

24.2 步骤

临时修复体可以椅旁直接制造，也可以在技工室中制造。

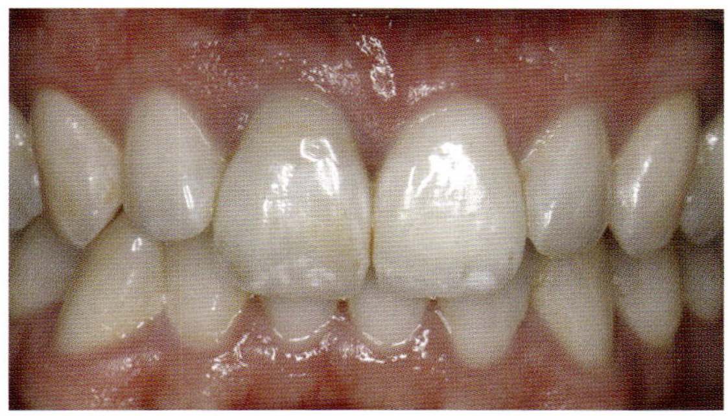

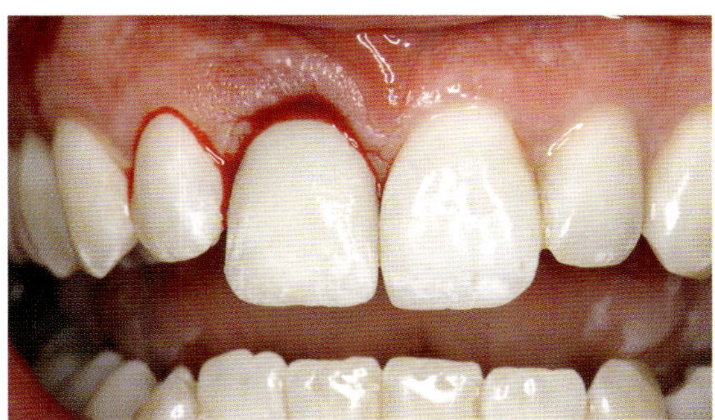

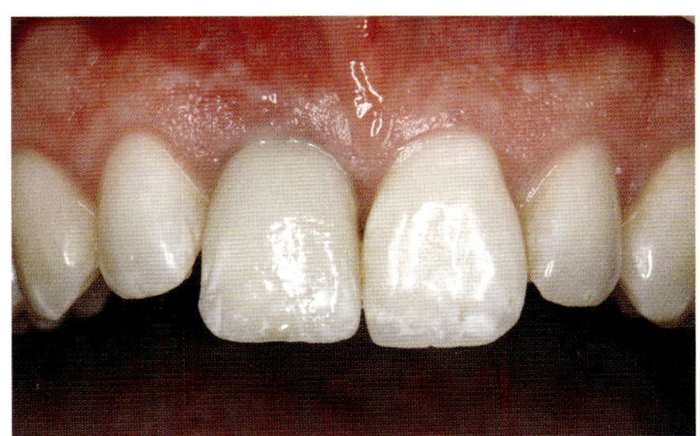

图24.1　种植体即刻植入和临时修复。上颌中切牙无创拔出，然后立即进行临时修复。这颗切牙唇侧轮廓略微偏低，以使软组织唇侧近中边缘向冠方爬行。保持软组织结构以便最终美学修复时有自然的种植体周围组织。

表24.1　围绕临时修复体面部组织轮廓管理的临床指南

面部组织	冠向龈缘水平	理想的龈缘水平	根向龈缘水平
临界轮廓	面部/顶端方向超出轮廓	保持与天然牙相同	轮廓不足
亚临界轮廓	平坦或略微凹陷	平坦或略微凹陷	增加凸度

[来源：González–Martín, O., Lee, E., Weisgold, A. et al. (2020). Contour management of implant restorations for optimal emergence profiles: Guidelines for immediate and delayed provisional restorations. Int. J. Periodontics Restorative Dent. 40(1): 61–70]

表24.2 临时修复体周围齿间组织高度管理的临床指南

近端龈乳头	存在	轻度缺乏
临界轮廓	相当于天然牙	相当于天然牙
亚临界轮廓	相当于天然牙	增加凸度

［来源：Gonzalez–Martin et al. (2020)］

用于制造临时修复体的材料种类繁多，包括：

- 预制冠（树脂、塑料或金属）。
- 自凝或光固化树脂。
- 自凝或热凝丙烯酸树脂。
- 金属（例如Iso–Form®牙冠–锡/银合金）；不锈钢牙冠–镍铬。

24.2.1 直接技术

大多数临时修复体都是椅旁直接在患者口腔中制作。常用的技术包括：

- 牙冠可以由定制或成品牙冠制成，并用树脂重新衬里，并进行修整和抛光。
- 印模是最常见的制作临时修复体的方法，因为它们复制了正在准备或从诊断蜡型中制备的牙齿的外部轮廓。通常由海藻盐，有机硅或真空成型的热塑性材料形成（图24.2）。
- 使用义齿或现有修复体。

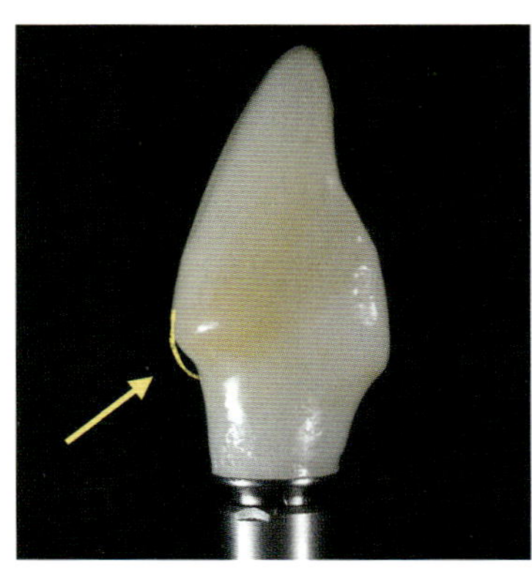

图24.2 在这个关键轮廓区域添加树脂（黄色）到轮廓上方可能会使牙龈边缘根向移位。

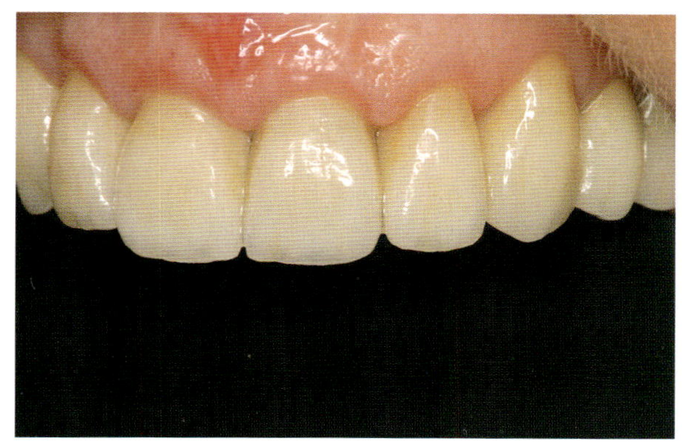

图24.3　龈乳头缺失患者。请注意，为了封闭所有凹陷区域并最大限度地减少“黑三角”，近端染色在视觉上突出了线角，确保牙齿形状看起来正确。

- 通过添加材料、雕刻和修剪/抛光，可以直接徒手堆塑。

24.2.2　间接技术

可以制作种植体的印模，并将模型灌注以制作临时修复体。这增加了成本，但有几个优点，包括使用更坚固耐用的材料，也可以用于多个修复体，以及增加垂直高度或改变咬合方案的情况。

24.3　建议

- 在治疗牙弓中所有前牙时使用临时修复体为患者提供了“试验微笑”的机会。因此，应为选择的临时材料提供不同色调，以展示所选择的色调具有临床意义。
- 建议告知患者临时修复体周围正确使用牙线，以确保在最终印模之前获得最佳的种植体周围软组织健康。
- 在缺乏龈乳头体积的情况下，可以通过拉长它们并使接触点更加根方来改变修复体的接触点。此外，牙科技工可以在修复体上使用瓷翼，将它们遮蔽得更深，以产生牙齿仍然具有与天然牙相同的线角和尺寸的错觉（图24.3）。

第25章

基台选择
Abutment Selection

Christopher C.K. Ho

25.1 原则

基台是插入种植体的中间组件，可以将修复体用基台螺丝固定安装在基台上。基台提供固位、支撑和最终修复体的位置（图25.1）。

基台可以被构造成由基台和修复体两部分组成的两段式类型，修复体通过粘接固位；或者被构造成一体式类型，由基台/修复体作为一个单元拧紧就位。基台通常是由种植体制造商提供的预制（成品）基台，或是使用计算机辅助设计/计算机辅助制造（CAD/CAM）为患者定制，或是在牙科技工室中铸造而来（图25.2）。预制基台的价格较低，且使用相对容易。但也有局限性，因为它们不是定制的。定制的基台是专门针对种植体位置制作的，同时考虑到相邻的牙齿，软组织和整体轮廓。

下述情况可能需要定制基台：

- 当矫正角度＞15°，定制基台可以用于纠正种植体的角度。
- 颌间距离很小。基台的高度不应超过修复材料所需的空间。
- 使用多单位夹板连接以实现平行。
- 需要复制牙齿的解剖学横断面轮廓。
- 需要比成品基台的最大肩领高度高出1mm以上。这样可以更容易地清除粘接剂。在非美学区域，基台边缘应为龈上，但在美学区域应略在龈下。
- 必须有邻面距离。基台的宽度必须足以支持支撑牙冠，但也必须有足够的邻面接触，以便于卫生维护。

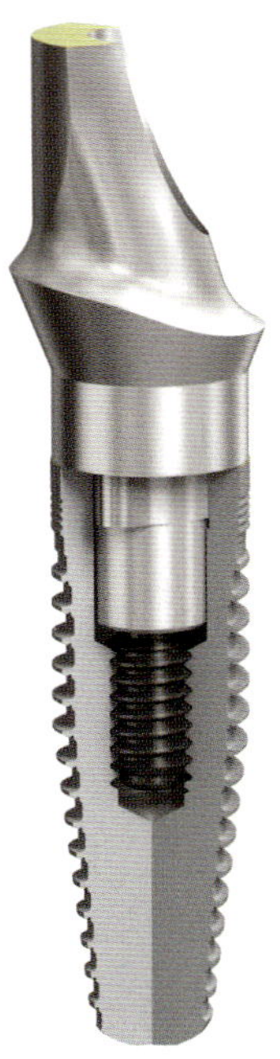

图25.1 种植体和预制钛基台（Esthetic Abutment，Nobel Biocare）。（注意，边缘具有不同的肩领高度，以适应各种边缘位置）（来源：Esthetic abutment, Nobel Biocare Services AG）

种植体基台

预制（成品）

- **临时的**
  材料：丙烯酸、聚醚醚酮、钛
- **单个单元修复基台**
  材料：氧化锆、钛。例如Esthetic、15° Esthetic（Nobel Biocare）、TiDesign、ZirDesign（Dentsply Implants）、Anatomic（Straumann）
- **多元修复基台**
  例如Multi-unit（Nobel Biocare）、screw-retained abutments（Straumann）、Uni abutment（Dentsply Implants）

定制

- **CAD/CAM**
  材料：氧化锆、金、钛、钴铬合金、聚甲基丙烯酸甲酯（临时）。例如Procera（Nobel Biocare）、zfx Zimmer、Atlantis（Dentsply Implants）
- **铸造**
  例如UCLA、GoldAdapt（Nobel Biocare）、CastDesign（Dentsply Implants）

图25.2 不同种植体基台的描述。

定制基台与预制基台之间的最终选择取决于临床情况、医生的经验和偏好[1]。

25.1.1 定制基台

定制基台用于预制基台不能矫正角度的情况，提供理想的解剖学轮廓和修复体定制的边缘位置。

这些是使用蜡和铸造或计算机生成的方式设计制造的：

- 铸造基台是按照所需的轮廓塑造蜡型根据修复空间定制的。这些技术需要制作蜡型、包埋，以及在高温下进行合金铸造浇注，因需要很多手工工作而收费高昂。由金合金制成的定制基台称为“UCLA基台”，它非常受欢迎并广泛使用。技术人员使用失蜡技术将基台蜡塑造成正确的轮廓，然后用黄金铸造，最后由手工完成。
- 计算机制作的基台（图25.3），例如NobelProcera®（Nobel Biocare）、Atlantis®（Dentsply）、CARES®（Straumann）。CAD/CAM技术的使用是在20世纪80年代发展起来的，进一步的发展使得数字化取模、扫描、切削基台和修复体具有极大的准确性及精确度。传统技术依赖于许多步骤的准确性，包括印模制取、包埋材料、蜡和铸造，所有这些都可能导致错误。CAD/CAM基台由于切削后很少操作，可以提供最精确的配对。这一点在种植义齿中特别有用，因为精确性对于使用寿命、应力分布、插入的方便性和长期的成功至关重要。

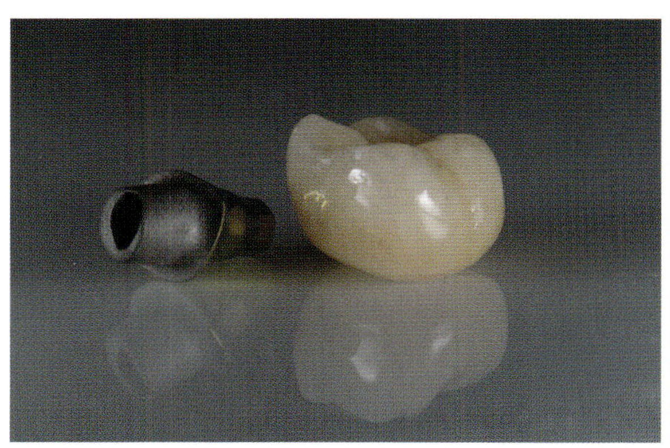

图25.3 定制的钛合金基台和全瓷（氧化锆）牙冠。

25.1.2 预制（成品）基台

预制基台可以从种植体制造商那里获得，可以直接使用也可以由医生或技师进一步修改。它们有不同的解剖截面和排列方式，以满足常见的临床情况。

建议将基台的边缘设计放在齐龈的位置，或者在粘接修复体时可以接触到的位置。因为当边缘放置在龈下较深的位置时，可能会察觉不到粘接剂残留。Linkevicius等[2]报告，当边缘位于龈下较深的位置时，残留的粘接剂量会增加。在龈下2～3mm处，残留的粘接剂量是齐龈或龈下1mm的10倍。

可用的预制基台包括：

- 由塑料、聚醚醚酮（PEEK）或钛合金材料制成的临时基台：这些临时基台经常被用来引导软组织的修复愈合，以改善软组织的轮廓，长久和即刻负荷或用于评估更复杂修复中的咬合及发音。
- 多单元基台：例如复合（Multi-Unit）基台（Nobel Biocare）、Uni基台（Dentsply种植体），用于牙列缺损和牙列缺失患者（图25.4）。这些组件可能允许将修复平台移动到龈下不那么深的位置，从而更简单地插入和移除修复体。此外，这些多单元基台具有锥度，使分散的种植体对齐，例如在无牙颌的上颌骨中种植体可能颊倾。如果多单元基台的锥度为20°，则使用2个多单元基台可以允许种植体之间最多40°的分散。由于内部连接的性质，使用这些锥度更大的基台可能使就位和移除修复体更容易。
- 角度基台：种植体以特定角度植入时可以用角度基台矫正角度。如All-on-4治疗概念（Nobel Biocare）（图25.5），或在多单位种植修复中允许螺丝拧入。它们有多种不同的角度基台从而修正修复螺丝入路。

25.1.3 材料选择

基台的常用材料是氧化锆、钛和金。其他可使用的材料是聚醚醚酮和其他金属，例如钴铬。黄金基台不仅美观而且有良好的机械性能，在过去被认为是“金标准”。但是，金合金难以精确铸造，生物相容性较差并且成本高。Welander等[3]发现上皮不附着在金合金基台上，导致骨丧失和退缩。黄金基台是铸造而成的，而氧化锆和钛基台则是被切削成正确的形状

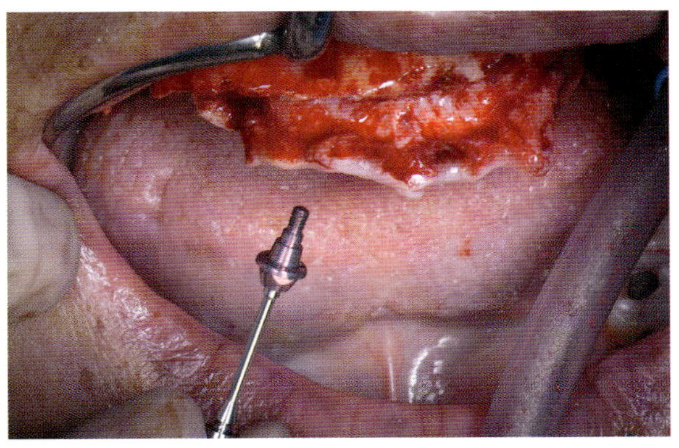

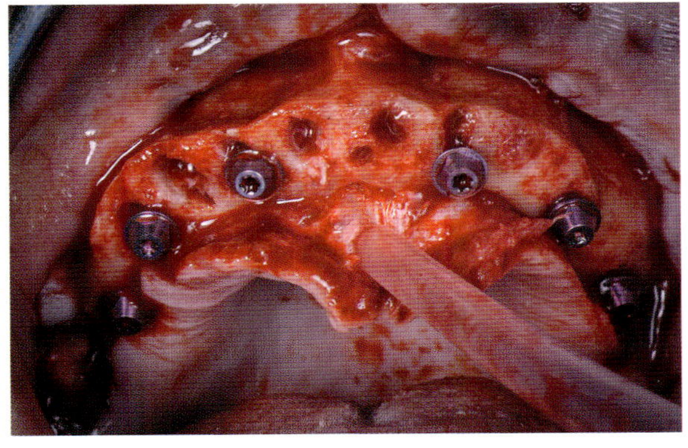

图25.4 多单元基台（螺丝固位基台；Straumann）常被作为牙列缺损和牙列缺失的解决方案。这使得修复体平台可以位于牙槽骨嵴上方，并且由于允许有20° 的锥度所以甚至允许种植体角度容差高达40° 。

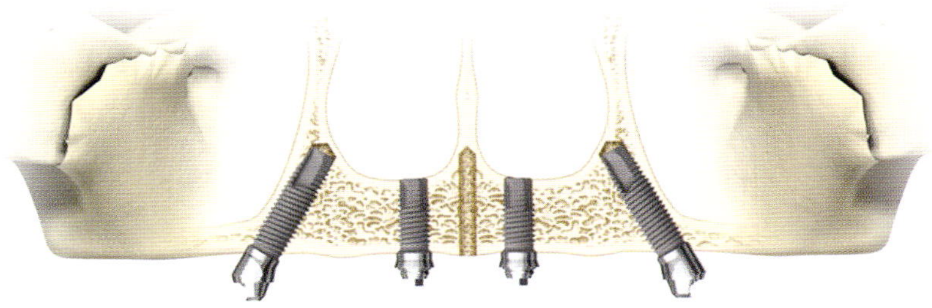

图25.5 All-on-4®治疗概念（Nobel Biocare）。前牙种植体具有直的复合基台，而后牙种植体则具有角度的基台，可矫正修复体螺丝的入路。（来源：Nobel Biocare Services AG）

和轮廓。使用这些材料的成功取决于正确的处理和选择病例。Sailer等[4]在对29项关于单个和局部固定义齿研究的系统综述中发现，陶瓷和金属基台的预计5年存留率分别为99.1%和97.4%。Zembic等[5]在一项比较尖牙和后牙区使用氧化锆与钛基台的随机对照试验中，发现两种材料在使用5年后的存留率为100%。

Abrahamson等[6]的研究发现，由工业纯钛或陶瓷制成的基台可以形成黏膜附着，其中包括上皮和结缔组织，分别约2mm和1～1.5mm高。

使用金合金或瓷基台的部位，在基台水平上不仅没有形成适当的附着，软组织边缘还发生了退缩以及骨吸收。因此，当黏膜屏障形成在种植体上而不是基台上时，基台连接处偶尔会发生暴露。Welander等证实了这一点[3]，他们证明在2～5个月的愈合过程中Ti和ZrO_2基台处的软组织尺寸保持稳定。然而，在2～5个月的愈合过程中金铂合金基台部位的上皮屏障和边缘骨发生根向移位。研究表明，两种基台材料在胶原纤维排列和黏膜附着方面没有显著差异。材料的表面粗糙度应在0.2μm左右[7]，这与机械加工表面上的粗糙度相似。

氧化锆是一种惰性的、结构稳定的材料，具有改善白色美学和粉色美学的光学特性，推荐在前牙区使用，特别是当牙龈厚度＜2mm时使用以达最佳美学效果（图25.6）。此外，氧化锆基台具有良好的生物相容性和机械性能[8]。如果修复体的螺丝孔靠近相邻的牙齿，则氧化锆基台壁越薄，折裂的可能性越大，壁厚建议至少为0.8mm以避免断裂。此外，氧化锆材料不容易被细菌黏附[9-10]，这可能有利于减少种植体周围的问题。

综述显示[4-5]，氧化锆基台在前牙区域的生物学和机械力学方面都很可靠。此外，与钛合金材料相比，氧化锆基台的材料表面上可能更不容易形成早期牙菌斑[11]。这是由于氧化锆与其他材料相比，具有非常低的表面自由能，因此细菌不会附着在表面上[12]。

由于成纤维细胞与上皮细胞在光滑和粗糙的基台上的表现不同，最近关于在软组织中氧化锆基台应该有多光滑存在争议。Nothdurft等[13]发现，与钛合金表面相比，抛光的氧化锆表面对上皮细胞有更好的黏附性。上皮细胞以半桥粒附着于氧化锆上，但不附着在上釉的瓷表面，因此建议修复体的龈下部分不要上釉。最好的做法是将氧化锆基台的龈下部分保留为抛光的氧化锆，而不使用任何表面材料。

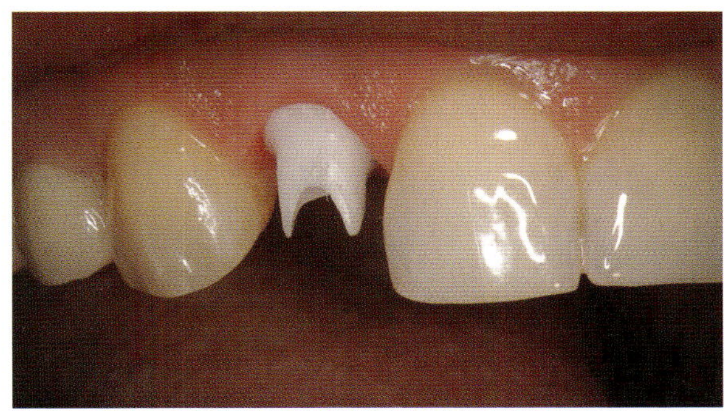

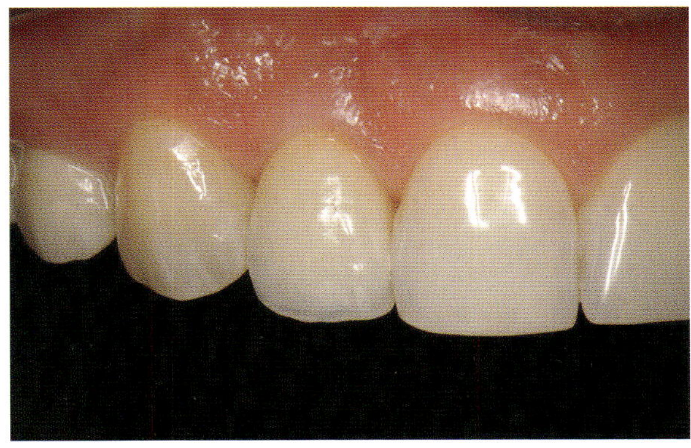

图25.6　氧化锆基台就位和最后的全瓷冠。

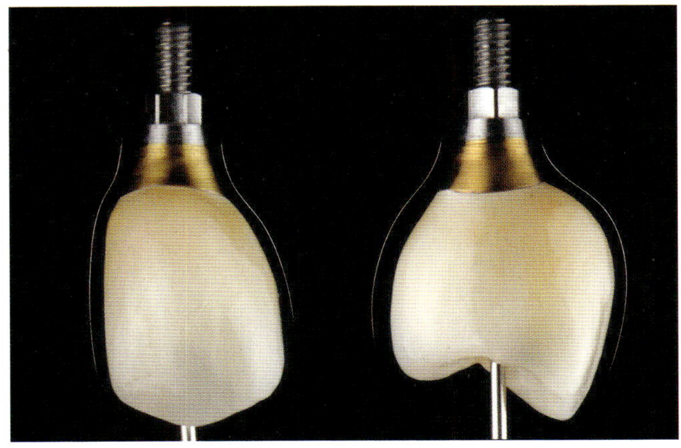

图25.7　正确的基台穿龈轮廓更凹陷，增加组织厚度以实现稳定性、美观和组织健康。（来源：David Attia医生）

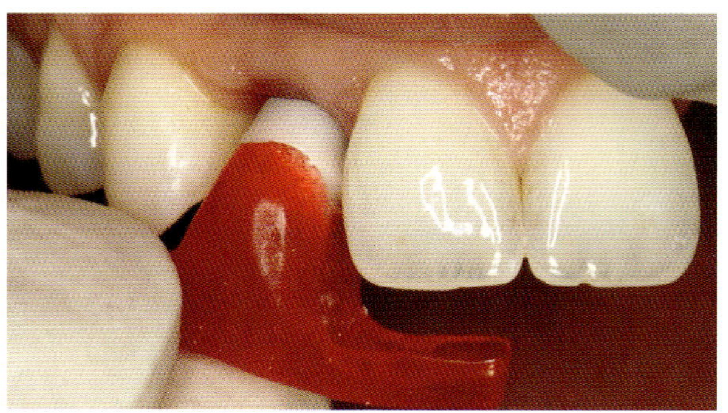

图25.8 使用定位夹具将基台正确放置。在粘接不同位置的多个基台时，这可能很有用。

25.1.4 基台设计

为修复体提供固位基台的制作是至关重要的，为修复体的粉色美学提供支持，也是提供理想白色美学不可或缺的因素。种植义齿的黏膜下部分塑造了软组织轮廓和穿龈轮廓。从历史上来看，基台设计围绕种植体–基台界面过大，这可能会给周围的组织带来过大的压力，并可能导致牙槽骨的流失。当代的基台设计理念是在不削弱基台性能的情况下，尽可能地缩小基台的尺寸。种植体上方更窄的穿龈结构会在黏膜上表现得更加凹和发散，向冠方在穿龈处扩大到与被替换牙齿直径相同的部分（图25.7）。软组织的O形环或“甜甜圈”结构允许基台周围组织更厚，从而提供更好的稳定性。它通常称为从种植体平台延伸到穿龈轮廓的S形轮廓。此外，种植体的平台转移以及种植体–基台界面处的凹形确保了更大的种植体周围组织厚度和组织稳定性。

25.2 步骤

（1）取完印模后，在技工室内灌模。如果取的是数字化印模，则将该文件导出为STL文件，以便制作模型。

（2）医生和技师必须决定是使用个性化基台还是预成基台。

（3）使用预制基台需要了解种植体平台的尺寸，并决定基台的外形。制造商会提供许多不同形状的基台，以满足不同的轮廓。这些基台也可以有不同的角度，以允许种植体定位在不同位置。此外，这些基台有不同的穿龈高度，使边缘放在更合适的位置进行粘接。

（4）预成基台的制备大部分可以在口外进行，但也有部分临床医生更喜欢在口内将预成基台放在种植体上，放置排龈线，然后像传统的牙冠一样进行印模（即基台水平印模）。

（5）置入基台或螺丝固位一体化基台冠需要移除愈合基台，并对种植体连接处进行冲洗。笔者建议在将基台置入种植体之前，使用氯己定凝胶对连接处进行消毒。谨慎的做法是提前告知患者，在插入修复体时，可能会对软组织产生一些压力，尤其是在没有临时修复体对组织进行引导或塑造的情况下。这是从圆形愈合基台过渡到正确轮廓修复体组织压缩的结果。这种由组织压迫造成的不适感会在几分钟内逐渐消失。但如果有过度的组织压迫，那么基台的龈下轮廓可能过大需要调整。如果任其发展，则可能导致组织坏死和牙龈退缩，并可能导致骨丧失。

（6）在用手拧紧基台后，通常需要拍摄一张X线片，以确保基台完全就位。

（7）确认基台完全就位后，按照种植体制造商的建议将其扭紧到正确的水平。

25.3 建议

- 在组织较薄或种植体放置接近唇侧的美学区域，建议使用氧化锆基台以改善美学效果，尤其是在存在组织退缩的情况下[14]。
- 粘接修复时，可以通过使用插入式夹具使基台的置入变得更加简单。使用插入式夹具可以确定基台与邻牙的正确位置关系（图25.8）。
- 氧化锆基台有一定的尺寸要求，以获得足够的机械性能。如果一个基台的尺寸＜0.8mm或者基台的高度＜3mm，则可能不适宜使用氧化锆材料。下颌切牙和上颌侧切牙的尺寸通常很窄，在这些情况下，金属基台可能是最合适的。此外，临床医生必须制订正确的治疗方案来合理地选用瓷基台；如果出现了过多的副功能或牙冠与种植体的比例失衡，则可以选择金属基台。
- 据报道，与内连接的种植体相连接的全氧化锆基台更容易发生断裂。因此，钛基底（Bases）被研发出来以减少断裂，降低氧化锆在内连接种植体的锥体中的潜在压力。
- 在使用钛合金基台时应特别小心。修复体在最后扭紧之前，应检查接触和咬合是否正确。过分紧密的邻面接触可能会使牙冠不能完全就位于种植体上。当使用扭矩扳手时，它会将钛合金基台与螺丝一起拉下，使基台与牙冠分离，破坏粘接剂的结合。这可能会导致即刻或更多是在今后使用过程中修复的失败。医生可能没有意识到这种情况下修复体可能会随着时间的推移而松动。

- 基台的外形过大会对软组织施加压力，可能导致牙龈萎缩。在设计前牙基台的唇侧区域时应特别小心，以确保没有不良后果。基台轮廓应该更凹陷以允许更多的软组织厚度，提高基台周围的稳定性。

第26章

螺丝固位与粘接固位种植修复体的比较

Screw versus Cemented Implant-Supported Restorations

Christopher C.K. Ho

26.1 原则

种植修复体可以通过使用螺丝固位或粘接固位到已经用螺丝固位的基台上这两种方式来连接到种植体上。两种方式各有优缺点，通常取决于种植体的位置和临床医生的偏好[1]。

本章简述了决定使用螺丝固位还是粘接剂固位修复体的因素。

26.1.1 可拆卸性

螺丝固位可以将修复体取出进行修理、修复体修改或软组织检查，在需要时甚至可以创建卫生通道。许多临床医生倾向于使用与传统冠桥修复相同的方法来进行种植修复，即粘固最终修复体，并且如果需要任何维护（例如螺丝松动），则可以相应地移除和更换修复体。随着螺丝连接力学和连接的改善，螺丝松动的发生率已经降低，但是它仍然可能发生。当基台螺丝松动时，粘接剂固位的修复体并不总是能顺利从基台上移除以允许螺丝重新拧紧，因此修复体可能需要拆除。这将破坏修复体并使其无法使用。因此，如果将修复体用螺丝固位，则处理起来会更加简单。当出现问题时，可以通过螺丝孔进入修复体从而取出和拧紧。修复复杂程度随着单元数量的增加而增加，重新制作一个修复体的费用对患者来说可能难以承受，这使可拆卸性成为至关重要的因素。

26.1.2 美学

螺丝固位需要在修复体上形成一个螺丝孔。一旦修复体就位，通常会用复合树脂填充（图26.1）。在前牙区，种植体的位置可能导致无法使用螺丝固位，一般不可接受在可见区域（例如上切牙唇面）设置螺丝通道。当螺丝进入部位位于美学区域时，可以使用角度基台或者角度螺丝来重新组合，或者修复体可以与定制基台粘接固位。螺丝固位修复体只有在螺丝通道于非美学区域时才能使用。一些临床医生更愿意避免在修复体上留下复合树脂填充的孔，因为这可能会随着时间的推移而磨损和变色。此外，为了在前牙区实现螺丝固位，通常需要将种植体在上颌骨前牙区定位略微偏向腭侧，以便在舌隆突区置入螺丝，这通常会留下一个盖嵴部分或不美观的牙冠。

26.1.3 被动就位

种植修复体需要被动就位，因为种植体上的压力可能会使修复体超负荷，从而导致机械并发症，也可能引起骨界面与种植体之间的不良应力，导致植入物周围骨骼的变化。粘接固位修复体的优点之一是结构更具易被动就位，因为基台通过螺丝单独固定到种植体上，且修复体在基台上粘

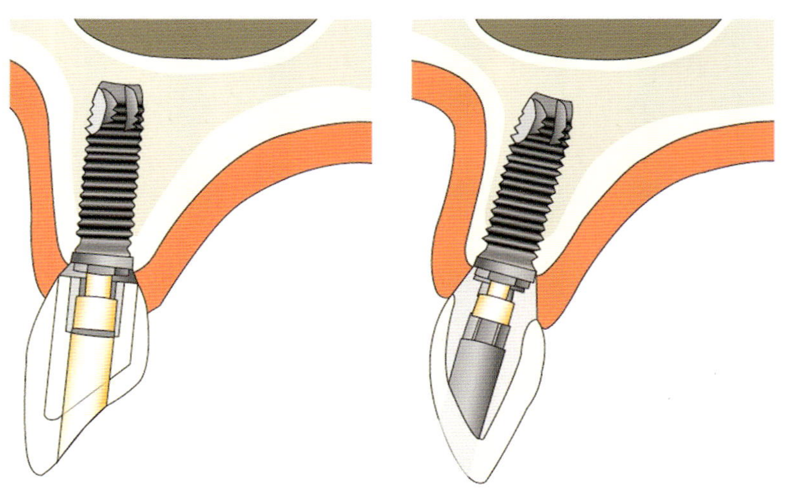

图26.1 螺丝固位的牙冠需要在舌隆突区上有1个检修孔，以便能够接触到螺丝。右图显示与种植体平行的螺丝通道开孔在牙冠的唇面。这是不可接受的，需要牙冠粘接固位。

接。有人认为粘接剂空间利于被动就位因为其能发挥减震作用并减少骨与种植体界面上的应力，但只有极少的证据支持这一理论。精细印模和模型灌注对于最大限度地减少误差至关重要，计算机辅助设计/计算机辅助制造（CAD/CAM）切削的出现消除了铸造和金属加工中的许多误差。由于粘接修复利于被动就位，部件的疲劳和断裂被认为将减少。如果修复体上存在过载力，则粘接层首先失效，从而避免了种植体和修复体的失效。

26.1.4　卫生（穿龈轮廓）

为了在上前牙种植修复体中实现螺丝固位，可能需要将种植体定位更偏向腭侧，特别是当牙槽嵴存在吸收时，但是最终的修复体可能具有盖嵴部分，使得有效清洁变得更加困难，或者导致外观不美观（图26.2）。

26.1.5　减少咬合引起的材料断裂

螺丝固位的修复体将有一个螺孔，这会破坏瓷的结构连续性，在螺孔处留下一些无支撑的瓷。粘接修复体是一体式的，不会削弱牙冠的结构。但是，如果螺丝固位的瓷修复体发生饰瓷崩瓷，则移除并对种植修复体进行间接修复将是一个相对简单的过程。

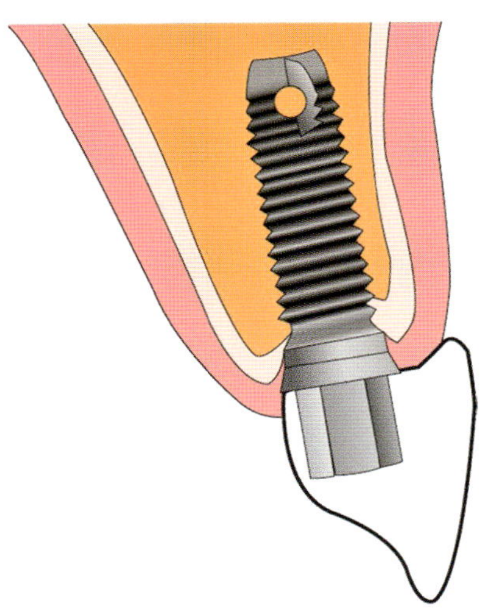

图26.2　为了实现前牙区的螺丝固位，可能需要使种植体定位更偏向腭侧，以允许螺丝进入舌隆突区，这可能会导致修复体具有盖嵴部分或导致牙冠不美观。

26.1.6 颌间距离

粘接固位的修复体需要足够的轴向高度以形成固位形，在颌间距离有限的情况下，可能无法提供足够的修复空间。然而，螺丝固位的修复体可以固定在种植体上，从种植体基台到对颌牙之间的距离仅需4mm。

26.1.7 咬合

在粘接固位的修复体中，不存在可能会干扰咬合运动的螺丝开孔。螺丝固位的修复体通常使用复合树脂来填充螺丝通道，这些材料在咀嚼功能作用下容易磨损。而粘接固位的修复体可以维持咬合接触。

26.1.8 种植体周围组织的健康

粘接剂的不完全去除可能导致种植体周围炎症、软组织肿胀、出血和/或化脓以及最终导致种植体周围骨的再吸收[2]。已有研究证明，即使是有经验的从业者也可能留下大量残留的粘接剂，并且会在从种植体周围龈下边缘移除粘接剂时留下基台的划痕[3]。建议使用螺丝固位或定制基台，其边缘位于龈上或平龈缘，以尽量减少粘接剂的残留。Linkevicius等[4]指出，边缘的位置越深，粘接固位修复体中未被发现的残留粘接剂量就越大。他们还报告说，牙片不应被视为检测粘接剂的可靠方法。

26.1.9 临时修复体

临时修复体可用于即刻负荷，以及通过在愈合过程中引导软组织轮廓来塑造适当的轮廓，从而实现更好的美学效果。最好使用螺丝固位而不是粘接固位修复体，因为螺丝能够固位临时修复体并挤压种植体周围黏膜。此外，在种植体手术期间，在放置粘接固位的临时牙冠的同时去除多余的粘接剂并控制出血也可能非常困难。

26.1.10 临床医生偏好

Sailer等[5]对粘接和螺丝固位种植体修复的5年成功率和并发症发生率进行了系统评价，发现粘接固位修复表现出更严重的生物学并发症。他们发现，2.8%的患者在粘接剂固位的牙冠中具有＞2mm的边缘骨吸收，而螺丝固位牙冠的骨吸收为0。

然而，螺丝固位修复表现出更多的机械问题，估计5年机械并发症发生率为24.4%，而粘接固位冠为11.9%。他们得出结论，粘接固位修复体表现出更严重的生物学并发症（种植体脱落，骨吸收 > 2mm），而螺丝固位修复体表现出更多的机械问题。螺丝固位修复体比粘接固位修复体更容易再次修复，其机械上和最终的生物学并发症可以更容易地被治疗。

Wittneben等[6]在一项为期12年的较长系统综述中发现，粘接与螺丝固位修复在成功率或失败率方面没有统计学差异，尽管螺丝固位修复总体上表现出较少的重建和生物学并发症。

26.2　步骤

更多人使用螺丝固位修复体而不是粘接固位修复体（表26.1），主要是因为体外和临床研究表明，不可能去除龈下边缘周围的所有粘接剂，且边缘越深，留下的粘接剂就越多。这可能是种植体周围炎的一个诱发因素。可拆卸性是螺丝固位修复体的一个关键优势。它们允许调整修复体组件，重新拧紧螺丝，修复断裂的陶瓷，而移除粘接固位的修复体通常会导致修复体的破坏。粘接固位修复体被认为更易被动就位，因为粘接剂层补偿了差异并吸收了由基台与种植体之间的任何不匹配引起的变形应变。

表26.1　粘接固位修复体和螺丝固位修复体的对比

对比	粘接固位修复体	螺丝固位修复体
可拆卸性	?	++
美学	+	
被动就位	+	
卫生（穿龈轮廓）	+	
减少咬合引起的材料断裂	+	
减少部件的疲劳/断裂	+	
有限的颌间距离：低距离固位		+
龈沟无粘接剂残留		+

26.2.1 螺丝固位修复体

最近有两种类型的螺丝固位修复体：混合粘接剂/螺丝固位修复体（钛基底）和一体式螺丝固位修复体（没有基台的一体式单件组件）。

混合粘接剂/螺丝固位修复体结合了粘接和螺丝固位修复体的特征；修复体通过将其粘接到技工室铸件上的钛基底上来完成，然后通过螺丝在口内固位（图26.3）。因为有一层粘接剂，确保了被动适合性，同时由于具有螺孔，仍然具有可拆卸性。

CAD/CAM因生产成本降低和用时减少正变得越来越流行。然而，必须记住，因为使用粘接剂将修复体固定在钛基底上，所以这种混合固位型类似于粘接固位修复体。关于表面处理的报道存在相互矛盾。一些学者建议使用氧化铝颗粒对钛基底进行微机械粗糙处理[7]；另一些学者则认为，喷砂会降低氧化锆的固位强度[8]。使用10-甲基丙烯酰氧基癸基磷酸二氢（MDP）单体可以增加氧化锆对钛基底的固位[7]，增强化学键的强度。曾有报道称钛基底从修复体中脱离。此外，在某些情况下，它们的使用可能存在禁忌证，例如长牙冠的修复，其中可能存在生物力学劣势，因为长牙冠充当长杠杆臂。相比之下，螺丝固位修复体是一个整体，可以直接将饰瓷制作于基台上，螺丝负责固位（图26.4）。

（1）从模型上取下一体式基台和牙冠，并在戴入前对修复体进行消毒。

（2）从口腔中取出愈合基台或临时修复体，并用消毒剂/喷水清洁种植体平台。立即戴入牙冠，以防止软组织塌陷并使其更难戴入。

（3）通过手动拧紧修复进行试戴，直到螺丝完全固定。由于以下原因，修复可能无法完全就位：

①过紧的邻接。

②缺乏内/外连接空间。

③软组织影响。确保连接内没有软组织。如果组织过度发白，其中龈下轮廓过大，则可以进行调整。通常在5分钟内，组织发白应该消失，但是如果仍然发白，则需要调整。该原理也适用于种植体支撑的固定桥的桥体空间。

（4）检查功能性咬合，并向患者确认他们满意修复体的美学效果。

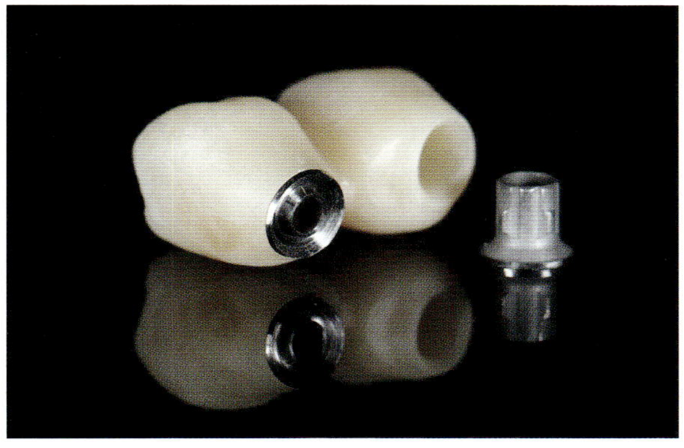

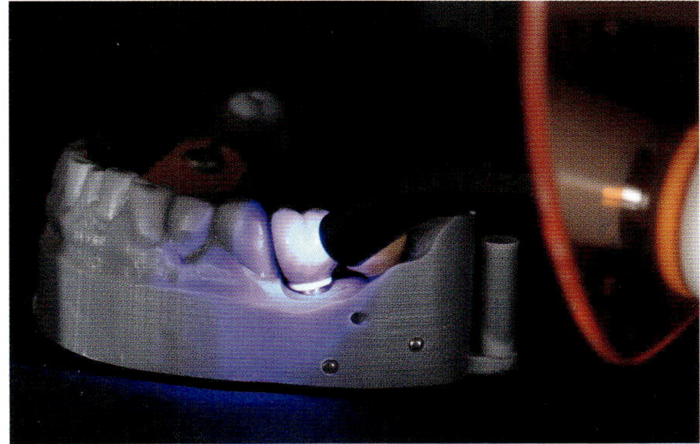

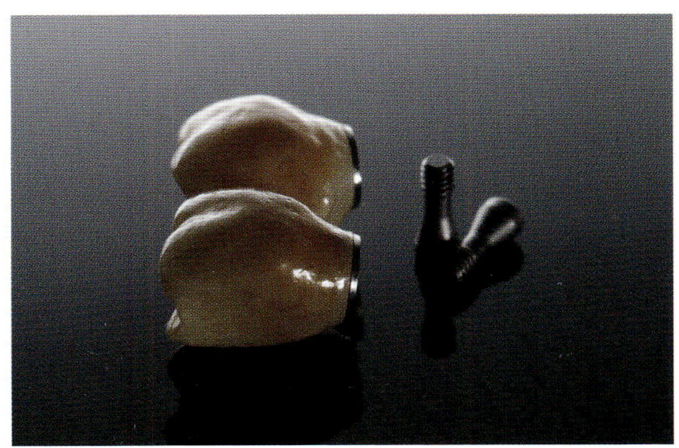

图26.3 混合粘接剂/螺丝修复体中将修复体粘接到基底上。

（5）用手拧紧螺丝后，拍摄平行的根尖片，检查修复体是否完全固定在种植体平台上。

（6）使用扭矩扳手或其他设备按制造商的说明书要求拧紧到适当的扭矩。

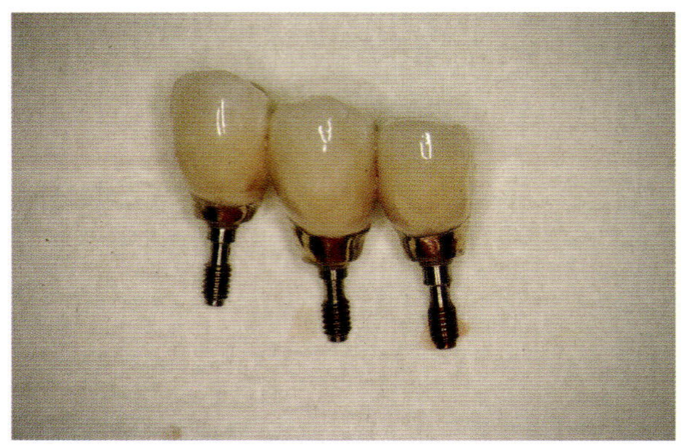

图26.4 一体式螺丝固位修复体，饰瓷附于定制的金基台上。

（7）将小棉球、牙胶或特氟龙胶带置入螺丝顶部的螺孔中，以确保将来可以通过牙冠进行检修，而不会损坏螺丝头。

（8）用修复材料密封检修孔。在大多数情况下，使用复合树脂。

（9）检查最终的咬合和功能。

26.2.2 粘接固位修复体

（1）从模型上取下单独的基台和牙冠，并在戴入前对修复体进行消毒。

（2）从口腔中取出愈合基台或临时修复体，并用消毒剂/喷水清洁种植平台。

（3）确保方向正确后固定基台。如果修复体不能完全就位，可能是由于没有正确接合（通常是六角形）。拧松基台，稍微旋转到底座，然后用手拧紧螺丝。如果组织过度发白且5分钟内没有消散，则相应地调整基台的轮廓。

（4）一旦修复体完全就位，请进行X线检查，以确保有完整的就位。

（5）使用扭矩扳手或其他设备按制造商的说明将基台拧紧到适当的扭矩。

（6）确保修复体在边缘位置。如果修复体不能完全就位，通常是因为过紧的邻接或软组织阻碍。

（7）检查功能性咬合，并向患者确认他们满意修复体的美学。

（8）用小棉球、牙胶或特氟龙胶带覆盖基台上的通道孔，以便在粘接修复体时，不会无意中将粘接剂残留在螺丝通道中。

（9）粘接修复体。防止粘接剂滞留在种植体周围龈袋中是极其重要的。确保没有残留的粘接剂至关重要，因为它可能使种植体存在生物学问题。

（10）建议将基台的边缘设置在龈下1～2mm，以便可以去除粘接剂。边缘的深度一方面要足以隐藏边缘，另一方面要提供通道以利于清洁粘接剂。在一项具有各种修复边缘的基台的体外研究中，Linkevicius等[9]发现，如果边缘位于龈下，则很难在粘接后去除所有多余的粘接剂，边缘越深，残留的未检测到的粘接剂量就越大。

当牙冠边缘位于龈下2mm或3mm时，留下的粘接剂量最大。尽量减少龈下多余粘接剂残留的技术包括使用排龈线、在修复体舌侧使用最少的粘接剂和排溢孔。如果边缘位于龈下，则修复体可能无法完全就位，这是由于粘接剂形成的液压无法完全释放。

（11）在天然牙中，垂直的牙周纤维在粘接牙冠时可以为粘接剂提供足够的屏障，但在具有环形纤维附着的种植体组织中，由于平行纤维排列，它可能不具有天然牙的保护机制。因此，种植体周围组织的抗压能力可能较差，并且在粘接时可能会将多余的粘接剂进一步推入龈下。此外，很难通过影像学检查来检测粘接剂残留物，因为在X线片上只能看到种植体中间或远端的粘接剂；颊侧和腭/舌侧在影像学上不可见。

26.2.3 侧向螺丝（插销）固位

侧向螺丝固位的开发是为了解决种植修复不可预测的固位和可复性问题（图26.5）。螺丝与修复体上的螺纹相吻合，通常垂直于基台的长轴。位于非美学区域（通常是舌面）的固定螺丝与修复体的螺纹相吻合。这种技术位于非美学和/或功能性区域，可以相对容易地取下修复体。

在一些患者中，由于牙齿长轴的角度（例如舌倾），使用这种技术可能会有困难，难以使用固位螺丝。此外，修复体的舌侧壁通常很薄，导致螺丝螺纹数量不足，无法固定螺丝。修复过程中的这种结合不足也可能导致修复变形或拧紧固位螺丝时螺丝螺纹的剥离。随着双轴和角度螺丝的出现，已经减少插销的使用。

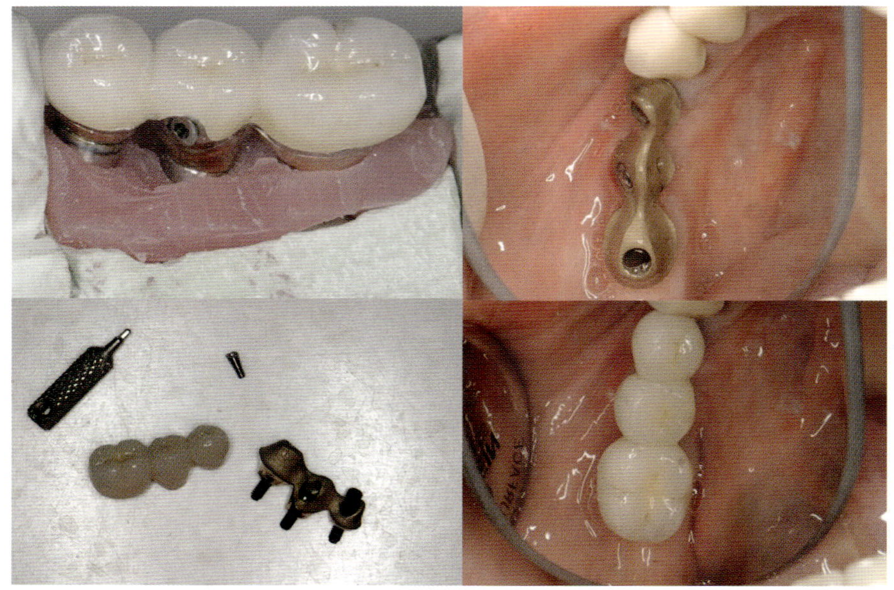

图26.5　使用侧向螺丝固位，使桥体能暂时被固定住。如果需要的话，可以取下。

26.2.4　角度螺丝/双轴螺丝固位

近年来，种植修复得益于专门开发的修复体螺丝的引入，这些螺丝允许高达25°～30°的角度校正（图26.6）。这使得大多数前牙修复病例中的螺丝进入更容易，避免了粘接固位的需要（图26.7）。

这些新型螺丝需要使用形状像菱形/钻石形的特殊螺丝刀，这些螺丝刀可以不限角度使用。角度螺丝矫正的另一个优点是，它可能有助于开口受限患者的后牙种植修复。当颌间距离有限时，能够从口腔的前部以一定角度进入。

26.3　建议

- 椅旁复制基台是一种可以最大限度地减少粘接固位修复体中粘接剂残留物的技术。它包括通过对基台进行取模来复制基台。然后，可以在复制的基台代型上进行口外置入修复体，去除修复体内表面的多余粘接剂，仅留下一薄层，然后置于口内。该技术可确保修复体上有足够的粘接剂，而需要清理的粘接剂最少。另一种技术是使用一个小的方形橡皮

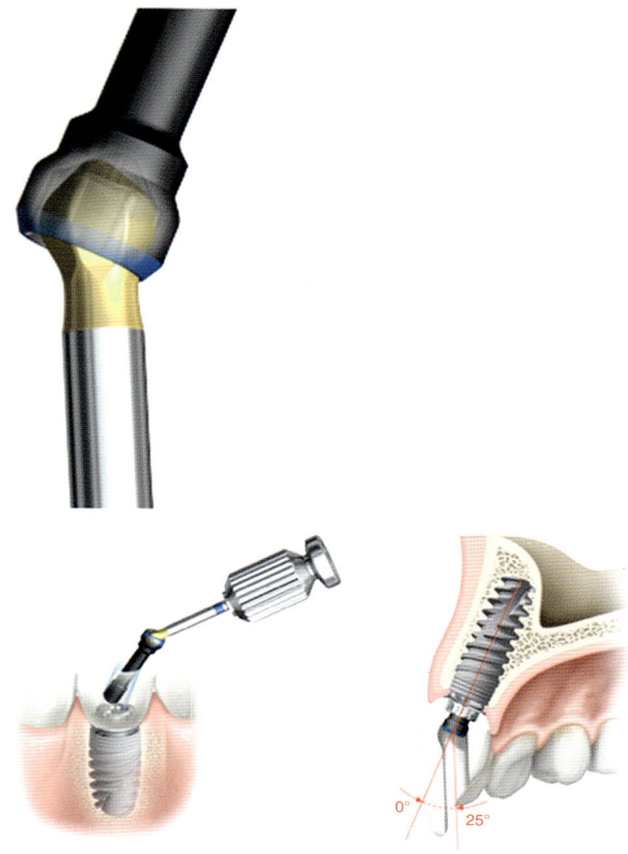

图26.6　使用具有独特头部的专用螺丝刀，可实现高达25° 的角度校正。（来源：Nobel Biocare）

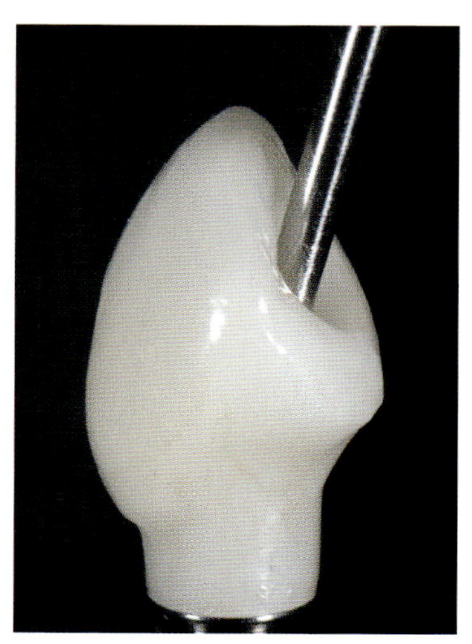

图26.7　校正角度的能力有助于将螺丝固位在前牙区。

障，上面打一个孔，其大小与无牙颌区域的近远中宽度相同。基台穿过橡皮障放置，使橡皮障低于牙龈边缘。这可以防止粘接剂被挤压到组织中。

- 已经证明，树脂粘接剂是最难去除的，如果修复体有足够的固位力，最好使用更容易去除的粘接剂[3]。
- 戴入比愈合基台更符合解剖学原理的修复体往往会使穿龈轮廓扩大，使植入的修复体让患者感到不舒服。谨慎的做法是，在安装修复体时提醒患者戴入时可能会有压痛。并向他们保证这种疼痛会在片刻后消失。在放置时好的做法是轻轻地、缓慢地植入，以减少患者的不适感。

第27章

技工室视角下的口腔种植学
A Laboratory Perspective on Implant Dentistry

Lachlan Thompson

27.1 从模型替代体（Analog）到数字化的转变

在过去10年中，特别是在过去5年中，种植修复技工室从模型到数字化的转变在制造与交流方面起到重要作用和变革，这最终改善了患者的修复结果。

10年前，烤瓷熔铸基台是标准，而向数字化制造的转变为技工室制造种植修复提供了广泛的设计和材料选择。

27.2 现代制作标准

使用Preface基台支架（图27.3）的预成钛基底（图27.1）或机加工的预切削钛基台（图27.2）为技工室提供了界面结构，以在美观的氧化锆或二硅酸锂中研磨加工上部修复结构，然后将其粘接到所选的钛基台上。这使技工室能够根据病例的需求当场生产这些种植修复体，同时保留必要的真实组件。

用于种植修复的数字化制作中使用的其他材料包括：

- 钴铬。
- 硅酸锂（Ivoclar e.max，Hass Amber Mill，Vita Suprinity）。
- 混合纳米复合材料（Vita Enamic，Lava Ultimate，GC Ceramsart，Celtra Duo）。
- 聚甲基丙烯酸甲酯（Polymethylmethacrylate）。

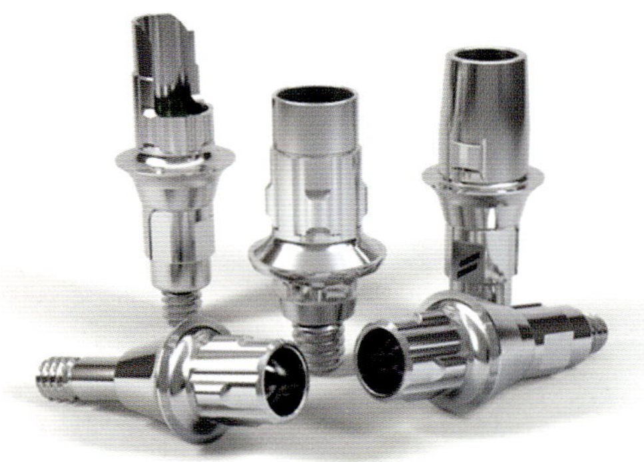

图27.1 “Variobase”基台。

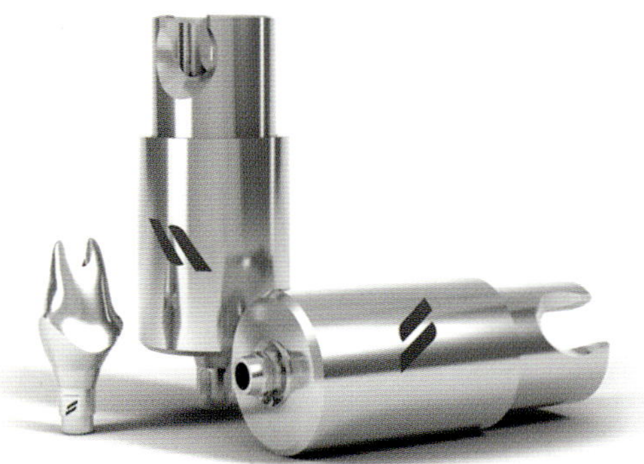

图27.2 “Pre-milled”基台。

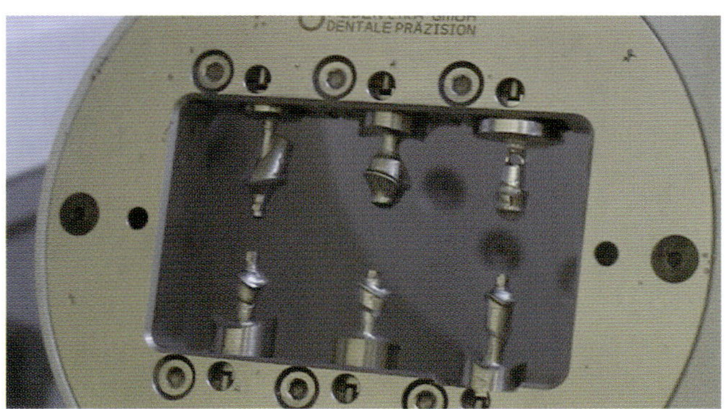

图27.3 Medentika Preface基台支架。

27.3　种植计划对技工室的重要性

如前几章所述，对于简单和复杂的病例，种植规划（图27.4）在简单和复杂病例下都能以较低的价格进行。技工室参与种植病例的时间点也发生了变化。过去，技工室只有在提交模型后才会看到病例。为达到可接受的结果，有时这需要高水平解决问题的能力。今天，技工室可以在手术之前共享基台选择的信息；同时有了更多的制作选择，这使得我们有能力计划理想的结果。

这在美学区域越来越有利，因为其中生物学原因可能会影响种植体放置的位置。

角度螺丝通道解决方案的普及（图27.5）使我们能够对拔牙部位的种

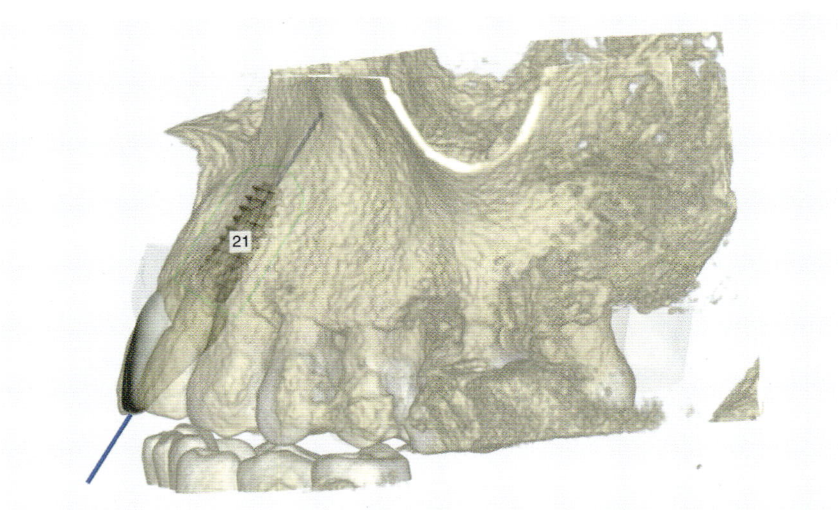

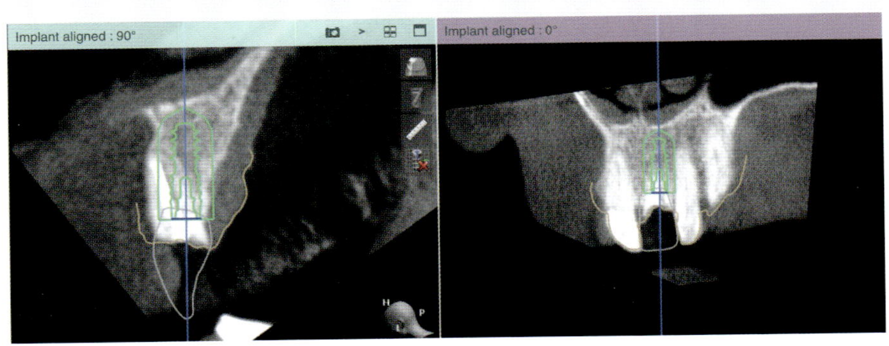

图27.4　计划案例需要有角度的螺丝通道。

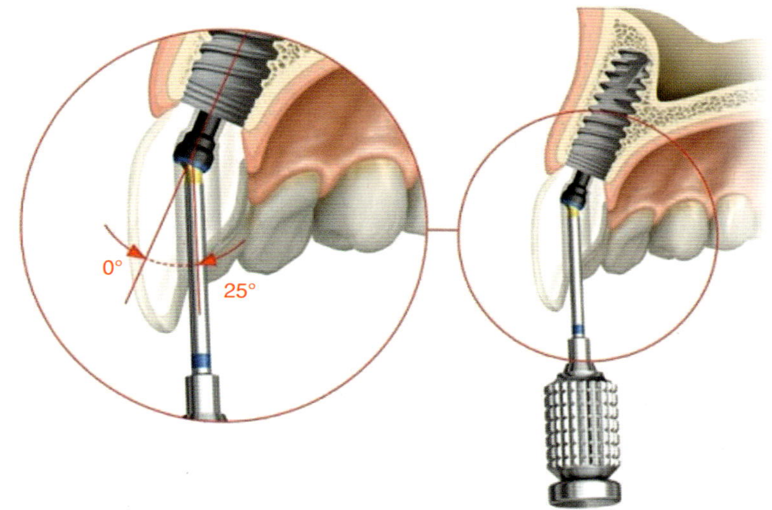

图27.5 角度螺丝通道（Nobel Biocare ASC）。

植体进行补偿，这些部位可能需要更倾斜的定位来结合骨质以获得主要的稳定性。可以选择用于恢复这些类型病例的基台，并在术前与临床医生进行沟通。

27.4 美学病例的数字化规划

数字化技术的发展还提供了制作定制愈合基台的能力，以帮助种植部位的愈合。在确认种植规划后，技工室可以设计一个定制的愈合基台（图27.6）以支持解剖形式的组织愈合（图27.7）。这种设计以后可以用口内扫描仪进行扫描（图27.8）来制作最终的牙冠，有效避免了用转移杆或扫描杆破坏组织的可能。

27.5 扫描种植修复体

使用口内扫描仪重建修复体的工作流程应用了称为“扫描基台”或“扫描杆”的标记物。这些有效地取代了转移杆，并对应了修复CAD软件中的已知几何形状（图27.9）。唯一的区别是，对于扫描体，技工室不可能像传统的印模那样看到种植体连接情况。

每个种植体制造商和大多数第三方制造商都为某些种植体提供扫描基台。

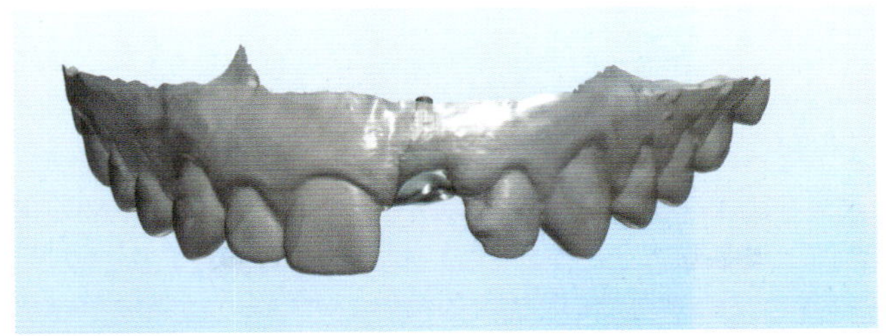

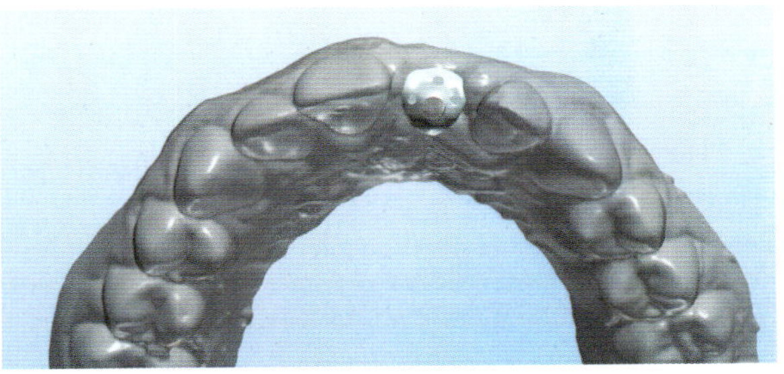

图27.6　使用种植规划数据进行愈合基台的数字化设计。

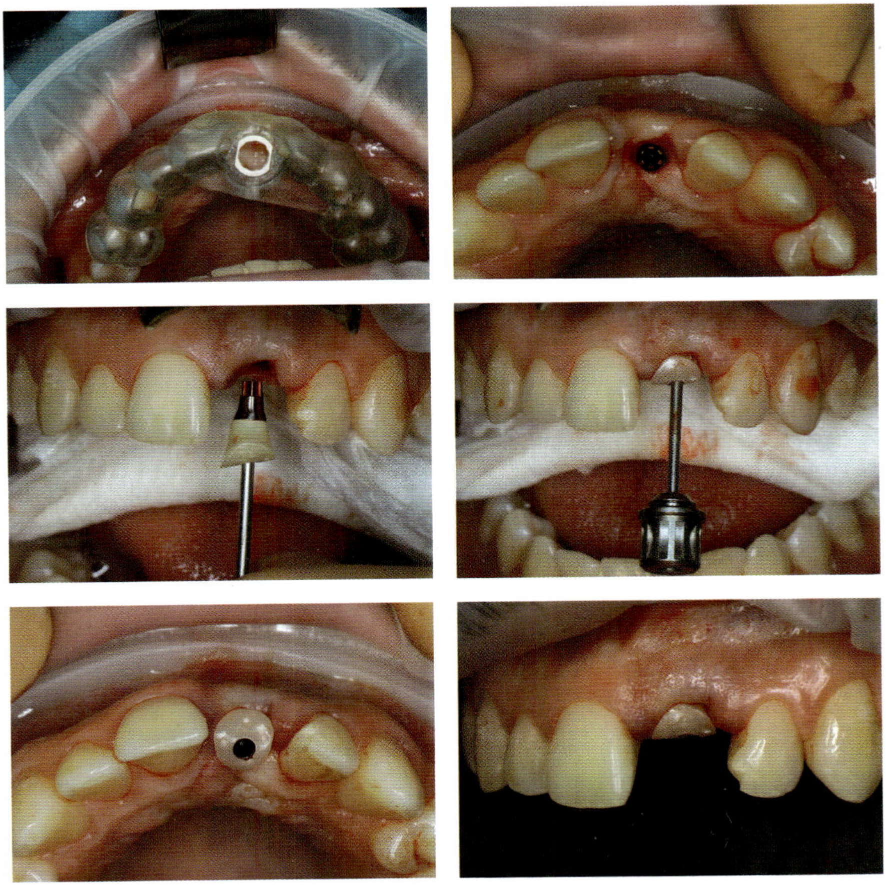

图27.7　种植手术和愈合基台置入。

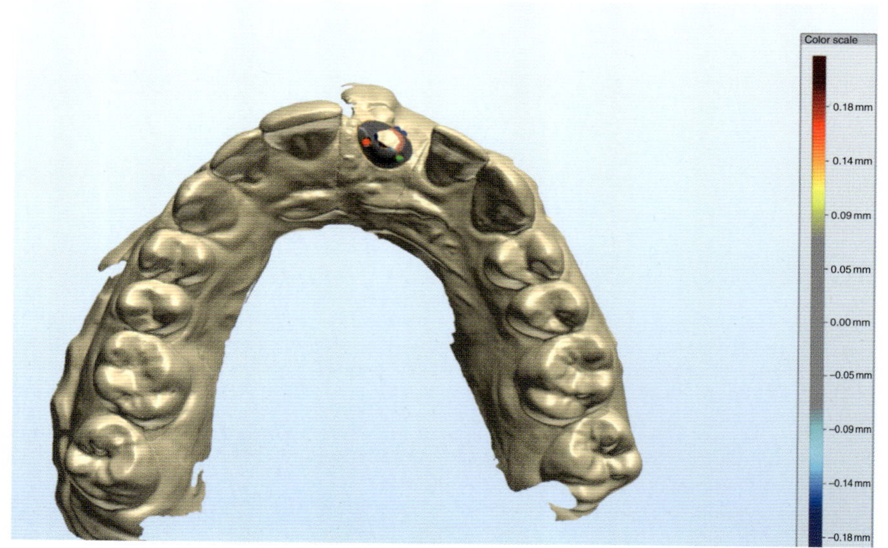

图27.8 定位愈合基台扫描体准备设计最终修复体。

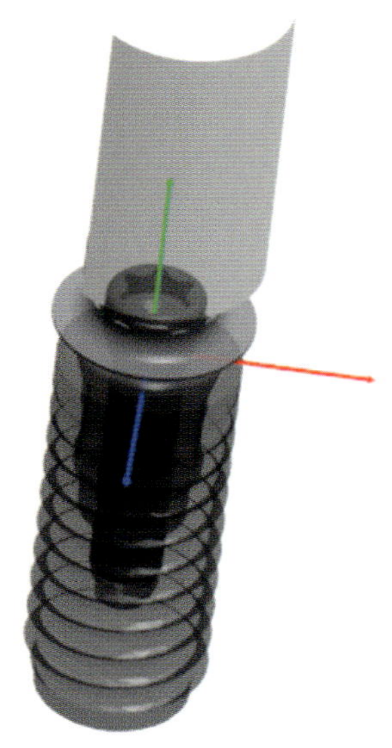

图27.9 CAD种植体库。

通常，这些组件在数据库中有数字识别标志（或锁）；这通常使制作基台的可选范围减少。在某些情况下，为了达到预期的结果，技工室将不得不使用扫描基台所属库中未包含的其他组件。这可能会导致修复体和原位固位装置之间的旋转或高度变化等问题。

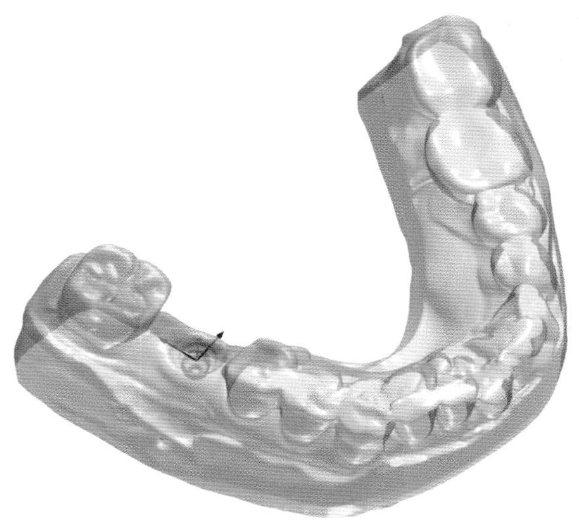

图27.10 扫描基台定位后的种植体坐标。

组成库的多个部分包括：

- 扫描基台。
- 螺丝。
- 基台接口。
- 数字化模拟接口。
- 种植体的视觉展示。

绿线、红线和蓝线表示种植体的x、y、z轴位置（图27.10）。一旦使用扫描基台在CAD软件中进行定位，其位置就不会在这些x、y和z坐标中锁定。

如果使用了其他种植体库的任何部分或对种植体库进行调整，则可能会发生错误。

27.6 全牙弓案例的数字化数据采集

在转向数字化工作流程之前，全牙弓修复在很大程度上仅限于使用CAD / CAM切削的混合型丙烯酸钛支架、烤瓷熔附铸造金属支架，以及分层CAD / CAM氧化锆支架。外送加工CAD/ CAM切削支架是标准做法，而如今大多数技工室的外加工花费随着机器和技术价格的下降而大大减少。

一些技工室现在像小型切削中心一样，为全牙弓病例提供快速的周

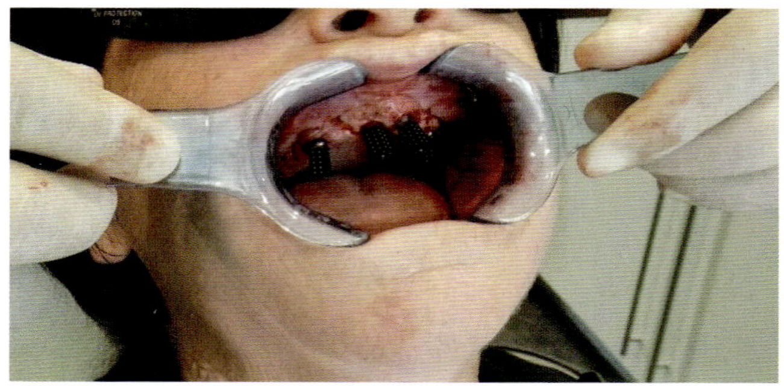

图27.11　Icam4D扫描定位器。

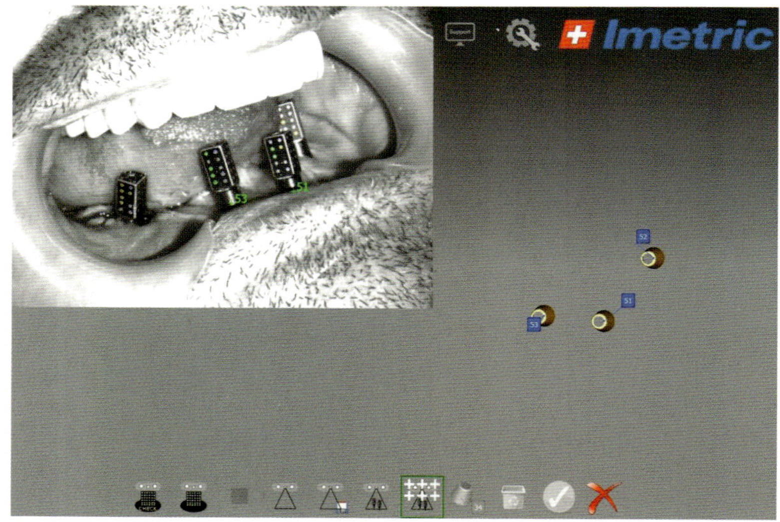

图27.12　采集种植体位置（Icam4D）。（来源：Imetric 4D Imaging Sàrl）

转。例如，可以在术后3天立即制作出丙烯酸/钛混合修复体。使用口内扫描技术以及摄影测量，例如Icam4D和PIC（图27.11），使这比以往任何时候都更加可预测。

手术完成后，使用摄影测量法记录种植体位置（图27.12），并与软组织和咬合的记录保持一致。

这种设计（图27.13）可以3D打印，以便在术后第二天进行试戴，以确认咬合和美观（图27.14）。

利用数字化制作技术，技工室处理这些数据，并用整体氧化锆或聚合物进行制作（图27.15），从而提供更强的修复体，同时确保整个牙弓的精

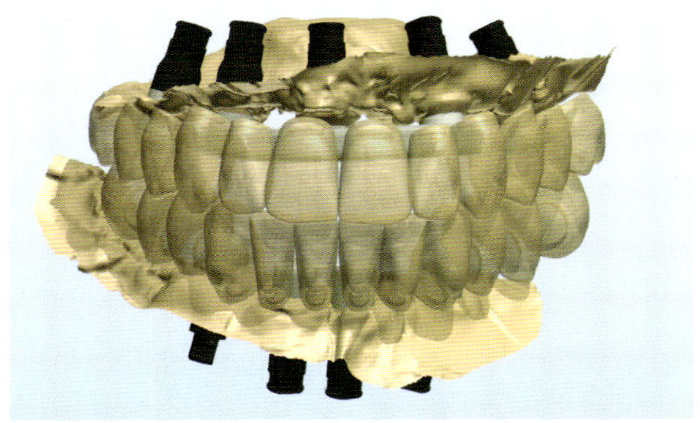

图27.13　修复体设计（3Shape牙科系统®）。（来源：3Shape A/S）

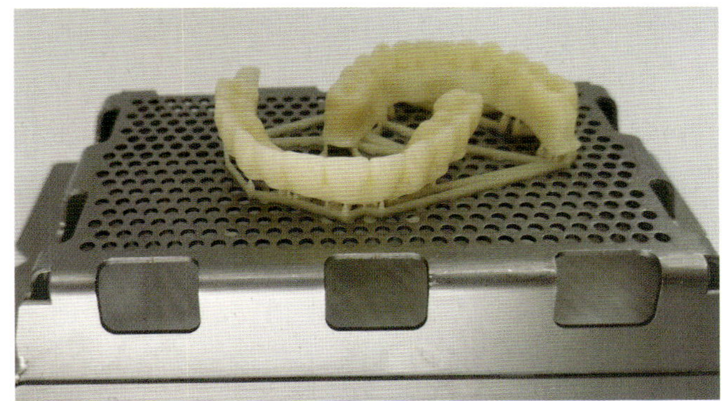

图27.14　打印试戴代型。

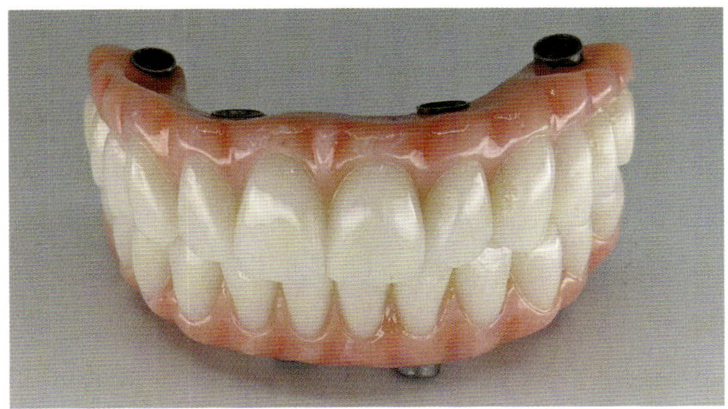

图27.15　术后3天准备戴入的最终修复体。

度一致。这是使用传统印模和石膏模型技术无法实现的。

27.7 术中戴入全牙弓案例

多个系统已经承诺可以在手术过程中戴入最终修复体，使用不同的组件引导手术来补偿系统错误。

在这些可用工作流程的基础上，可以进一步计划和生产最终的修复体，该修复体可以在手术期间使用Audentes方法直接戴入。

手术计划、口内扫描与面部照片或面部扫描（图27.16）是协调一致的，并根据患者的意愿设计修复体。可以使用CAD软件与患者共享结果，以便使修复体与其面部的关系可视化。

如果患者对计划的结果感到满意，就使用钛和石墨烯强化聚合物研磨修复体（图27.17）。

使用Audentes技术，外科医生可以在不到2小时的时间内完成种植体植入和桥的戴入（图27.18～图27.20），大大提高了患者的舒适度和技工室制造的效率，同时减少了临床就诊时间。

27.8 建议

- 在种植规划阶段与您的技工室讨论修复方案。不断变化的情况下也同样可以为类似简单或困难的案例提供新的解决方案，而技工室也将做好这些选择。
- 与技师讨论他们发现哪些扫描基台最容易与他们的制作相符。一种类型的扫描体不一定适用所有情况。

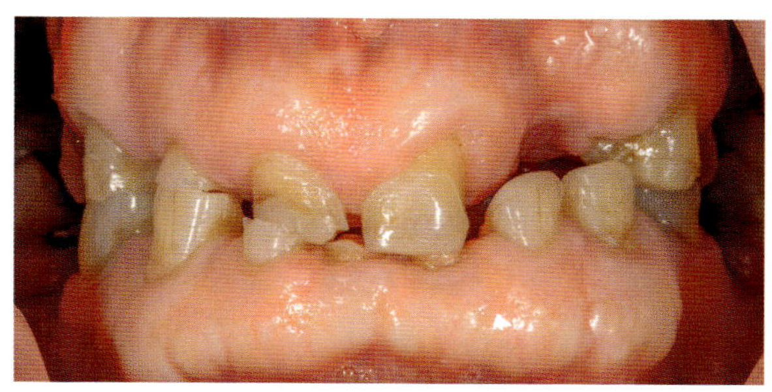

图27.16 术前情况。

- 如果技工室不确定扫描基台的位置，请发送一张照片，显示基台连接和扫描基台上的标志点（通常是平坦的边缘）。这将验证冠在数字化空间中的定位是否正确。

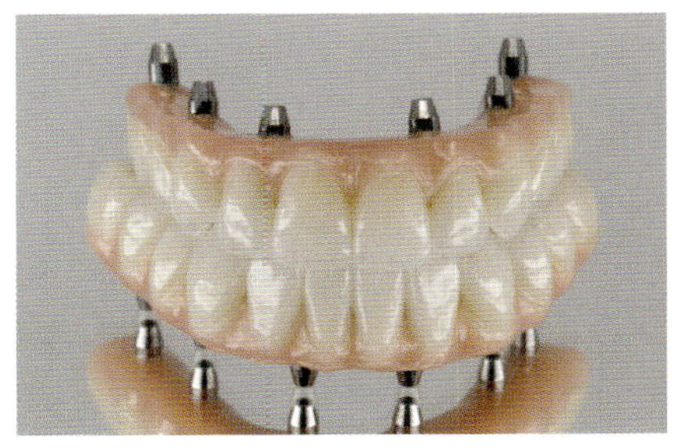
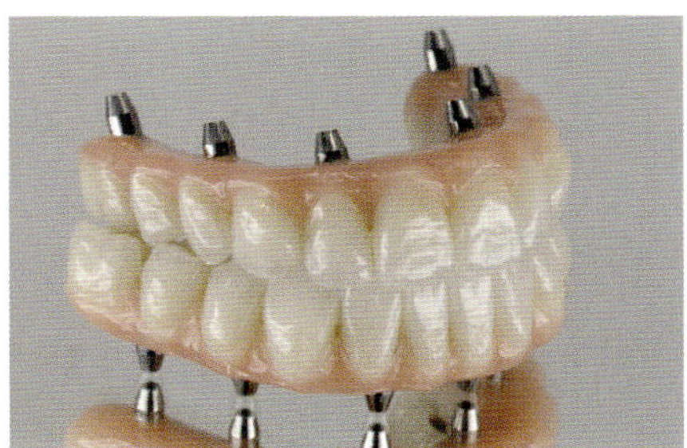

图27.17　为手术制作的Audentes桥。

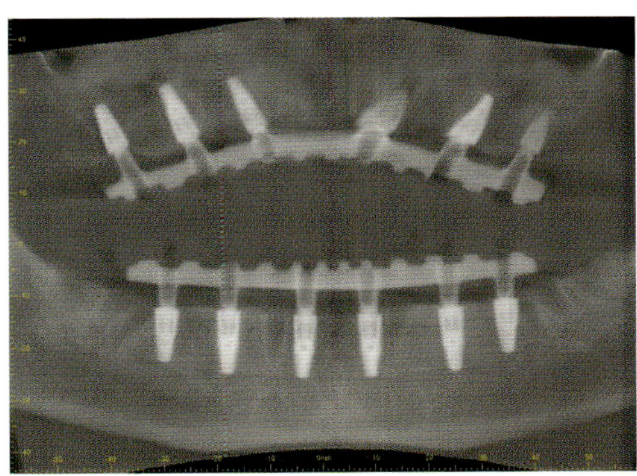
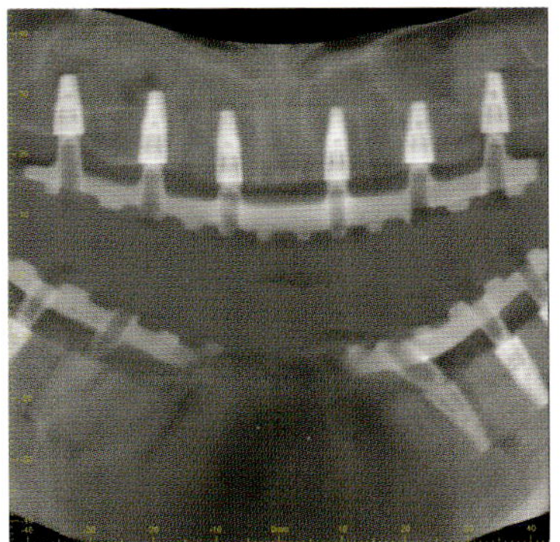

图27.18　术后OPG显示了桥戴入的精度。

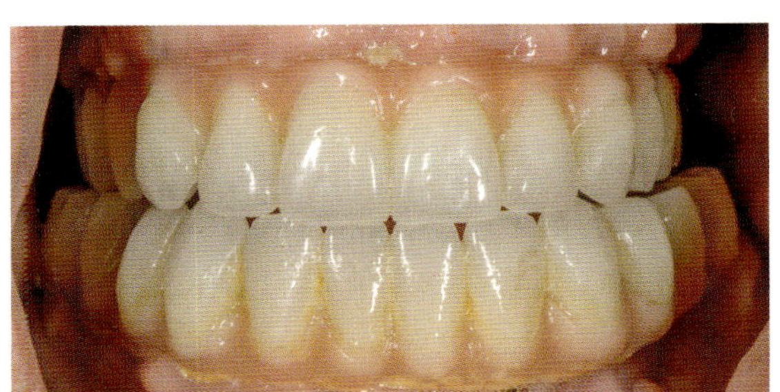

图27.19　术后1周口内结果。

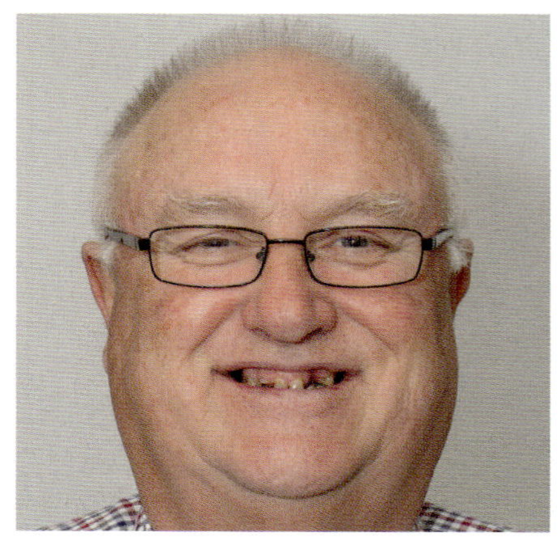
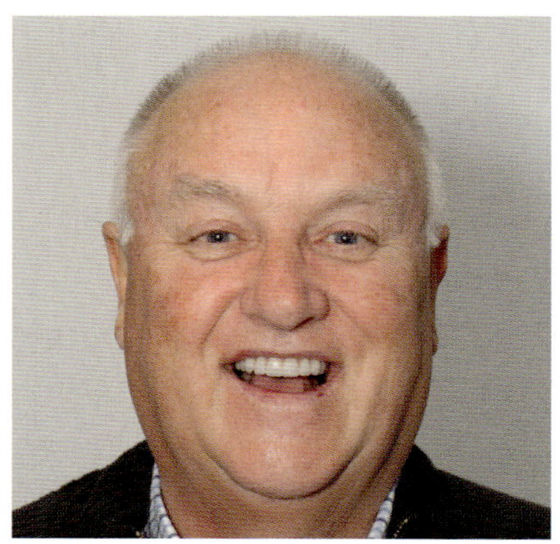

图27.20 术前和术后。术后1周。

第28章

种植生物力学

Implant Biomechanics

Tom Giblin

28.1 原则

口腔治疗中的一个主要问题是修复失败。虽然失败的原因有很多，但生物学或生物力学因素影响是口腔种植领域发生修复失败的主要原因。近年来，人们一直关注种植体周围疾病，但很少关注修复失败的生物力学因素。在试图理解一个系统的生物力学时，我们不仅需要考虑我们放置的修复体，还需要考虑整个咀嚼系统。

下颌、牙齿和肌肉相互协调通过切断、磨碎和磨细3个过程来分解食物；就这点而言，它是一个具有破坏性的环境。我们期望修复体能够取代失去的牙齿结构，具有美观和生物相容性，并在恶劣的环境中存留。当执行咀嚼功能所需的力的大小和性质超过我们使用的材料时，义齿就会破损（图28.1）。因此，了解咀嚼过程中涉及的力并设计修复体以承受这些特殊的负荷是十分重要的。

28.1.1 力及其性质

修复不会轻易地自行失败。虽然牙齿或修复体可能会因龋病或导致骨丧失的牙周病炎症而出现问题，但在功能使用过程中施加在牙齿上的力是导致修复失败的原因。因此，回顾一些基本的物理原理非常重要。

力被描述为对物体的推或拉，可以影响运动。如果力是平衡的，物体将不会移动。如果它们不平衡，物体将发生移动。在牙科中，我们需要牢记几个主要原则。将力作为向量的组合来评估是有价值的，因为这使我们

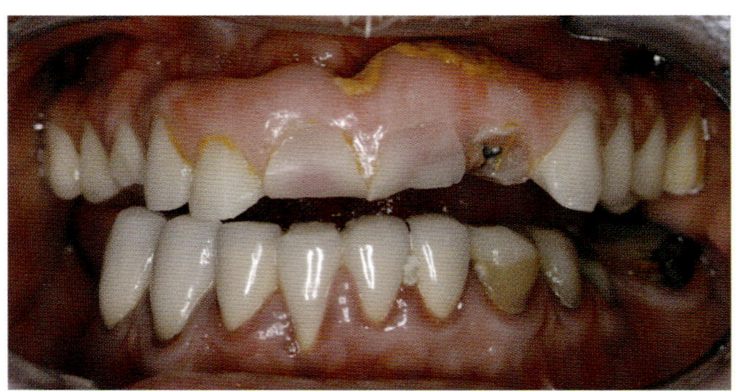

图28.1　不良的生物力学和咬合规划可能导致修复快速失败。

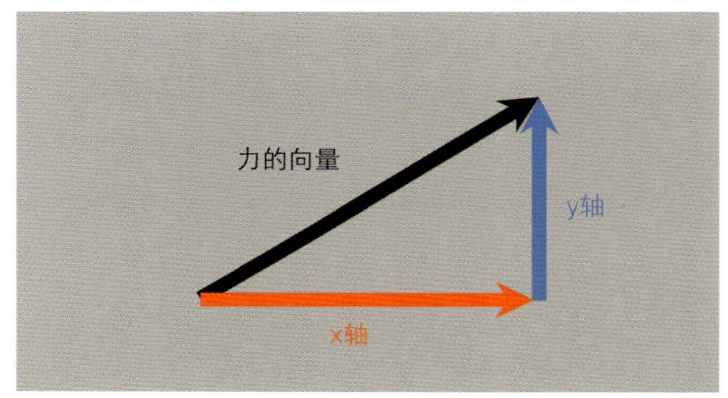

图28.2　在检查物体上的力时，重要的是能够将其分解为向量，以便更好地了解情况。

能够更好地量化和理解正在发生的事情（图28.2）。

28.1.1.1　压强=力/面积

对于任何给定的力，力分布的区域将分散力的载荷，并决定对物体施加的压强。例如，当牙齿位于最大牙尖交错位（MIP），肌肉产生的力将分布在所有牙齿上。相反，例如，如果咬住坚果，则所有的力集中在与坚果接触的牙上，则坚果很容易被咬开，因为力已经集中以最小的力施加最大的压强。锋利的牙尖有助于以这种方式提高咀嚼效率。

28.1.1.2　冲量=力/时间

正如压强是力所作用的面积一样，冲量是力所作用的时间。一般来说，力的作用时间越短，其破坏性就越大。减少冲量是汽车撞击缓冲区背后的理论；缓冲区通过使力在长时间内消散，吸收力并减少其对乘员的影响。另一个例子是从相同高度掉落的两个相同鸡蛋，一个落在混凝土上，另一个落在柔软的枕头上。撞到混凝土的那个会破裂，而撞到枕头上的那个则不会有事。

它们具有相同的动能，但撞击枕头时，耗散能量所需的时间更长，使得力传递的破坏性更小。牙齿和种植体也是如此：牙齿的牙周韧带充当减震器，使所受的力在更长的时间内消散，从而减少损伤。因此，对骨结合而言，骨与种植体的刚性连接可能是不利的，因为这会放大对修复体的破坏力。

28.1.1.3 压力、拉力和剪切力

力作用在物体上的方式会影响物体的表现（图28.3）。压力的作用表现为使物体压缩或缩短。拉力的作用表现为使物体拉伸或延长。牙科材料和骨骼对这两种力都有相当好的耐受性。当不在一条直线上的力将物体的一部分推向一个方向，而将另一部分推向相反方向时，就会产生剪切力，从而导致物体形变。这种力是最具破坏性的，也更容易使物体破碎。

28.1.1.4 材料应用和咬合

陶瓷材料和复合材料等材料具有良好的抗压缩及抗拉伸能力，但在抗剪切能力方面较差，而金属具有延展性，在3种力中都表现良好，这使得金属材料更耐用，在一些高负荷区域是更好的选择。

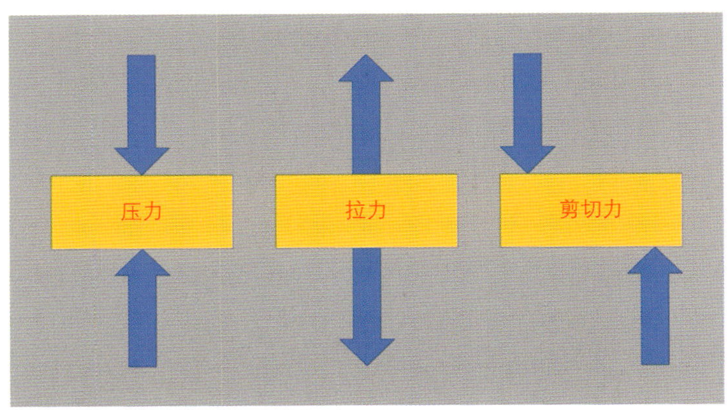

图28.3 压力、拉力和剪切力。

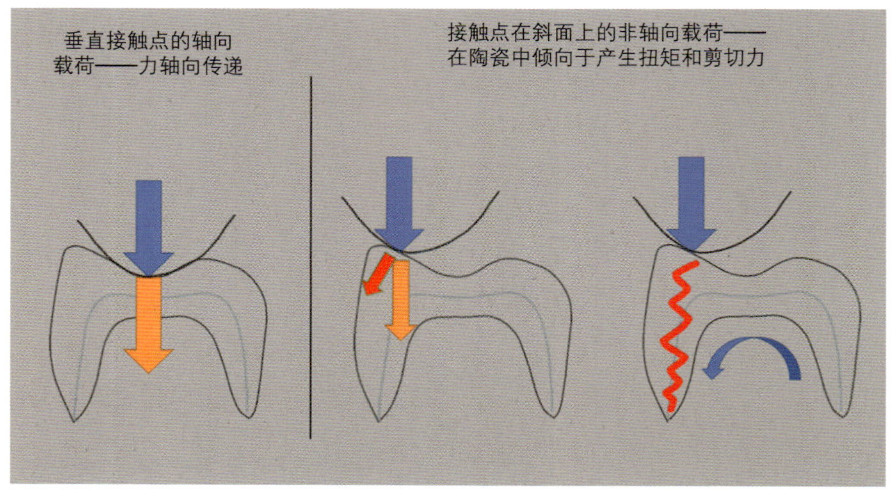

图28.4 正确设计咬合很重要。接触点的位置决定了修复体承受的是可良好耐受的压力，还是可能导致修复体折裂或粘接剂破碎的剪切力。牙尖斜面上的接触点也会在牙冠上产生扭矩，这可能导致修复体断裂、牙齿移位或牙周/牙髓症状。

在设计修复体时，应该了解这些力的作用方式，因为这可能会改变材料的选择和咬合方案的设计。例如，在设计陶瓷修复体时，确保咬合接触处于压缩状态而不是剪切状态是非常重要的，如果咬合接触处于靠外的牙尖或无支撑的边缘嵴上，修复体将受到剪切力（图28.4）。因此，设计时需要减小牙尖的角度并减少斜面上的接触。根据制作材料的不同，还可能需要改变或修改修复体的解剖结构。有时完美的解剖形态是不可能的，因为牙本质/牙釉质与陶瓷之间物理性质的差异导致它们的使用方式不同。

相反，牙尖通过剪切作用有效地切割食物；如果没有牙尖的剪切力，牙齿只对食物施加压力，这样分解食物将需要更多的力。多余的力必须由修复体和支持组织（牙齿、种植体、骨头等）承担，这可能是有害的。

28.1.1.5 斜面力学（正交力）

当对物体施力时，一对大小相等、方向相反的力垂直作用于接触点。这意味着，如果接触点不垂直于牙体或种植体长轴，即使力沿着长轴的方向，也会产生侧向力，侧向力的大小取决于牙尖的角度（图28.5）。这种侧向力是破坏性的，经过多次咀嚼循环，可能会导致牙齿或修复体断裂、粘接失败、牙齿敏感、牙齿移位或骨及附着丧失。

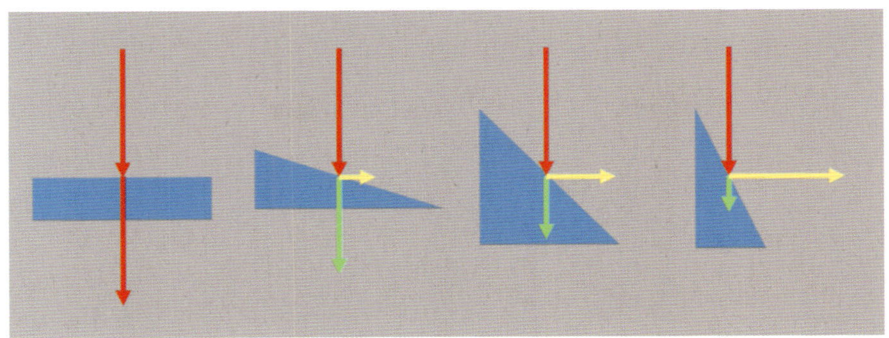

图28.5　当力作用于斜面时，合成矢量会产生较大的侧向力，这可能带来意料之外的破坏。因此，应避免牙齿在斜面上接触，因为这会导致咬合不稳定。

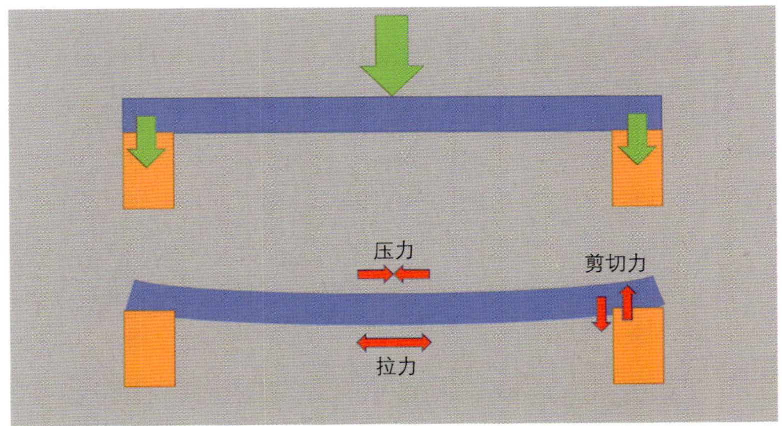

图28.6　梁通过抗弯曲传递载荷，是一种复杂结构。其材料承受着压力、拉力和剪切力。它们必须足够厚，以抵抗弯曲形变和这些力的影响。

28.1.2　梁

横跨两端基台并以此为界的物体称为“梁”（图28.6）。梁通过抗弯曲能力将载荷传递到基台上，因此厚度和制作材料是其抗断裂能力的重要因素。梁是一种复杂的结构，因为它们承受着压力、拉力和剪切力。牙科中经常使用的梁是一种桥体，其跨越缺牙区来替代缺失牙。梁越长，其承受的弯曲形变就越大，有效传递载荷的能力就越差。一般看来，弯曲度与跨度的大小有关：含两单位桥体修复体的弯曲度是含一单位的8倍，含三单位桥体修复体则是含一单位的27倍。

这种弯曲形变可能导致基台破裂，或材料失效和桥体断裂。

28.1.3 杠杆

杠杆是一种围绕支点旋转的梁，用于施加力，可分为3类（图28.7）。

下颌骨是3类杠杆系统，如图28.8所示。它参与构成颞下颌关节，颞下颌关节是一个活动关节，由闭颌肌群施力，使牙齿发挥作用。下颌的一个有趣的特征是，离支点和肌肉远，产生的机械劣势就越大，施加在前部物

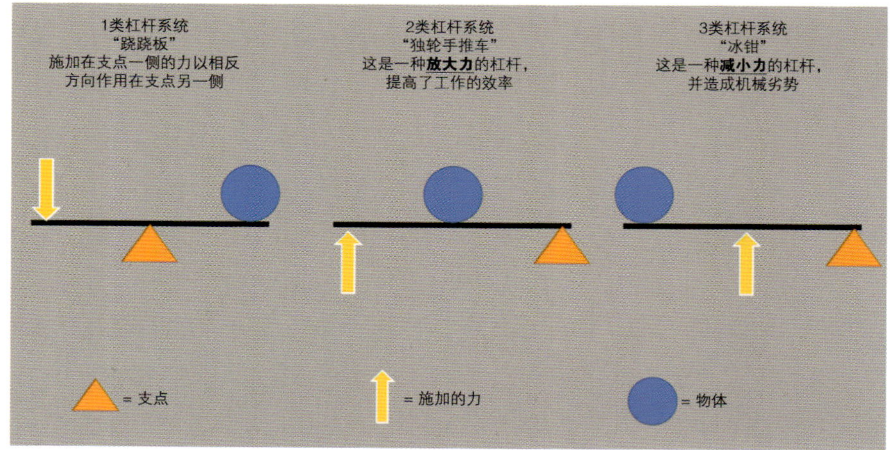

图28.7 1类、2类和3类杠杆系统。

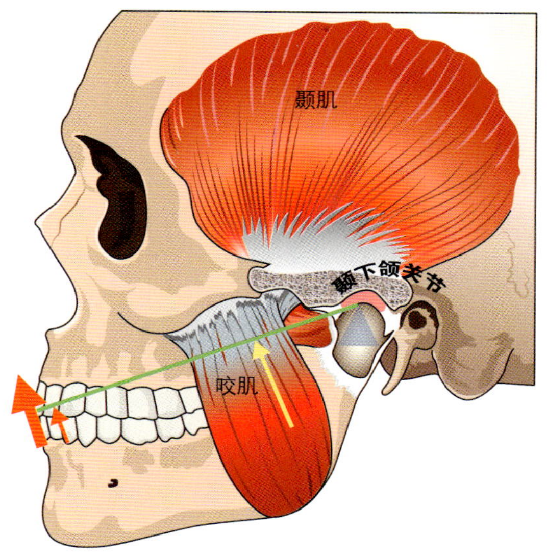

图28.8 下颌骨为3类杠杆系统。咬合力随着向牙弓前部移动而减小。

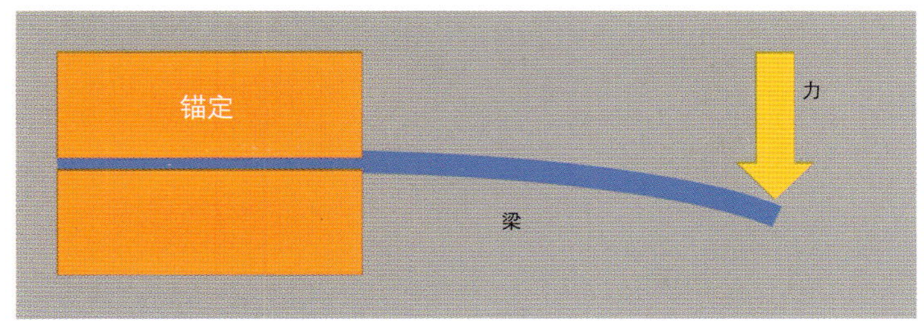

图28.9 悬臂需要刚性和坚固的锚定，以抵抗杠杆产生的力。

体和牙齿上的力越小。这是前牙殆分离/尖牙引导的一个重要特征。还应注意的是，咬合平面与实际的机械平面有所偏移。

这意味着下颌牙不会直接接近上颌牙，而是向上和向前移动，与上颌的牙齿接触，产生一个剪切运动，从而增强牙齿分解食物的能力。

28.1.4 悬臂

悬臂梁是指仅一端固定的梁。像梁一样，它们通过抗弯曲来传递载荷，但所受的力会集中在悬臂固定的地方。

所以修复体此处必须增大强度，以承受这样的力量。悬臂往往表现为杠杆和力的放大器，因此应谨慎使用。在种植体中，悬臂式修复体的远端基台是力最集中的位置，因此更容易断裂（图28.9和图28.10）。

大多数医生考虑的是近远中方向的悬臂，而通常不考虑垂直和颊舌向的悬臂。这些可能同样有害。应该记住，所有的牙齿都是悬臂，牙根是锚固点，牙冠是悬臂（图28.11）。因此，牙冠与种植体的比例非常重要。牙冠太长，相当于延长了悬臂，而使更多的力集中在修复体连接处。同理，种植体应该足够大，有足够的表面积来消散所受的力而不会使骨骼过载。我们也可以在由于牙周病而丧失附着的天然牙中看到这种情况。随着骨质的丢失，牙冠部分变长，牙根/锚固减少，导致牙齿移动。夹板连接可以有效地减少悬臂效应，并可用于种植修复以更有效地控制力。

28.1.5 骨

如果把骨当作一种材料，像许多其他材料一样，它的抗压和抗张性能很好，但是在承受剪切力方面很差。正因如此，种植体在承受轴向载荷时

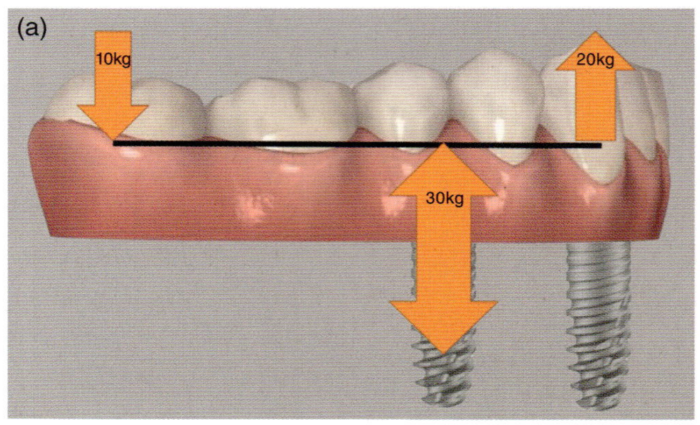

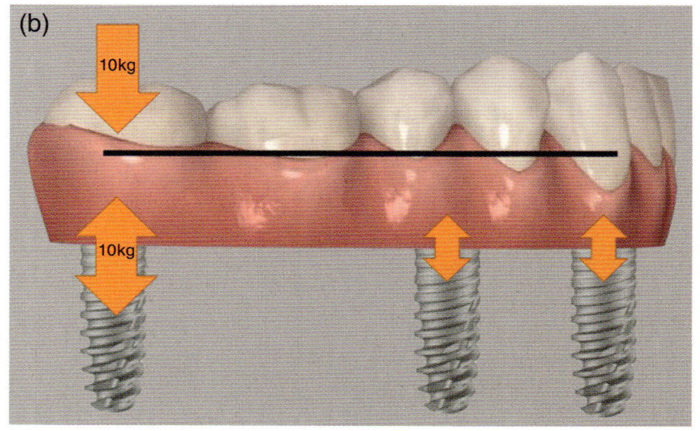

图28.10 （a）概念图，展示了具有2倍A-P距离的悬臂。可以看到，仅仅使用悬臂，就在远中基台上将10kg的载荷放大到30kg。必须记住，这不仅对种植体和支持骨施加30kg压力，而且在桥的中部向上施加了30kg相等和反向的力。前方还有一个20kg的力试图使修复体脱位。（b）通过放置额外的种植体，消除悬臂及其力放大效应，消除所有多余的力。（来源：Misch's Dental Implant Prosthetics）

表现良好，因为这时支持骨处于压缩状态。Misch[1]将骨分为1～4型，其中1型骨最致密，4型骨是非常疏松且可压缩的。这将影响力如何通过骨传递，也会影响种植体的功能。还必须记住，在存在炎症的情况下，骨很容易吸收。这可能是微生物感染（种植体周围黏膜炎或种植体周围炎）或殆创伤造成的。考虑到正畸时仅以非常轻的力就能诱导骨吸收，可以预见，种植体周围骨质无法长期承受不良的咬合负荷。

由于修复体设计或咬合负荷而在种植体上产生侧向力时，力往往集中在牙槽嵴顶处。天然牙具有牙周韧带，其作用是将力进一步向下分散到牙齿中，并使牙的旋转中心移到根尖端，与天然牙不同，在种植体中，侧向

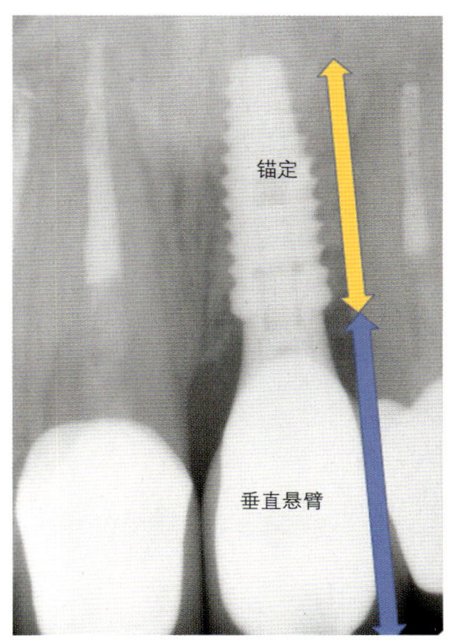

图28.11 牙齿是垂直悬臂。牙冠与种植体的比例对于最大限度地减少垂直悬臂的影响非常重要。垂直悬臂越大，锚固的需求就越大。

力使种植体对骨嵴顶产生负荷。这种骨通常是皮质骨，其强度较小，因此力会集中，而导致骨丧失。我们发现骨丧失量往往达到种植体的第一螺纹处，这通常位于松质骨，从而能更好地消散所受的力。嵴下种植体或尖端变细的种植体旨在减少牙槽嵴顶的负荷，并将力传递到骨骼更深处，以便减少骨丧失。

第29章

戴用永久修复体

Delivering the Definitive Prosthesis

Aodhan Docherty , Christopher C.K. Ho

29.1 原则

螺丝固位修复体有几个优点：方便拆卸，适用于临床上颌间距离有限的情况，并且容易取下进行卫生清洁或维修。缺点包括成本更高，如果开口受限，则戴入难度更大，技术敏感度更高，且获得被动就位的制作工序要求更高。螺丝固位修复体需要以修复为导向的治疗计划，以确保螺丝孔符合美学要求。

Wittneben等[1]发现，粘接固位和螺丝固位修复体的5年留存率相似，且失败率无明显差异。使用粘接固位修复体，形成瘘管和化脓的发生率更高，但其他生物学并发症（例如骨丧失、牙龈退缩和种植体周围疾病）的发生率两者相似。除了螺丝固位修复体更容易崩瓷外，粘接固位修复体技术性并发症较螺丝固位修复体多。

在制订治疗计划、设计和戴入时，永久修复体应考虑以下变量：软组织支撑、咬合验证、美学标准和修复体扭矩要求。

29.1.1 软组织支撑

种植修复体与软组织之间的关系是成功的关键因素，特别是前牙区[2]。使软组织结构和谐，模拟邻近组织的自然外形，使修复体以假乱真是极具挑战性的。治疗计划包括选择种植体的类型，适宜的三维位置（涉及相邻的牙齿），还包括应用临时修复体实现以修复为导向的组织愈合。

许多学者已经认识到临时修复体在形成穿龈轮廓和塑造种植体周围软组织的解剖结构中的作用[3]。这一点很重要，因为标准愈合基台无法模拟牙齿的自然横断面，特别是在前牙区，其牙根自然横断面为椭圆形或三角形。

如果不塑造软组织外形，永久修复体可能会缺乏适当的穿龈轮廓和软组织支撑（表29.1）。

29.1.2 咬合验证

文献中没有足够的证据提供任何关于种植修复体理想咬合的有力建议[6–8]。然而，在设计单个种植修复体的咬合时，应该遵循基本的修复原则，例如：

- 使侧向力最小。
- 降低过陡的牙尖斜面。
- 确保单冠修复体在牙尖之间的位置上受力最小。

在手动拧紧修复体后，应拍摄平行投照根尖片以确认其正确就位，然后根据制造商的建议加力和封闭通道。使用咬合纸检查咬合。调整冠部牙尖之间的印记，然后小范围滑动并进一步调改，直到没有印记。再使用垫片以确保总的间隙，然后用更精细的金刚砂车针抛光，最后是瓷抛光车针抛光。

对于全牙列修复体，必须考虑到由于本体感觉下降，患者对负荷和功能的察觉是降低的。因此确保技工室设计的牙齿没有过陡的牙尖斜面或过宽的咬合面是非常重要的。

29.1.3 美学评估

在粘接（粘接固位的修复体）或封闭通道（螺丝固位的修复体）之前，必须对永久修复体进行美学评估。该评估应由临床医生和患者共同进行，以免出现分歧。

在牙齿层面，应考虑以下因素：

- 色调、明度和饱和度。
- 形状。
- 表面纹理。

表29.1　获得软组织穿龈轮廓的技术[4]

技术	优点	缺点
在制作永久修复体时，技工对主铸件上的软组织替代品进行技工室修改	无须椅旁时间 无额外费用	无法预测软组织对最终修复体的预期轮廓有何反应 不考虑生物型或生物学；主铸件完全由手工制作 过大的修复体穿龈轮廓可能引起软组织和骨损伤 使修复体就位可能需要手术
在终印模前，如在第二阶段手术时，直接做软组织手术： • 分离厚龈瓣，重新定位软组织 • 旋转式手机和软组织成型钻	如果需要，此时有机会进行辅助外科手术	边缘不可预测，因为软组织仍然需要时间来愈合 椅旁时间增加 可能被视为侵入性操作或对种植体周围软组织造成创伤
个性化愈合基台	可以在椅旁通过在基台（例如临时圆柱状基台）上添加复合树脂或光固化丙烯酸树脂来实现	在调改愈合基台的过程中软组织可能发生塌陷 需要多次复查来评估软组织反应 最终修复体的穿龈形态不如使用临时修复体那样可预测
临时修复体：可以在椅旁通过添加光固化复合树脂调改	能够逐渐影响软组织的形状，允许逐步评估穿龈轮廓和外形的变化 在修复体龈下区的轮廓修复不足可能会使组织处于冠方，而在修复体龈下区的轮廓修复过度则会使组织向根尖迁移/移动[5] 种植体周围组织有机会充分生长，患者和临床医生都可以在戴入永久修复体之前评估美学和功能；因此，有更可预测的最终结果	需要较长的就诊时间和多次就诊 取下暂时修复体后，软组织会塌陷，因此在调改修复体时应放置个性化愈合基台 如果修复体穿龈轮廓过大，有损伤种植体周围软、硬组织的风险

［来源：Alani, A. and Corson, M. (2011). Soft tissue manipulation for single implant restorations. Br. Dent. J. 211: 411–416］

- 切缘位置。
- 穿龈轮廓。
- 螺丝通道的美观性——对于螺丝固位修复体。
- 龈缘的高度和轮廓与牙列对侧的相应牙齿对照。

- “黑三角”的存在。

多单位修复体（例如种植桥）的其他注意事项：

- 较大修复体的笑线和牙齿暴露程度。
- 微笑宽度和颊间隙。
- 中线。
- 唇部位置和丰满度。
- 过渡线。
- 殆平面。

粉色瓷（牙龈瓷）的注意事项：

- 颜色。
- 质地。
- 牙龈边缘和结构。
- 牙龈顶点水平。
- 点彩和特征。

29.1.4 扭矩要求

将基台固定在种植体上的夹持力称为“预负荷”。当对基台螺丝施加最佳扭矩时，预负荷形成，导致螺丝伸长，合力表现为夹持力，将各部件拉在一起。有几个因素影响预负荷，包括施加在基台螺丝上的扭矩以及部件的材料、螺丝头设计、螺纹设计和表面粗糙度。

表29.2给出了一些常见种植体系统制造商推荐的修复扭矩指南。

29.1.5 粘接技术和材料选择——粘接冠

根据Gultekin等[9]，理想的粘接剂应该：

- 为口内使用提供足够的固位力。
- 允许在不损坏修复体、基台和周围组织的情况下拆除。
- 具有生物相容性。

关于将修复体粘接在种植体基台上首选的粘接剂类型，文献尚无定论。粘接剂分为永久性或暂时性（表29.3）。

一些临床医生喜欢用暂时性粘接剂来粘接种植修复体，例如氧化锌丁香酚（Temp Bond™）和氧化锌（Temp Bond NE™）。暂时性粘接剂的优点

表29.2 几家种植体制造商的修复扭矩指南

制造商	种植体	扭矩（Ncm）	螺丝刀
BioHorizon	内连接 3.5, 4.5, 5.7	30	0.050（1.25mm）六角螺丝刀
	锥形内连接 3.5, 4.5, 5.7	30	
	外连接种植体 3.5, 4.0, 5.0	30	
Biomet 3i	Certain 3.25, 4.0, 4/3, 5.0, 5/4, 6.0	20	0.048 六角螺丝刀
	Certain Prevail 3/4/3 (3.4), 4/5/4, 5/6/5, 4/3, 5/4, 6/5, Certain XP 4/5, 5/6	20	
	迷你种植体 3.25	20	
	外连接种植体	35	
Camlog	螺纹种植体 3.3	20	1.28mm 六角螺丝刀
	Screw-line / Root-line Implant 3.8, 4.3, 5.0, 6.0	20	
Dentsply Implants	ANKYLOS® C/X C/ 3.5, 4.5, 5.5, 7.0 (非索引)	15	1mm 六角螺丝刀
	ANKYLOS® C/X /X 3.5, 4.5, 5.5, 7.0 (索引)	15	
	OsseoSpeed EV 3.0 绿色, EV 3.6 紫色, EV 4.2 黄色, EV 4.8 蓝色, EV 5.4 棕色, Profile EV 4.2 黄色, Profile EV 4.8 蓝色	25	0.050 六角螺丝刀
	OsseoSpeed /OsseoSpeed TX 3.0 黄色	15	
	OsseoSpeed / OssooSpcod TX 3.5, 4.0 浅绿色	20	
	OsseoSpeed / OsseoSpeed TX 4.5, 5.0 淡紫色	25	
	OsseoSpeed TX Profile 4.5, 5.0	25	
	XIVE® S 3.0, 3.4, 3.8, 4.5, 5.5	24	1.22mm 六角螺丝刀
	FRIALIT 3.4, 3.8, 4.5, 5.5	24	
Implant Direct	直接种植体	35	0.050 (1.25mm) 六角螺丝刀
MIS	MIS® Biocom & Seven	30	0.050 (1.25mm) 六角螺丝刀
Neoss	尼奥斯 (Neoss)	32	Neoss Unigrip 螺丝刀
Nobel Biocare	NobelActive 3.0	15	Nobel Biocare Unigrip螺丝刀
	NobelActive/NobelReplace 锥形连接NP 3.5, RP 4.3, 5.0	35	
	NobelReplace NP 3.5, RP4.3, WP 5.0, 6.0	35	
	Brånemark System NP 3.3, RP 3.75, 4.0, WP 5.0, 5.5	35	
	Nobel Biocare 多单位角度基台	15	
	Nobel Biocare 多单位直基台	35	

续表

制造商	种植体	扭矩（Ncm）	螺丝刀
Southern Implant	Southern Implant 外连接	32	0.048 六角星形/梅花
	Southern Implant Tri Nex	32	Unigrip螺丝刀
	Southern Implant Octa	32	Star/Torx螺丝刀
Straumann	骨水平 3.3 NC（窄跨度）	35	SCS螺丝刀
	骨水平 4.1, 4.8 RC（常规跨度）	35	
	标准/标准加4.8 RN（常规颈部）	35	
	标准/标准+ 4.8 WN（宽颈）	35	
	标准+ 3.3NN（窄颈）	35	
	螺丝固定基台（直线和角度）	35	
Thommen	Thommen SPI® 3.5	15	四叶螺丝刀
	Thommon SPI® 4.0, 4.5, 5.0, 6.0	25	
	Thommen SPI® 氧化锆基台	20	
Zimmer Dental	锥形螺丝孔3.5、4.5、5.7/锥形螺丝孔3.5、4.5、5.7摩擦就位	30	1.25mm 六角螺丝刀
	螺丝孔3.3、3.7、4.5/螺丝孔3.3、3.7、4.5摩擦就位	30	
	SwissPlus 4.8	35	

表29.3 几种永久性和暂时性粘接剂

永久性粘接剂	暂时性粘接剂
• 磷酸锌 • 聚羧酸锌 • 玻璃离子体 • 自粘树脂粘接剂 • 树脂粘接剂	• 氧化锌 • 丁香酚粘接剂

包括：更好的可拆卸性，更容易去除多余的粘接剂，通常有足够的固位力。然而，暂时性粘接剂通常比永久性粘接剂更易溶解，导致间隙产生、修复边缘受损、种植体周围软组织健康问题及脱粘接。

Nematollahi等[10]综述发现，粘接剂的保留率各不相同。结果表明，从最少到最多依次是：氧化锌（含或不含丁香酚）、聚羧酸锌、玻璃离子、树脂改性玻璃离子体、磷酸锌和树脂粘接剂。此外，多余粘接剂的清理由易到难依次是：磷酸锌、玻璃离子体和树脂粘接剂。Nematollahi等认为，对于修复体中放多少粘接剂没有严格的指南，但应该约占其总体积的3%。粘接剂过多增加了清理的难度和损伤周围组织的机会，就位过程中产生的液压会改变咬合。粘接剂过少增加了渗漏和固位不良的风险。

29.1.6　螺丝通道管理——螺丝固位式牙冠

螺丝通道应使用具有功能性、美观性（特别是在颊面或咬合面）的材料进行修复，最重要的则是易于拆卸。为确保可取下修复体，使用聚四氟乙烯（PTFE）、特氟龙胶带、棉花或牙胶等阻隔材料覆盖基台螺丝，然后在顶部放置修复材料（例如复合树脂）。螺丝通道应该干燥，将阻隔材料放在基台螺丝上，最后放置复合修复材料。

29.1.7　粉色瓷（牙龈瓷）

粉色瓷可用于模拟牙龈，这在有软组织缺陷的地方特别有用（图29.1）。通过手术重建软、硬组织可能是复杂的、不可预测的和昂贵的。如Papaspyridakos[11]等所讨论的那样，在中到高位笑线的情况下（此处过渡区的变化更难以掩盖），粉色瓷的应用是有限的。

口腔卫生对于种植体的长期维护至关重要，虽然粉色瓷是代替缺失的软组织的有用工具，但应确保其不妨碍实施口腔卫生维护（图29.2）。

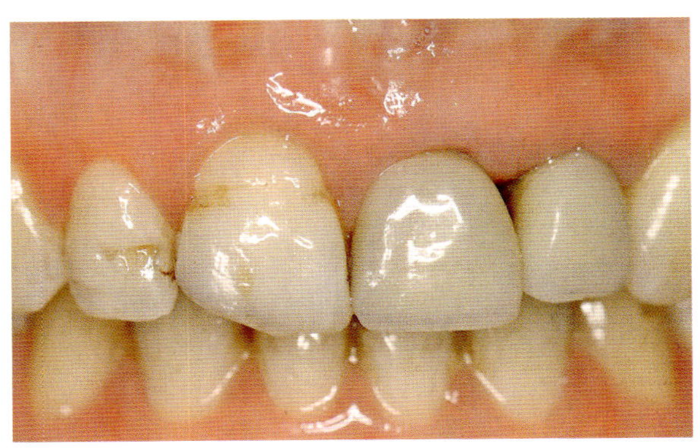

图29.1　左上中切牙处的种植体存在较大的楔状隙或“黑三角”，在美学上观感不佳。

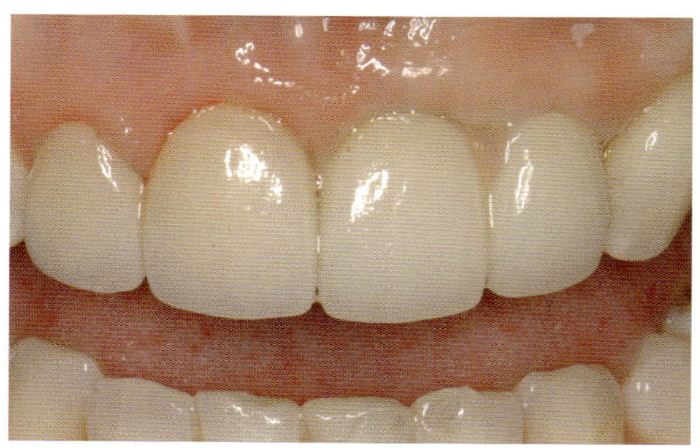

图29.2　牙龈楔状隙已用粉色瓷关闭。评估清洁该牙间区域的能力以获得种植体周围的长期健康是重要的。

29.2　步骤

旋下愈合基台或临时修复体，临床医生应确保种植体周围软组织健康并准备好戴入永久修复体。第26章“螺丝固位与粘接固位种植修复体的比较”中描述了步骤。

29.2.1　戴入粘接固位冠——椅旁复制基台技术

这种技术是制作一个复制的基台，将冠粘接在复制的基台上，去除多余的粘接剂，只在冠内留下一薄层，然后将冠原位就位在实际的基台上。这使得粘接剂黏附在冠内的量恰当，最大限度地减少其过量溢出。

29.2.1.1　制作聚乙烯硅氧烷复制基台

（1）取PTFE/特氟龙胶带在冠内衬一层，作为衬垫（图29.3a）。可以使用手用器械，然后用手帮助冠在基台上恰当地就位。

（2）将聚乙烯硅氧烷（PVS）材料注入牙冠的凹槽中并过度填充，以便有一个可握持的手柄（图29.3b）。

（3）从牙冠上取下PVS复制的基台，然后去除PTFE胶带。这样就有了复制基台。

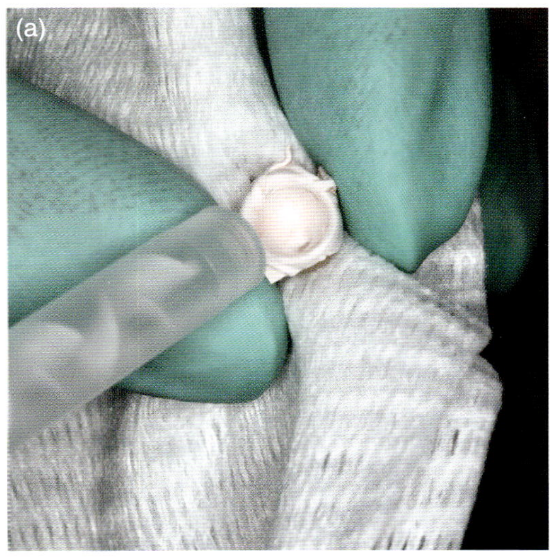

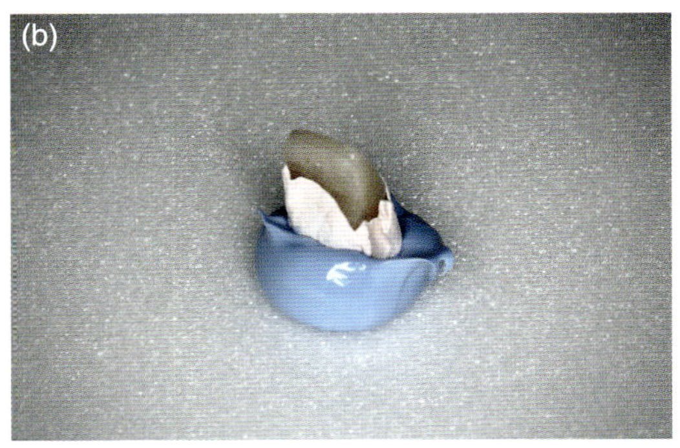

图29.3 （a）通过在冠内衬PTFE胶带来制作复制基台。（b）将快速固化的硅橡胶材料（例如咬合记录材料）注入冠中，使其足够形成底座。硅橡胶材料凝固后，基台的复制品就完成了。在进行最终的原位粘接之前，将涂了粘接剂的冠就位在复制的基台上，去除大部分粘接剂，尽可能少残留粘接剂以便于清理。

29.2.1.2 使用复制基台技术戴入粘接固位冠

（1）将基台和修复体浸泡在氯己定溶液或消毒剂中。

（2）取下愈合基台或临时修复体后，立即插入基台，以防止软组织塌陷而使其更难插入。

（3）确保基台以正确的方向插入，并用手动螺丝刀拧紧。

（4）拍摄平行根尖片来确认就位。鼓励使用胶片架。

（5）干燥或用适当的试戴糊剂安装牙冠。

（6）确认被动就位、边缘密合、邻面接触、美学和咬合。

（7）让患者坐起来，使用具有合适照明的手持镜展示修复体。确认并记录患者同意粘接该修复体。

（8）使用扭矩扳手，并将基台螺丝拧紧到制造商建议的扭矩。干燥并清洁基台的螺丝通道。将PTFE/特氟龙胶带放在螺丝上。保持大部分螺丝孔开放，因为这可以帮助收集多余的粘接剂。

（9）将选用的粘接剂涂在冠内面，然后将冠放在PVS复制的基台上并去除多余的粘接剂。确保在粘接剂的工作时间内迅速完成此操作。检查冠内面，看有无缺少粘接剂的区域。仅在需要时谨慎地在这些区域添加粘接剂。

（10）就位冠修复体，如果粘接材料是光固化的，则在冠的每侧持续3秒“光固化”。然后，用镰形洁治器等去除多余的粘接剂，或者在固化之前使用牙线去除多余的粘接剂。

（11）粘接后拍摄X线片以确认边缘密合和无粘接剂残留。

29.3 建议

- 种植修复体加力使其就位时，可能会观察到组织发白的现象。这是修复体的压力造成组织暂时性缺血，可能持续5分钟。如果没有恢复，就需要调整修复体的外形。如果使用临时修复体，那么这种情况可能不会发生，因为通过诱导理想外形，能在永久性修复体上实现复制这样的外形。
- 使用根尖片支架，使X线片为平行投照，确保种植体的螺纹在X线片上清晰可见。
- 由于粘接剂会溢出，粘接固位修复体应采用龈上边缘（至少平龈边缘），特别是在修复体的腭侧，因为龈上边缘可以直接、完全地去除粘接剂。

第30章

咬合与种植体
Occlusion and Implants

Christopher C.K. Ho, Subir Banerji

30.1 原则

全面了解咬合原则是种植体和覆盖其上的上部结构修复体长期稳定的基础。不正确的载荷和异常力可能会对种植体的长期存留产生负面影响，可能导致牙槽嵴骨缺失以及机械性并发症，例如螺丝松动、螺丝折断、崩瓷或基台折裂。种植体可能保持完整，但修复体出现并发症可能需要花很多钱来修复或改正。临床医生的目标是提供成功的种植治疗，使其具有最佳健康状态，并且对维护和再修复的要求少甚至极少。

骨结合种植体因有效固连在骨组织中，而很少甚至几乎没有功能性运动，而天然牙因具有牙周组织而可以在各自的牙槽窝内移动，从而提供减震功能。牙槽窝中牙齿轴向位移的平均值为25～100μm，然而据报道，骨结合种植体的运动范围为3～5μm[1-2]。出现侧向载荷时，天然牙就会迅速移动56～108μm，并在根尖1/3处旋转[3]；因而牙齿上的侧向力会立即沿着牙根减弱。种植体的侧向载荷是逐渐发生的，在类似的侧向载荷下移动范围为10～50μm；此外，在种植体没有发生旋转时[2]，周围骨嵴的受力集中更大，导致牙槽嵴骨的应力最高。当施加力时，种植义齿周围的牙槽嵴可能充当杠杆支点，增加了牙槽骨丧失的风险。

由于存在牙髓–牙本质复合体，天然牙具有外周传入反馈以及为中枢神经系统提供反射控制的牙周机械感受器[4]。这使得咀嚼具有的独特辨别感和方向特异性，可以感知食物的质地和硬度，以及控制咀嚼和吞咽的肌肉。

相比之下，种植体的外周反馈系统是不同的，因为它们缺乏牙髓–牙本质复合体和牙周组织。

然而，对种植义齿的研究表明除了中枢神经可塑性外，还有另一种外周机制。“骨感知”被用于描述这一概念，即患者咬合感知可能起源于支配颞下颌关节、皮肤和口腔肌肉组织的神经纤维，并且这与神经系统的神经可塑性有关，可以适应这些变化。

有人提出，因为种植义齿对咬合力的适应能力和机械刺激感知能力显著降低，所以没有牙周机械感受器的骨结合种植体可能更容易受到咬合过载的影响。种植体具有低触觉灵敏度和低本体感觉运动反馈。过载是指种植体组成部分和骨–种植体界面周围的压力在生物学上是不可接受的。因为种植义齿缺乏在天然牙中提供减震功能的悬吊牙周韧带，所以它们可能会遭受咬合过载。

无牙颌患者进行双牙弓种植体支持的固定桥修复时表现类似麻醉下的状态[5-6]。据Svensson和Trulsson[5]报告，在天然牙上行固定义齿修复的患者在运动控制方面的变化表现类似，因而与种植修复体一样在固定和咀嚼食物时会产生更高的咬合力。此外，在咀嚼不同硬度的食物时，有种植义齿人群的颌骨肌肉活动对食物硬度的适应性减弱[7]。Hammerle等[8]报告种植体触觉感知的平均阈值（100.6g）比天然牙（11.5g）高8.75倍，这表明种植修复体的触觉反馈敏感性较低。

种植义齿的这些特性意味着必须对咬合进行仔细规划。不良载荷可能是由咬合规划不良、副功能运动、悬臂力过大、咬合设计不当、早接触以及修复体就位不当引起加的力分布不良所致。因此，将种植体咬合控制在生理限度内以及提供最佳的种植体载荷对种植体长期植入成功很重要。

有研究表明，在骨结合成功的种植体中，咬合过载可能导致种植体骨丧失和/或骨结合的丧失[9-13]。与此相反，其他学者认为种植体周围骨丧失和缺乏主要与种植体周围感染等生物学并发症有关[14-15]。由于科学证据不足，他们质疑咬合过载和种植体周围组织丢失的因果关系。然而，人们一致认为，咬合过载可能导致种植义齿和修复体的机械并发症，例如螺丝松动和/或断裂、修复体断裂和种植体折裂，最终导致种植体寿命下降[16]。

因为悬臂力可以作为力的放大器，它可能会在种植修复体上产生更大的力；根据力的位置和方向，这可能会导致支持的种植体过载。Shackleton等[17]发现，相比于短悬臂（<15mm），长悬臂（>15mm）会导致更多的种植修复体失败。

综上所述，咬合力大和咬合接触分布不良可能是导致咬合过载的因素，并可能增加种植体骨丧失，种植体折裂/脱落和修复体失败的可能性（表30.1）。

30.1.1 种植义齿咬合负荷过高

一些动物研究显示，过早的咬合接触由于产生过多的侧向载荷，造成了骨结合的丧失和边缘骨的过度流失[10–12]。在非人灵长类动物研究中，观察到8颗种植体中有5颗在负荷4.5～15.5个月后由于咬合过载而导致了骨结合的丧失[10–11]；在剩下的3颗种植体中，1颗有严重的牙槽嵴缺失，另外2颗的骨–种植体接触和密度最高。结果表明，种植体载荷可能显著影响了种植体周围骨结构的反应。然而值得注意的是，观察到的骨结合的丧失可能归因于研究中使用超现实的咬合过载。在有100μm、180μm和250μm不同程度殆创伤的猴子中也进行了类似的研究[12,18]，负荷4周后的结果显示，在180μm和250μm组中观察到骨丧失，但在100μm组中未观察到骨丧失。

30.1.2 磨牙症和种植体

Wolff定律指出，“骨骼功能的每一次变化后，其内部结构和外部构造都发生了明确的变化”，这意味着健康人/动物的骨骼将适应负荷。因此如果某块骨骼负荷增加，那么骨骼将随着时间的推移而自我重建，变得更强以抵抗负荷。Frost[19]提出了一种将机械使用转化为适当信号然后引导骨骼

表30.1 种植学中咬合过载的可能因素

副功能习惯——睡眠和清醒时的磨牙症
悬臂过长
咬合早接触
咬合面过大——颊舌径宽度和近远中长度
牙尖倾斜度过大
固定义齿的支持种植体数量不足
咬合不良
后牙咬合支撑不足

表30.2 减少磨牙症患者种植体植入失败风险的实用建议[20]

使用尽可能多的种植体
确保种植体尽可能大
制作联冠、桥将种植体固定在一起，使载荷分布更均匀
将存在低密度骨组织视为种植失败的风险因素
重视种植体负荷的正常时机
不使用悬臂恢复咬合
允许在最大牙间交错位时咬合接触区域有足够的运动自由度
创建更平坦的尖牙平面，以更好地传递侧向力
制作硬树脂保护性咬合板

［来源：Manfredini, D., Bucci, M.B., Sabattini, V.B., and Lobbezoo, F. (2011). Bruxism: overview of current knowledge and suggestions for dental implants planning. Cranio 29(4): 304–312］

进行不同生物活动的“机械调节器”机制，然后这些骨应变的阈值会使骨沉积或吸收，以及正常水平的骨重建。

副功能运动被认为会导致种植体过载[10–12]，但很少有对照试验显示两者在人类中存在关联，且没有发现两者的因果关系。Manfredini等[20]在他们的系统综述中指出，磨牙症不太可能成为种植义齿周围生物并发症的风险因素，尽管有人认为它是机械并发症的风险因素。Lobbezoo等[21]推荐采用“基于经验而不是基于证据”的谨慎管理方法。表30.2中列出了一些实用指南。

除了减少或消除磨牙症本身的建议外，这些指南还涉及种植体的数量和尺寸，咬合和发音方式的设计，以及使用坚硬的稳定咬合板（夜间防护）保护最终修复效果。

30.2 步骤

关于种植体修复术所需的最佳咬合方案，现已经提出许多指南和理论，但关于特定咬合设计的证据还很少[22]。

Koyano和Esaki[23]报告说，没有足够的证据来建立种植体咬合的临床指南，建议将传统的咬合概念应用于种植体的咬合上。

现已经建立了3个咬合概念——平衡殆、组牙功能殆和相互保护殆。这三者在习惯性和/或正中咬合时均有最大牙间交错位（MIP）。

- 平衡殆：在所有咬合运动中，牙齿都双侧接触。平衡殆方式主要用于全口义齿。

• 组牙功能殆：在侧向运动时工作侧后牙接触，平衡侧没有任何咬合接触。

• 相互保护殆：在最大牙间交错位后牙接触、前牙轻接触。在各向运动中，有前牙引导。这种咬合方案是基于尖牙是咬合的关键因素，避免了后牙上承受大的侧向剪切力。Gibbs等[24]发现，与后牙引导相比，前牙引导或尖牙引导降低了咀嚼力。

尽管科学文献不支持任何一种特定方法，但各种不同的咬合理念已经为种植体修复提供了成功的经验。Misch和Bidez[25]为种植体修复提出了一种种植体保护咬合，旨在最大限度地减少种植体上的咬合力。

建议对传统的咬合概念进行一些修改，包括缩窄咬合面并减少牙尖斜度，通过提供轴向负荷来校正负荷方向，提供分散负荷的接触区，减少悬臂，以及消除或减少具有不良生物力学种植体的咬合接触，并增加种植体的表面积。

种植体咬合的基本原则包括以下[26]：

• 正中（习惯性）咬合时双侧稳定。

• 均匀分布的咬合接触和力（图30.1）。

• 在后退位和正中（习惯性）位之间没有干扰。

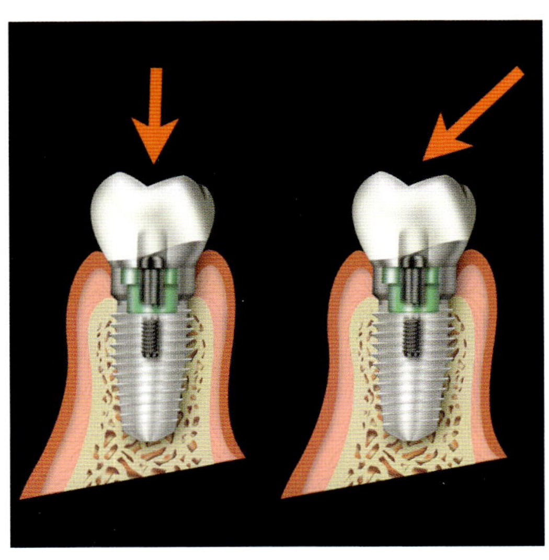

图30.1　轴向引导咬合载荷而不是侧向负荷可最大限度地减少种植体的挠曲力矩，从而降低过载风险。

- 在正中（习惯性）咬合中具有广泛的自由度。
- 尽可能用前牙引导。
- 侧向运动平滑，没有工作侧/非工作侧干扰。

30.2.1 临床咬合应用

Kim等（2005）提出对于种植体修复的不同临床情况应考虑以下咬合因素。

全牙弓固定式种植义齿修复（FAIFDP）

- 双侧平衡䝾已被成功用于对颌为全口义齿修复的情况，而组牙功能䝾则被用于对颌为天然牙列的情况。对于对颌为天然牙列的情况，也可以使用具有浅前牙引导的相互保护䝾。
- 在正中关系和最大牙间交错位双侧前后牙应同时接触，以便在咬合运动时均匀分布咬合力。
- 为实现平滑的侧向咬合运动，悬臂上应没有任何工作侧/非工作侧咬合接触。
- 对于咬合接触，在正中关系和最大牙尖交错位应有较宽的自由度（1～1.5mm）允许种植体的轴向载荷。
- 下颌的悬臂不应超过15mm，上颌的悬臂不应超过10～12mm。

覆盖义齿的咬合

- Kim等[26]建议对于正常牙弓，采用双侧平衡䝾与舌向集中䝾。另外，对于严重吸收的牙槽嵴，建议采用平面䝾[27]。
- Peroz等[28]报道了一项随机临床试验，通过对比22例常规全口义齿修复患者中平衡䝾和尖牙引导䝾这两种咬合方案，发现尖牙引导䝾在义齿固位、美学和咀嚼能力方面与平衡䝾相当。

后牙固定修复体的咬合

- 种植体保护䝾，即在咬合运动时，应该在前牙引导下进行，并先在自然牙列上进行初始咬合接触，然后再与种植修复体接触。如果前牙牙周受损，则可能需要使用组牙功能䝾。在侧方运动时，应避免在后牙修复体发生工作侧和非工作侧干扰[29]。
- 此外，建议使用窄咬合面、减少牙尖斜度、正中咬合接触有1～1.5mm平面区域，并减少悬臂桥。

单个种植修复体的咬合

- 单个种植修复体旨在通过由相邻天然牙列支持和分散咬合力，以最大限度地减少种植体受到的咬合力。
- 通过天然牙列进行侧向和前伸运动，同时避免任何工作侧和非工作侧接触。
- 建议患者在用大的𬌗力咬物时产生轻接触，轻咬合可以使其在最大牙尖交错位没有接触。
- 应采用其他修复概念来尽量减少𬌗力，例如减少牙尖斜度、正中咬合接触有1～1.5mm平面区域以及缩窄咬合面（图30.2）。

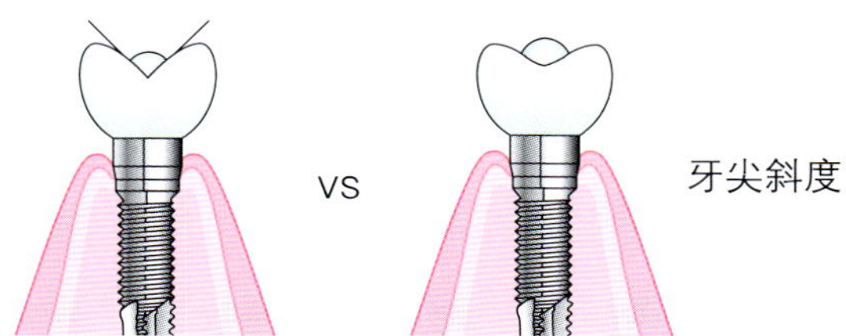

图30.2　牙尖斜度过陡可能会产生挠曲力矩，从而对种植体产生侧向负荷。正中接触区周围的平面区域可能向牙尖方向引导咬合力。减少牙尖斜度可通过减少杠杆臂和改善轴向载荷力来减少由此产生的挠曲力矩。建议种植修复体应具有较小的牙尖斜度，浅咬合解剖结构以及宽窝沟。

30.3　建议

- Rangert等[30]建议有必要定期进行重新评估和咬合调整，以防止潜在咬合过载随天然牙的位置变化发生。咬合通常可能会由于位置变化而改变，且患者一生都需要进一步的牙齿修复。此外，牙齿的牙釉质比种植修复体上的瓷磨损得更快，这可能导致种植修复体过度接触而使修复体咬合过载，应定期检查和调整咬合。
- 在种植体支持的固定义齿修复中，不要将余留牙与修复体刚性连接在一起使其成为修复体的一部分，可改善反馈系统和颌肌控制，允许单独激活余留牙的牙周机械感受器反馈。例如，在牙列缺损的情况下，可保留不作为修复整体一部分的后磨牙充当重要的反馈机制，提供更好的整体功能。
- 在评估咬合时，建议让患者在仰卧位检查咀嚼周期，以确保患者在咀嚼周期中的功能运动时前牙无𬌗干扰。

第31章

种植义齿螺丝的力学
Dental Implant Screw Mechanics

Christopher C.K. Ho, Louis Kei

31.1 原则

种植体螺丝连接处包括两个部分——种植体和基台，两者通过螺丝拧紧在一起。通过旋转力（扭矩）将螺丝拧紧，使螺丝在拧紧时拉长产生张力。这种拉力通常称为“预负荷”。预负荷在螺丝头和与底部种植体连接处产生一个夹持力。种植体螺丝连接处产生的预负荷通常与拧紧扭矩成正比。制造商通常根据特定螺丝连接处的材料和设计给每个螺丝/基台组件推荐特定的扭矩。

种植体螺丝连接处不断受到外部的连接-分离力和口内因素的影响，其中可能包括：

- 游离式接触。
- 离轴中心接触。
- 邻面接触。
- 悬臂式接触。
- 修复体的非被动结构。
- 副功能运动。
- 冠的高度与种植体的比。

如果试图分离零件的力大于螺丝连接处的预负荷，则螺丝可能会松动。过大的连接-分离力会导致螺丝螺纹和种植体内螺纹之间的滑动，从而导致预负荷丧失。当预负荷丧失时，在起作用时螺丝连接处的微动就会增加。基台-种植体界面的抗旋转性消失，并且它对螺丝受过度外力时的保护也会丧失。当外力超过螺丝的屈服强度时，螺丝会发生塑性变形，并可能因此断裂（图31.1）。

31.1.1 影响种植体螺丝连接处稳定性的因素

31.1.1.1 预负荷

为了使螺丝连接处稳定性最大化，McGlumphy等[1]建议产生“最大”夹持力（预负荷）。螺丝的理想预负荷推荐为螺丝材料的屈服强度的75%。

施加到基台螺丝上的扭矩越大，螺丝连接处组件内产生的预负荷就越大[2]。

31.1.1.2 固位力衰减（沉降效应）

固位力衰减或螺丝连接处的沉降效应描述的是，当螺丝在连接组件内最初拧紧到位后预负荷显著丧失的现象。这种情况的发生归因于没有表面是完全光滑的，且由于微粗糙度，没有两个表面完全相互接触。当螺丝连接处组件承受外部负荷时，接触区域会发生磨损，从而使两个表面更靠近。因此，随后会发生预负荷的丧失。

据文献报道，由于螺丝连接处组件的固位力衰减，初始预负荷会丧失2%～10%[3-5]。沉降的大小取决于初始表面粗糙度、表面硬度和载荷力的大小。Siamos等[5]观察到在初始拧紧3小时后，种植体连接组件的扭矩降低了

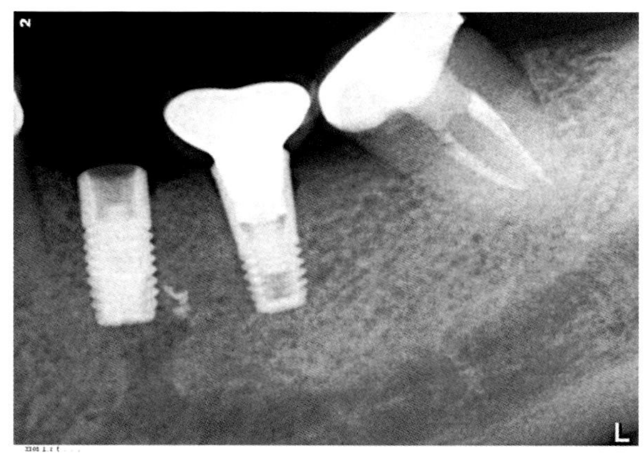

图31.1 内连接种植体内基台螺丝断裂的X线片。小心使用超声波能够轻轻地移出断裂的螺丝。

29%。然而，当基台螺丝初次拧紧10分钟后重新拧紧时，3小时后的扭矩损失减少到仅19%。

31.1.1.3 螺丝材料和涂层

制作修复体螺丝的材料直接影响了螺丝连接处组件内产生的预负荷量。具有高屈服强度的螺丝可以承受更高的插入扭矩，并因此能够产生更高的预负荷。

Jorneus等[4]比较了3种由不同金属合金制成的3个螺丝产生的扭矩，得出的结论是金合金螺丝产生的预负荷最高（与两个钛合金螺丝相比）。

最近，种植体制造商通过在基台螺丝表面添加固体润滑剂来降低摩擦系数[6]。人们认为，减少表面摩擦可以减少螺丝连接处的固位力衰减，从而获得更高的预负荷和更好的连接稳定性。固体润滑剂的例子包括：

- Gold-Tite®，金钛合金螺丝（80%钯、10%镓、10%铜/金/锌），涂有0.76μm纯金（3i Implant Innovations, Inc.）。
- TorqTite®，涂有非晶态碳的钛合金螺丝（Nobel Biocare）。
- 特氟龙涂层。

Martin等[2]评估了4种市售基台螺丝的材料和表面对预负荷产生的影响，发现Gold-Tite和TorqTite基台螺丝的预负荷值最大，分别为20Ncm和32Ncm（与非涂层金合金和钛合金螺丝相比）。

31.1.1.4 螺丝设计

Jorneus等[4]比较了两个基台螺丝头部设计（平头和锥形头）产生的预负荷，发现具有锥形头设计的基台螺丝产生的预负荷明显较低。笔者推测，锥形螺丝由于锥形螺丝头和基台之间的摩擦而损失了大部分扭矩，从而使螺丝连接处组件内产生了更少的预负荷。

31.1.1.5 基台/种植体界面不匹配

基台/种植体界面不匹配被认为是螺丝连接失败的重要因素。在Binon[7]的一项实验室研究中，对一系列10个增量较大的UCLA基台施加133N的离轴负荷，并以每分钟1150个垂直冲程的速度循环。内六角与外六角之间的旋转偏差范围从最小基台的1.94°到最大基台的14.87°不等。研究发现，六角形错位量与螺丝松动量之间存在很强的直接相关性。笔者得出结论，旋转自由度越大，螺丝松动的可能性就越大。

31.1.1.6 基台/种植体界面设计

基台/种植体界面设计提供的抗旋转元件对于在作用时保持基台螺丝的预负荷至关重要。完全匹配的修复体界面可以显著减少传递到基台螺丝上的连接–分离力，从而减少基台螺丝松动或断裂的机会。从历史上看，修复体的连接曾是外六角连接，但最近的连接已经发展为莫氏锥度连接，它可以提供更均匀分布的力并减少螺丝松动。

Binon[7]从种植体上去除外六角，并使种植体/基台组件模拟功能载荷。结果发现，缺乏种植体外六角的延伸显著增加了螺丝松动的可能性。Weiss等[8]记录了7种市场销售的种植体/基台组件的重复开启扭矩值，发现具有莫氏锥度和花键连接的系统始终保持比外六角连接更高的预负荷值。

31.1.1.7 功能力

McGlumphy及其同事提出了以下策略，以最大限度地减少种植体/基台组件上的连接–分离力：

- 最大限度减少修复体悬臂。
- 最大限度减少侧向偏移中的接触。
- 最大限度减少离轴中心接触。
- 减小牙尖角度。

Bakaeen等[9]研究了咬合面的颊舌径宽度对在种植体和种植体支持的修复体承受模拟的咬合负荷后松开金修复体螺丝所需扭矩的影响。他们发现，与咬合面窄的修复体相比，咬合面宽的修复体的螺丝松紧扭矩明显减少（代表更高的预负荷损失）。

31.1.1.8 种植体数量

Bakaeen等[9]比较了由1颗宽直径种植体或2颗标准种植体支持的牙冠在承受体外负荷后，其螺丝松动的发生率和螺丝的松动扭矩值。他们对牙冠的外斜面和内斜面以及牙尖处施加载荷，使牙冠在5.5小时内承受了循环

16660次的6kg的负荷。与用2颗种植体修复缺失磨牙的修复体相比，使用一个宽直径种植体修复缺失磨牙的修复体的螺丝松动发生率更大。

31.1.1.9 扭矩扳手

临床医生对螺丝施加适当的扭矩对于种植体连接的长期稳定性至关重要。拧紧得不充分可能导致螺丝在发挥作用时过早松动，但超过螺丝屈服强度的过大扭矩会造成螺杆的永久性变形，从而导致螺丝断裂。

Gutierrez等[10]测试了35个种植体扭矩扳手的扭矩传递精度，这些扳手已经在临床中使用了1个月至3年时间。这些扭矩扳手的精确度设计在±3%的误差范围内。他们发现，在测试的35个扭矩扳手中，25个产生的扭矩很高，5个扭矩很低，只有6个扳手在±3%的限制范围内。记录的最大误差比扭矩扳手打算提供的10Ncm大455%。在拆卸有问题的扭矩扳手时，他们还发现弹簧发生了严重腐蚀。

31.2 步骤

表31.1提供了限制种植体螺丝松动或断裂的实用建议。

31.2.1 取出断裂螺丝的技术

31.2.1.1 超声波洁牙机技术[11]

（1）在牙冠咬合面上开一个出入孔，以露出螺丝头。

（2）取出牙冠和基台。

（3）取出牙冠和基台后，拍摄X线片以再次确认种植体内基台螺丝的断裂部分。

（4）使用细锥形硬质合金钻头在螺丝中心与其外围之间的基台螺丝的咬合面上做一个凹口。注意钻头不要接触到种植体的内部螺纹，但要确保凹口偏离中心（图31.2）。

（5）将超声波洁牙器尖端插入种植体并进入所形成的凹口中。

（6）以非常低的速度启动超声波洁牙机，然后逆时针机械地移动洁牙器的尖端以取出断裂的螺丝。

表31.1 限制种植体螺丝松动和/或断裂的实用措施

螺丝选择	使用制造商提供的原装基台和修复体螺丝，以确保质量和一致性 如果需要高预负荷，请使用金涂层基台螺丝 避免使用锥形头基台螺丝 尽可能选择内六角修复体螺丝，而不是槽式修复体螺丝 临床用全新（有技工室专用的技师螺丝用于制作修复体，临床患者戴牙时更换全新的螺丝固位）
螺丝拧紧	使用制造商推荐的扭矩值 在首次拧紧10分钟后，重新拧紧基台/修复体螺丝，以最大限度地减少由于固位力衰减引起的预负荷丧失 最大限度地减少基台/修复体螺丝不必要的开关，特别是在选择镀金螺丝时
基台/种植体连接选择	使用信誉良好的种植体制造商，以确保高质量和精确的机械就位 在预期承受高咬合载荷的情况下，选择具有优秀的抗旋转功能的界面，以便更好地保护基台螺丝
修复体设计	最大限度减少悬臂 确保被动就位
咬合设计	最大限度减少偏移性接触 最大限度减少离轴中心的接触 降低牙尖高度和角度 缩小咬合面宽度
扭矩扳手	每年校准扭矩扳手，确保它的扭矩输出准确 检查制动连接扳手中弹簧部件有无腐蚀

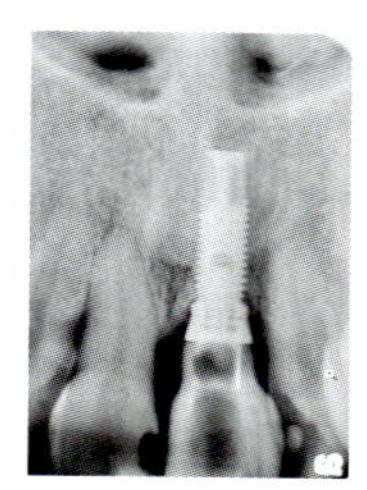
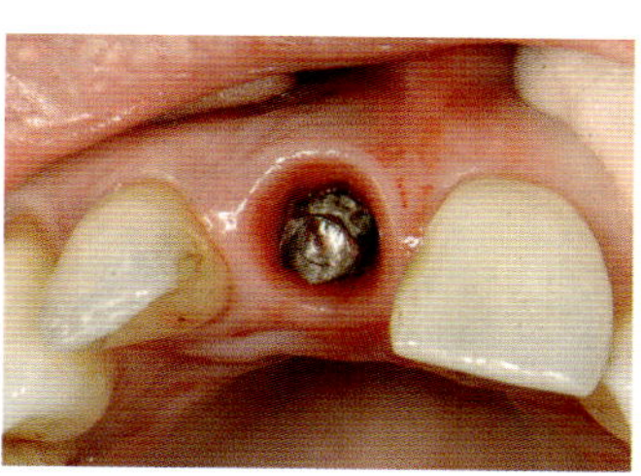
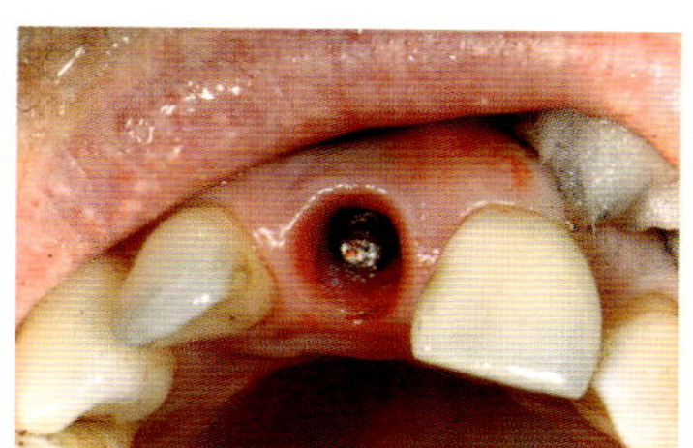

图31.2 带螺纹的螺丝头。小心拆除螺丝的顶部以释放夹持力，使剩余的螺丝在螺丝通道内松动。用超声波轻轻振动螺丝，直到可以夹持住和拧开螺丝。

31.2.1.2 螺丝刀技术

可以调改过的金刚砂火焰形或薄锥形硬质合金钻在断裂螺丝上预备凹槽。可以去除和抛光火焰形钻头上部的金刚砂颗粒，以免损坏种植体的内部螺纹。

（1）在螺丝上创建一个细凹槽。

（2）将一把平头螺丝刀放入种植体内断裂螺丝上预备的凹槽中，然后逆时针缓慢旋转。

32.2.1.3　制造商援救装置

种植体制造商生产了援救装置——反向钻头。它们以逆时针方向小心地钻入断裂的螺丝中，由特制的、适合种植体连接的连接器引导，以便沿着螺丝的长轴向下钻孔。

（1）使用援救装置钻孔。

（2）在螺丝内打好孔后，就可以将反向螺纹螺丝刀插入到断裂的螺丝中，并拆除有问题的螺丝。

（3）在更换螺丝之前，应仔细冲洗内部通道中的任何金属屑，并且可以使用螺丝锥来确保内螺纹的清洁和精确。

31.3　建议

- 在反复出现螺丝松动的情况下，应谨慎地评估咬合和可能的过载及被动就位性。因为螺丝可能会变脆弱并且易断裂，需考虑更换螺丝。
- 破损螺丝的拆除通常很困难，应在使用放大镜和良好的照明下进行。如果拆除有困难，那么最好请有经验的从业者来拆除，而不是在无意中损坏内部螺纹的情况下尝试拆除。
- 螺丝有时会从修复体中意外脱落。笔者在螺丝通道内放入氯己定凝胶，以便通过凝胶的黏性将螺丝保留在螺丝通道中。
- 修复之前在螺丝头上放置PTFE胶带/牙胶或棉絮，以保护螺丝头免受损坏。

第32章

完全无牙颌患者的修复治疗

Prosthodontic Rehabilitation for the Fully Edentulous Patient

Christopher C.K. Ho

32.1 原则

牙缺失对无牙颌患者的情感和行为影响包括悲伤、自信心降低、自我形象改变、对外貌的厌恶、无法讨论禁忌话题、隐私问题、行为上试图隐藏牙缺失的情况、在社交和建立亲密关系时的行为改变、感到过早衰老以及缺乏准备[1]。再加上因牙齿脱落而发生的功能较差和持续的牙槽骨吸收，这可能会使一些患者更难佩戴可摘义齿。尽管在过去30年中牙缺失的情况有所下降，但成人人口的整体增加意味着无牙颌患者的数量正在增加[2]。

完全无牙颌患者的治疗方案包括：

- 常规可摘活动义齿。
- 种植体固位的覆盖义齿。
- 种植体支持的覆盖义齿。
- 种植体支持的桥体。
- 颧骨种植体重建。

临床评估应包括计划种植体治疗所需的常规方案，但还应仔细评估其他特定因素，包括以下内容：

- 修复空间：修复空间是指从软组织到对颌咬合平面的咬合间隙，必须足够大以容纳修复体组件（图32.1）。空间不足可能会导致组件和贴面材料断裂的技术并发症。在完全无牙颌的患者中，可能需要进行牙槽骨切除术以获得足够的修复空间，调整对颌牙列或者打开咬合垂直距离（OVD）以创建所需的空间。

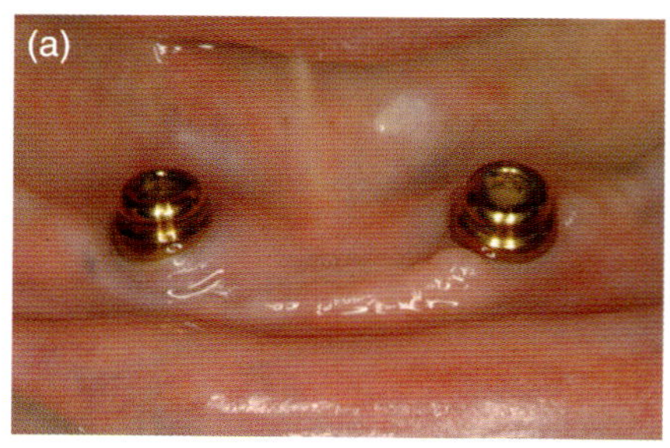

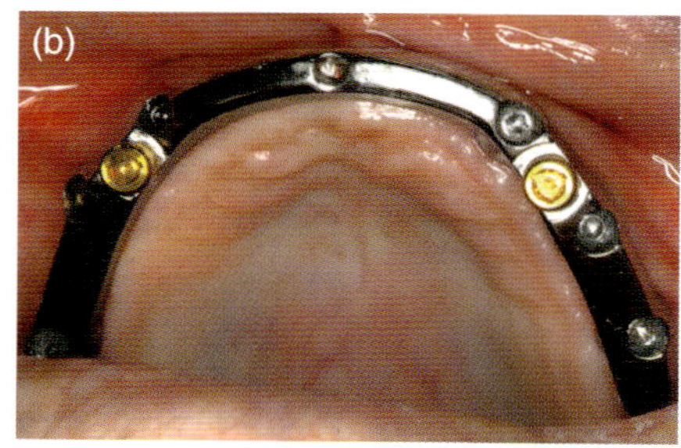

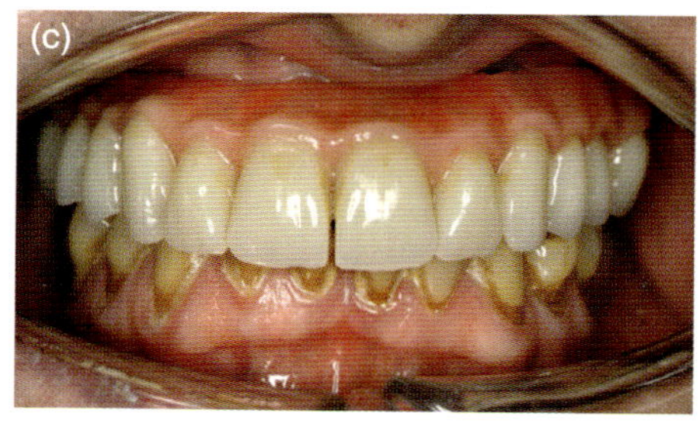

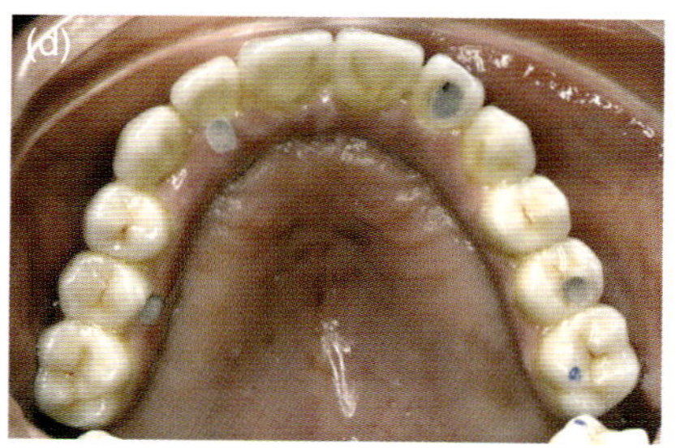

图32.1 不同修复方案的咬合空间要求。（a）按扣固位的种植体覆盖义齿：8～9mm。（b）切削杆状种植体覆盖义齿：11mm。（c）种植体固定的全口义齿：11～12mm。（d）全牙弓种植体支持的金属烤瓷桥：7mm。

- 过渡线和唇部支撑：可能需要将全牙弓种植体修复中的“修复体-组织连接处”隐藏在上颌唇线下方，以获得最佳美学效果。如果没有相当多的外科专业知识和技能，很难在多颗种植体周围实现完美的软组织美学。评估笑线很重要，因为高微笑线的患者可能会露出过多的软组织，并且可能无法隐藏软组织和最终桥体之间的过渡线（图32.2）。可能需要通过可摘义齿的突度来提供足够的唇部支撑。在这种情况下，固定的修复体可能无法实现有效的种植体周围清洁。当临床医生必须在固定与可摘修复体之间进行选择时，唇部和面部支撑通常是决定性因素。
- 牙颌面美学和咬合垂直距离：利用面部生成的治疗计划方案来获得最佳的牙颌面美学非常重要。分为4个步骤，包括：
  - 设置上颌切缘：重要的是有一个初始起点，而这个起点从上颌切牙边缘的位置开始。平均30岁的女性牙齿结构显露3.4mm，而男性显示1.9mm[3]。临床医生可以根据患者的审美要求对此进行修改。在恢复牙齿外形时，Waliszewski[4]发现55%的患者更喜欢正常的牙齿外观，19%的患者更喜欢超出正常范围的牙齿外观（露出更多的上颌牙），26%

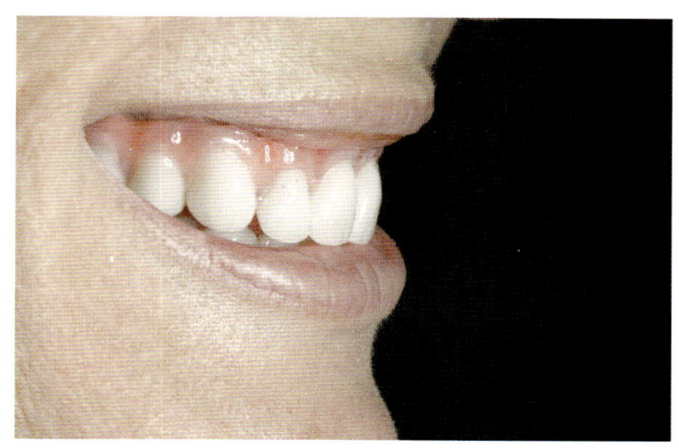

图32.2 在这个高微笑线患者中，可以看见过渡线或修复体组织连接处。在某些情况下，这不美观并且需要使用带凸度的可摘活动修复体来隐藏连接处。也可以选择进行更多的牙槽骨切除术使连接处隐藏在上唇后面。牙颌面美学的正确诊断和评估对于为患者提供最佳美学结果非常重要。

的患者更喜欢义齿的外观。确定患者的需求和愿望以评估其个人需求很重要，并且这需要患者提供意见。

- 定位上颌殆平面：上颌后牙的牙尖位置与咬合面平行（Ala-tragal线）。
- 设置下颌切牙：这提供了咬合垂直距离，临床医生可以使用几种不同的方法来确定正确的咬合垂直距离。最常用的方法包括面部外观评估法、发音法（咝咝声“s”音、摩擦音“f”音、“m”音）和吞咽法。发“s”音对于评估息止颌间隙和确定患者是否有足够的生理空隙进行发音与功能运动特别有用。“s”音的发音提供了最小发音间隙，因此当患者发“s”音时，上下前牙切缘接近接触。
- 定位下颌殆平面：下颌后牙的位置要与上颌牙相匹配，另一个重要的标志是下颌咬合平面，其通常位于磨牙后垫的1/2～2/3的高度。

32.1.1 全牙弓种植修复的种植体数量

32.1.1.1 可摘覆盖义齿

据文献报道，使用2颗种植体进行下颌可摘覆盖义齿修复非常成功（图32.3）。关于支持下颌无牙颌2颗种植体支持的覆盖义齿的护理标准，已经发表了两个专家意见声明：McGIll共识声明[5]和York声明[6]。然而，上颌无牙颌的可摘覆盖义齿修复仍需要长期的前瞻性研究。

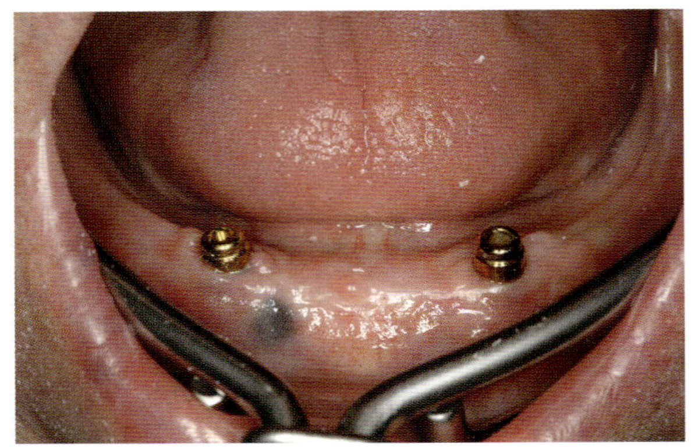

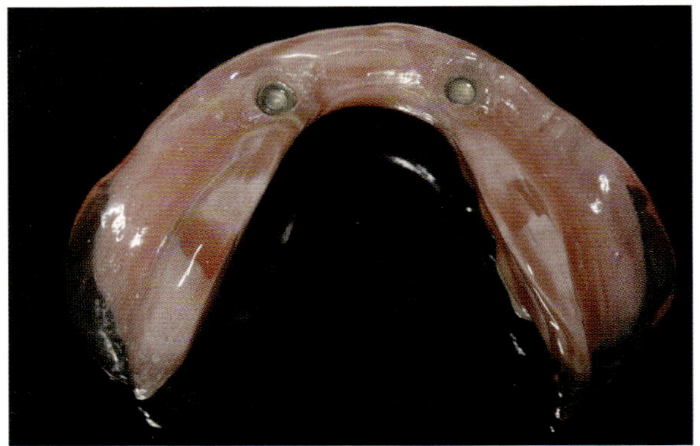

图32.3 使用2套按扣附着体的下颌可摘覆盖义齿。

上颌可摘覆盖义齿修复尚无随机对照试验，但有临床报告显示上颌骨种植体覆盖义齿的失败和出现并发症的次数较多。尽管如此，种植可摘覆盖义齿的设计和规划需要充分延伸义齿的就位面，以最大限度地支持义齿。

因为舒适性和功能较差，下颌无牙颌患者佩戴传统全口义齿是非常困难的。我们的目标是最大限度地降低经济成本来改善更多的下颌无牙颌患者的生活质量。据报道，在下颌联合区域放置1颗种植体来支持覆盖义齿在总存留率和成功率上没有统计学差异[7]。然而，据报道，因附着区的丙烯酸树脂会发生断裂，它们往往需要更多的修复体维护。

有时建议使用2颗以上的种植体来支持种植可摘覆盖义齿，在这些情况下，由于种植体数量较多（通常为4颗或更多），实际上可以由种植体提供支持功能，而不需要基托充分延伸和组织支持。这意味着这种支持与种植体支持固定桥的支持方式非常相似，但它使覆盖义齿可以摘取并使其维护更简单（图32.4）。

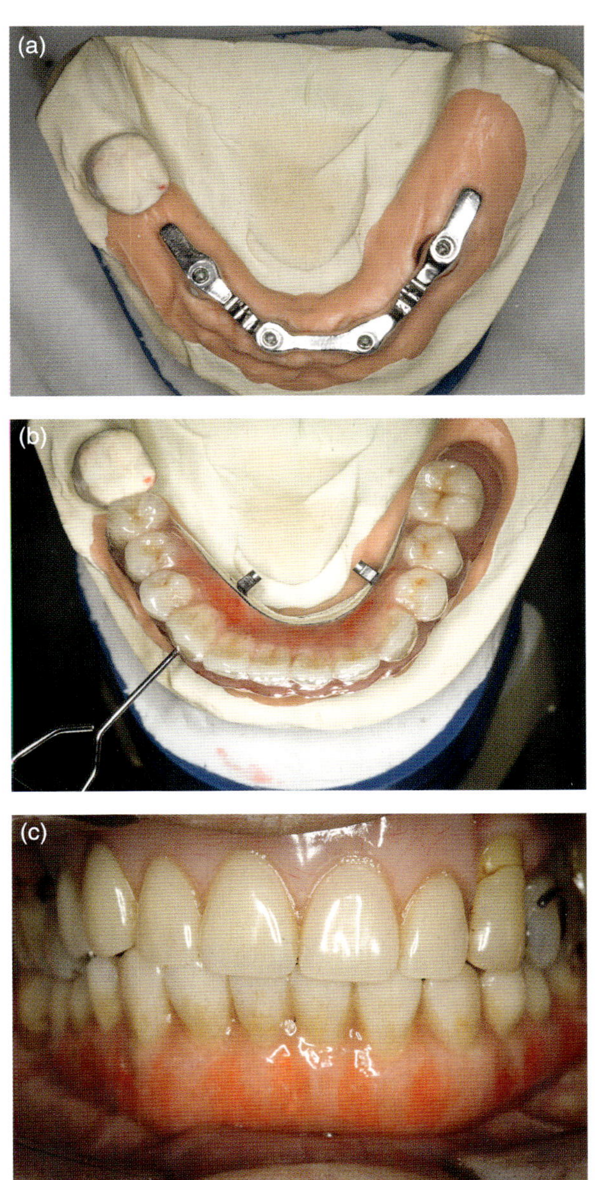

图32.4 种植体支持的固定/可摘桥体。（a）钛杆。（b）在带有侧向交叉销的杆上使用MK1附着体，以支持可摘的上部结构。该修复体在可摘的同时具有出色的稳定性。（c）口内可摘覆盖义齿。

32.1.2 种植体支持的固定桥体

目前尚缺乏关于种植体支持的固定桥所需最佳种植体数量的依据，但有充分的文献资料报道使用4～6颗种植体作为全牙弓种植体支持的桥体的治疗选择。

也有使用3颗种植体来支持固定桥体的例子。在无牙颌的下颌骨上使用3颗种植体来支持固定桥体，历史上有Brånemark Novum™（Nobel Biocare），以及最近的Trefoil™（Nobel Biocare）。

建议在全牙弓种植体修复中至少使用4颗种植体，但临床医生应进行全面评估并制订治疗计划，以确定是否需要增加更多的种植体来支持固定修复重建。增加种植体的适应证可能包括具有较高的并发症或失败的风险因素的患者，例如吸烟者、磨牙者、骨质及骨量较差的患者，或糖尿病患者等。

All-on-4®治疗概念（Nobel Biocare）是一种使用4颗种植体且无须骨移植的解决方案，将后部种植体倾斜以避开某些解剖区域，如上颌窦或颏孔（图32.5）。放置的目的是确保种植体有足够的前后伸展，尽量减少悬臂力。悬臂力是一种力的放大器，而且具有较高的技术并发症发生率（20.3%，相比之下，非悬臂式固定局部义齿的发生率为9.7%）。而种植体周围边缘骨丧失已被证明是相似的[8]。通过倾斜种植体，后方的种植体被放置在更靠后的位置，从而最大限度地减少远端悬臂力。

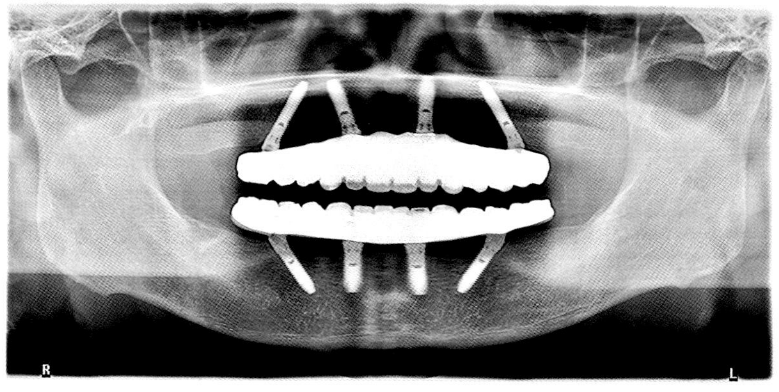

图32.5 All-on-4®种植体支持的桥体，带有角度倾斜的后部种植体，以避开上颌骨的上颌窦和下颌骨的颏孔。该种植体的前后伸展可以减少远端悬臂的长度。

表32.1　评估咬合垂直距离的方法

治疗前记录：旧模型和以前的照片
切牙高度测量：咬合时龈缘距离为18mm
语音学：咝咝音“s”音、摩擦音“f”音、“m”音
患者放松：吞咽
面部外观评估
放射成像：头影测量
神经肌肉：休息位肌电图

32.2　步骤

32.2.1　咬合垂直距离（OVD）

OVD是牙齿咬合接触时鼻底到颏底两点之间的距离。在完全无牙颌的患者中，由于所有咬合接触丧失，修复治疗需要主观确定OVD（表32.1）。这确定了面下1/3的高度，并将提供令人满意的牙颌面美学效果，为正确的咀嚼功能和言语提供足够的空间。改变垂直距离也可能改变咬合关系，并将提供利于修复的或足够的空间来容纳口腔种植体所需的修复体部件。

Abduo[9]报告说，OVD永久增加5mm是一个安全且可预测的过程，相关体征和症状具有自限性，并有在2周内消失的趋势。OVD的增加可能导致咀嚼肌活动的减少；肌肉将适应性延长和放松，导致症状在1～2周消退，并在1个月内适应。

32.2.2　发音

发音的检测是确保牙位正确的重要步骤。Pound[10-11]描述了如何运用发音来设计可摘修复体，这也可以应用于全牙弓种植修复。

- 摩擦音“f”音：为了发出“f”音，下颌几乎闭合。下唇的上后部非常轻地压在上牙的底部。空气从上齿和下唇的上后部之间的口腔中排出。要求患者说“fifty-five”可以定位上颌前牙的切缘。上颌牙将接触下唇的朱红色边界或干湿线，为足够的长度以及唇腭位置提供指示。牙齿长度的增加一开始可能会影响发音，患者可能会抱怨他们碰到嘴唇或感觉牙齿太长。

- 咝咝音“s”音：为了产生“s”音，舌头的前部靠近牙齿边缘嵴。舌尖应靠近上切牙的上腭。当空气沿着舌尖中心与牙齿边缘嵴前部的小凹槽之间推动时，舌头保持紧张状态。舌头的前侧接触口腔前部的侧切牙。在发声时，唇略微紧绷。要求患者说“sixty-six”或“She sells sea shells on the sea shore”来显示说话时的最低距离。垂直距离过高会造成发“s”音的困难，患者会发现没有合适的空间来发这个音，或者他们的牙齿在说话时发出咔咔声。
- “m”音：为了产生“m”音，唇被压在一起导致空气无法离开口腔。软腭下降，让空气通过鼻子排出。要求患者说“Emma”可以示范上颌牙的息止位。这将允许在嘴唇放松（静息位置）时确定上颌牙的长度。

此外，这将确定下颌休息位。在这个位置上，闭颌肌群和开颌肌群处于最小收缩状态，以保持下颌骨的姿势。上颌骨和下颌骨之间存在的这个空间称为“息止颌间隙”，至少2mm的息止颌间隙对于正确的功能是必要的。

32.2.3 吞咽

在吞咽唾液的过程中，下颌骨离开休息位并上升到咬合的自然垂直距离；然后，当唾液被舌头向后压迫进入咽部时，下颌骨就随着舌头向后收缩重新回到自然正中位[12]。

32.2.4 面容

获得令人满意的咀嚼和言语功能是重要的修复目标，改善牙颌面美学也不容忽视。失去牙齿后，完全无牙颌的患者将经历持续的牙槽嵴吸收萎缩。正因如此，他们可能会失去唇部的支撑，面高下降，并经受“过度闭口”的困扰。通过打开垂直距离以及恢复正确牙位，可以显著改善面下部的高度及相应的笑容。此外，这可能有助于改善咬合关系。生活质量的提高不仅源于功能的恢复，还源于外观和个人形象的改善。

32.2.5 取模

制取多单元印模的目的是最终修复体的被动就位，以尽可能精准就位，从而避免通过上部结构传递不受控制的种植体负荷导致骨应变。就位不良可能造成修复体上的机械应变和过载，从而可能导致螺丝松动，以及部件的机械断裂。为了提高多单元印模的准确性，建议在印模之前将印模帽刚性连接。在一项系统综述中，Papaspyridako等[13]发现夹板印模技术对于部分和完全无牙颌的患者都更准确。对于完全无牙颌的患者，开放式托盘技术更准确，并建议用于无牙颌患者。

32.2.6 基台选择

全牙列无牙病例的口腔修复过程可能涉及使用称为“复合基台”（Multi-unit abutment）的穿黏膜基台。这些是可以校正角度和不同植入路径问题的中介金属基台。由于牙槽嵴的解剖结构，可能无法将种植体彼此平行放置，因此尝试用螺丝进行内部连接以解决可能会遇到的植入路径问题。

复合基台具有不同高度的锥形广角锥体，也有成角度的类型，可用于校正成角度的种植体，例如在“All-on-4”方案中，以及在需要在美学区域中对种植体角度进行调整的情况下，以便隐藏螺丝孔。

32.2.7 固定桥体的修复选择

材料的最终选择将取决于修复空间、美学要求、临床医生的偏好和经费预算。选项包括：

- 全丙烯酸（亚克力）桥。
- 丙烯酸-钛混合桥。
- 陶瓷-金属混合桥（贵金属和层状长石瓷）。
- 氧化锆/钛/钴铬桥-层状长石瓷。
- 氧化锆/钛/钴铬桥-单独全瓷冠。
- 钛/钴铬杆上的整体氧化锆（图32.6）。

32.2.8 咬合

目前有许多不同的咬合重建方案，但没有足够的证据作为建立种植体咬合重建的临床指南[14]；然而，据报道，应该采用传统的咬合理念，这些理念也可以作为种植义齿的参考。其中包括：

- 减少种植修复体的应力。
- 咬合面减径。

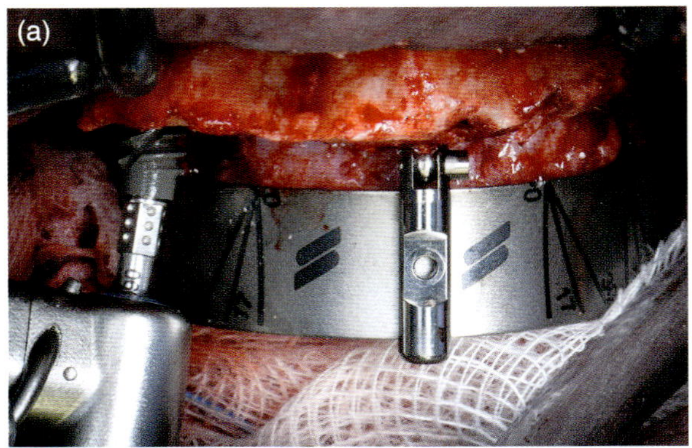
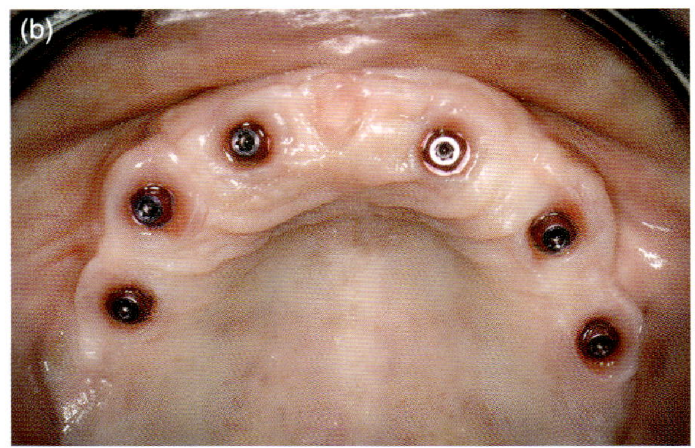
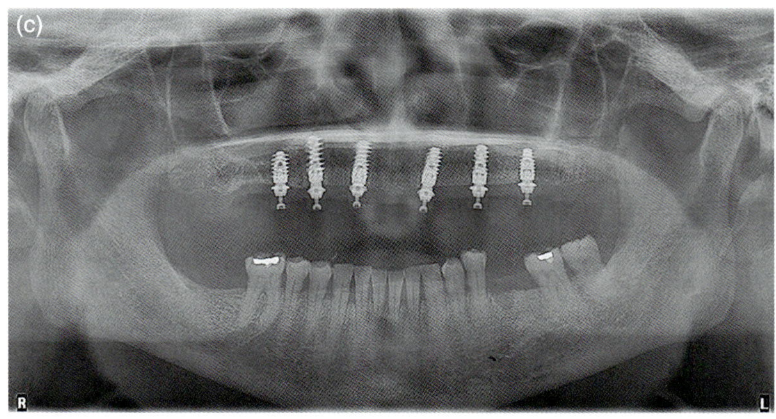

图32.6 （a）在上颌骨中植入6颗种植体，用于全牙弓种植体支持的桥体。（b）具有优良的软组织健康状况的种植体。（c）全景曲面断层片。

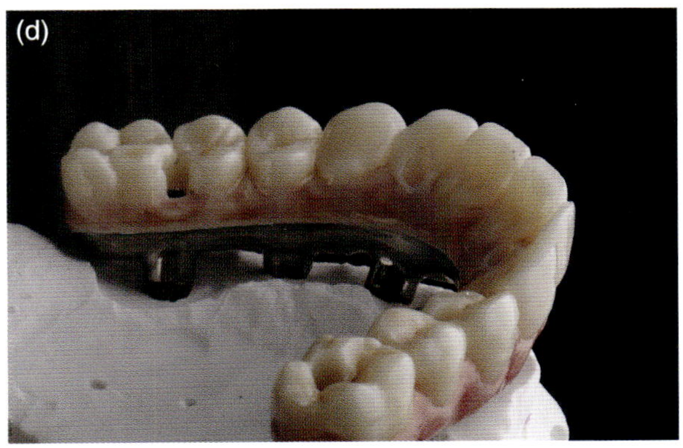

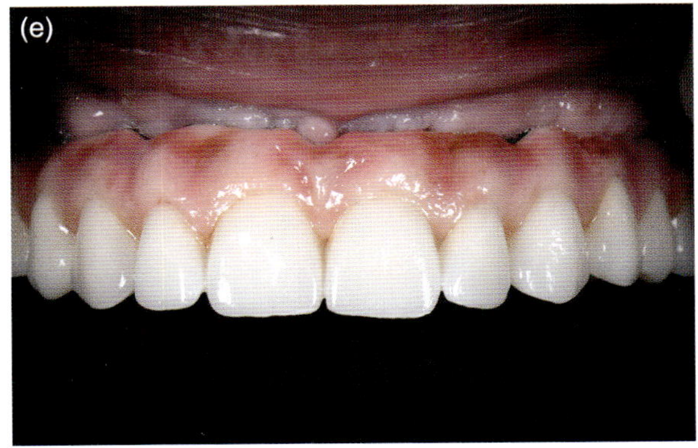

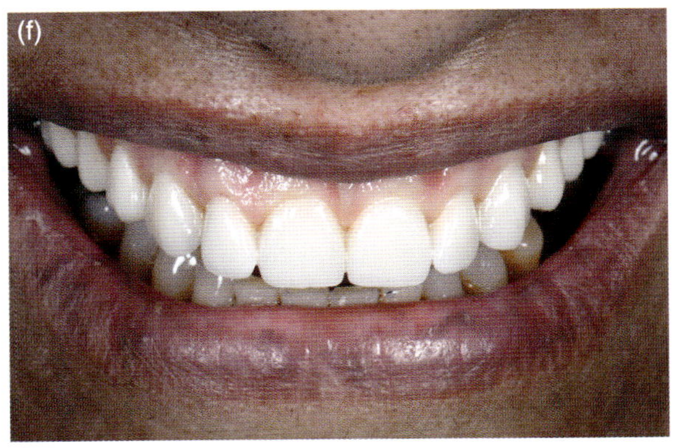

图32.6（续）　（d）最终修复体：钛合金杆上的氧化锆（整体式）。（e）种植修复体在位，以展示清洁通道和易于清洁的轮廓。（f）最后的微笑美学。（注意，最终修复体的过渡线隐藏在唇线下方）

- 减小牙尖斜度。
- 减少非轴向力。
- 减少悬臂长度。

更多信息参见第30章。

32.3 建议

- 种植覆盖义齿借由基托获得组织支持，必须确保获取义齿所有边缘的正确印模，以确定边缘伸展和主要支持区域。
- 在全牙弓种植支持固定桥体中，为患者提供临时修复体通常是有利的，以确保他们在最终修复体制造完成之前对所需的功能、咬合和美观感到适应。
- 可使用验证夹具检查初始印模是否正确，并使用一个简单步骤来确保最终修复体的被动就位。印模后取下用树脂连接在一起的转移杆，此夹具可以在模型上验证取模的精确性。
- 重要的是要正确设计一个固定桥，以允许进行口腔清洁并确保表面没有可以残留食物和微生物的倒凹。不鼓励在与组织接触的面使用丙烯酸酯，因为丙烯酸酯是一种多孔材料，可能成为微生物的藏身之处，导致“义齿性口炎”类的不良反应。使用金属或氧化锆可能更适合与组织接触。
- 全牙列种植体支持的桥体悬臂长度在下颌不应超过15mm，上颌不应超过10mm[15]。保持悬臂上的轻咬合，并确保消除侧方殆。

第33章

种植体维护
Implant Maintenance

Kyle D. Hogg, Christopher C.K. Ho

33.1 原则

种植义齿是一种美观且可预测的替换缺失牙齿的方法。虽然种植义齿不像天然牙那样容易发生龋齿或牙髓病变，但它们会出现种植体周围黏膜炎和种植体周围炎，这与天然牙列所表现出的牙龈炎和牙周炎类似。长期研究表明，种植体和种植体支持的修复体都可能出现生物学并发症和机械并发症[1]。尽管长期存留率很高，但确实存在与种植体及其修复体相关的维修需求，这可能需要一定程度上的时间与经济投入来维持种植体的健康和功能的正常。在治疗前获得知情同意的过程中，应讨论并记录长期维护的必要性，包括家庭和专业护理在内明确的个性化维护计划，以及关于种植修复所需成本的咨询。此外，在进行手术和修复设计时，应尽量减少可避免的生物学并发症和机械并发症，特别要考虑到最终的修复体轮廓要允许适当使用清洁装置[2]。

种植治疗中最常见的生物学并发症是种植体周围黏膜炎和种植体周围炎（图33.1）。种植体周围黏膜炎是牙菌斑诱导的种植体周围软组织边缘的可逆性炎症反应，它不会出现明显的骨丧失。虽然同样是牙菌斑诱导的，种植体周围炎的特征却是进行性的边缘骨丧失和种植体周围软组织感染的临床表征。这两种疾病过程的核心是牙菌斑的累积或存在。牙菌斑累积与种植体周围软组织炎症变化之间的因果关系已经被证实[3]。种植体周围黏膜炎和健康的种植体周围组织的比较如图33.1所示。一般认为，未经治疗的种植体周围黏膜炎可进展为种植体周围炎，从而导致种植失败。

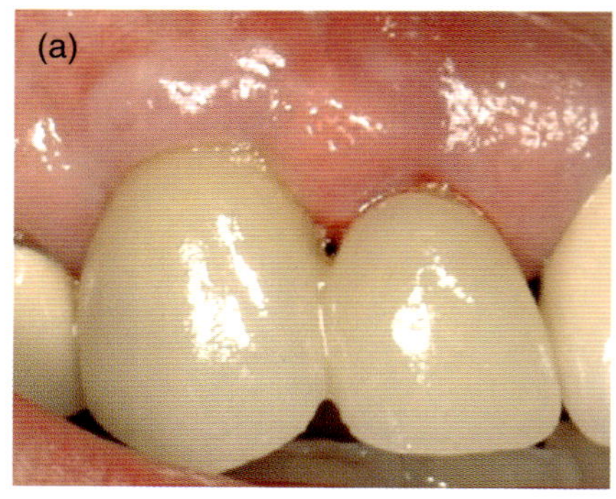

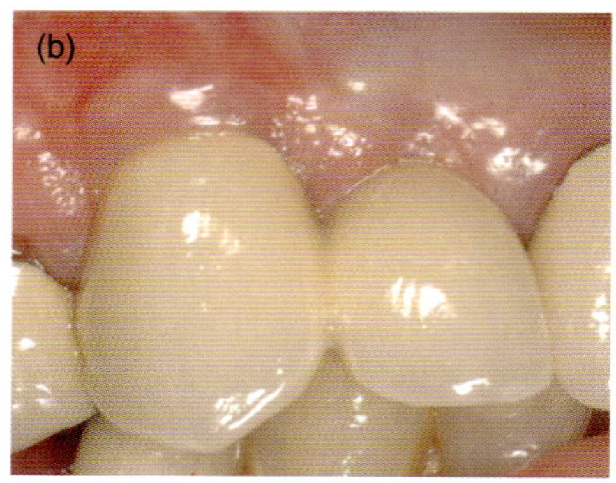

图33.1　种植体周围黏膜炎与健康的种植体周围组织的比较。（a）存在牙龈炎症、软组织肿胀和轻柔探诊出血。患者不愿在13种植体支持的12-13悬臂式临时固定修复体（FPD）周围进行基本口腔卫生维护。（b）在非手术的支持性治疗和患者宣教后，患者在最终的右上2-3悬臂式固定局部义齿周围恢复了健康的种植体周围环境，没有肿胀、炎症和出血。

表33.1　维持种植体周围组织健康的治疗策略

对患者进行如何有效清洁和维护修复体及种植体的个性化教育
家用机械清洁
专业的诊室机械清洁
氯己定漱口水/凝胶
抗菌漱口水
龈下冲洗（冲牙器）

这一点很重要，因为种植体周围黏膜炎的发病相当常见，并且容易被忽视。

不同的维护方案以及手术和非手术干预措施已经被提出用于种植体周围疾病的治疗（表33.1）。预防策略应旨在通过对患者进行家庭护理和卫生指导，在与个人风险评估相匹配的随访时间内进行专业的支持治疗，以及提供便于清洁的修复体，防止和消除修复体、基台及种植体本身的任何易感表面上的牙菌斑累积。由于种植体周围疾病复发率高，应考虑反复干预并密切监测有既往病史的患者。

33.1.1　影像学分析

通常根据临床表现（例如探诊出血、牙周袋深度和种植体动度）评估种植体的成功与否，以及通过影像学随访检查提供种植体周围骨质随时间变化的证据。

发现影像学上的不良改变可能需要进行必要的治疗或让患者改善口腔卫生习惯。为了监测边缘性骨丧失，建议在术后使用常规成像技术，如（口内）牙片或（口外）全景X线片。这些照片传统上是使用长锥体技术和胶片架或全景射线拍摄的根尖X线片[4]。

放射学影像评估牙槽嵴缘会有局限性，因为二维X线片仅仅显示骨的近远中方向。而骨吸收可能发生在种植体的颊侧。种植体周围没有透射区并不代表颊向的骨留存，骨可以叠加在种植体上。文献提出，介于骨嵴顶的致密性，骨密度降低达40%才可能在X线片上看见骨吸收[5]。诊断性根尖X线片旨在显示X线片上基台和种植体两组件之间的连接——清晰的螺纹线条。因此，X线片需要与种植体平行，而这可能很困难。顶点通常位于相邻的天然牙的顶端，咀嚼肌附着的下方。这可能导致影像缩短、失去诊断意义。我们通常在安装修复体时拍摄基线X线片，并在种植体植入1年后拍摄种植后X线片，然后比较图像。如果影像检查没有明显变化，除非出现其他临床体征需要更频繁的检查，可以每2～3年进行一次影像学检查。如果发现骨量改变，则应增加X线片检查的频率以监测恶化情况。

一些学者主张根尖X线片在评估边缘骨嵴顶吸收的精确性优于全景X线片[6]；然而，由于标准化的投照，全口曲面断层片非常适合测量[7]。现代全口曲面断层片具有复杂的旋转扫描机制，垂直平面上固有的对称成像误差可以通过放大系数矫正。全景X线片可以生成上颌骨和下颌骨的可读图像，可用于张口受限和容易干呕的患者。但缺点是全景X线片提供的是二维视图，脊柱在前部区域的重叠可能导致失焦，使全景曲面断层片在几何上扭曲、并放大了成像的结构。Batenburg等[8]提出，由于口底萎缩导致口底升高，使胶片难以定位，口内X线成像可能非常困难甚至几乎难以实现。由于萎缩导致口底抬高，口内小牙片X线成像并不适用于所有患者（本研究中比例为59%），在这种情况下，口外成像往往优于口内。

用X线片评估骨的变化时还存在其他问题，例如：

- 检查者自身以及检查者间的差异性。
- 非标准化图像拍摄。例如。如果不使用胶片夹拍摄可重复的X线片，则每张图像都可能以不同的对齐方式拍摄，从而无法进行准确的比较。
- 评估骨骼高度的方法不同：例如种植体螺纹的计数或使用基于计算机的

交互式图像分析系统。

- 种植体几何形状和连接不同。
- 诊断偏差。
- 对比X线片的诊断清晰度和分辨率。

因此，在评估种植体周围的骨吸收时，应考虑影像学因素的影响。必须考虑到X线对照上的负面影响因素，以便正确诊断骨吸收并妥当管理，以应对进一步的骨吸收。

33.2 步骤

为接受种植体修复的患者制订个性化的维护计划并制定结构化的检查时间表，有助于防止生物和技术并发症的发生，并且使临床医生能识别任何需要干预的情况以及减轻并发症的严重程度。为了保证效果，维护计划必须以有组织且可重复的方式收集临床数据和适当的影像学数据。必须经常评估该计划以确定其有效性，并随着条件的变化而改变。良好的维护计划使患者、牙科辅助人员和临床医生共同努力，从而维护种植体修复的健康、功能和美学。以下关于临床程序的讨论将从最终种植修复体的安装开始。

患者舒适地坐在牙椅上，准备进行最终的种植修复。比较好的方法是在戴牙前向患者展示修复体的部件，以帮助患者更好地了解如何充分清洁修复体周围。然后，进行修复体的试戴，以便临床医生评估修复体形态、邻接关系、龈外展隙以及静态和动态咬合等。修复体的形态应易于清洁并防止牙菌斑停留或积聚。邻接点应足以使牙线通过，但不能过松导致食物嵌塞。龈外展隙的设计应足以使清洁工具或牙线插入。一般来说。单个种植修复体的静态咬合应足够轻，使得种植修复体和对颌牙间在轻至中等压力下不能咬住一段金属箔（Shim stock），而是在增大咬合力时可以咬住一段金属箔（Shim stock）。此外，应尽可能消除或尽量减少种植修复体的早接触。

在试戴完成、临床医生满意后，完成最终戴牙。当为种植基台粘接牙冠时必须非常小心，不能使多余的粘接剂进入种植体周围龈袋中。该区域多余的粘接剂通常难以发现，更难以去除，并可能导致种植体周围病变（图33.2）。戴牙后，应该拍摄基线X线片。胶片或传感器应该平行于种植

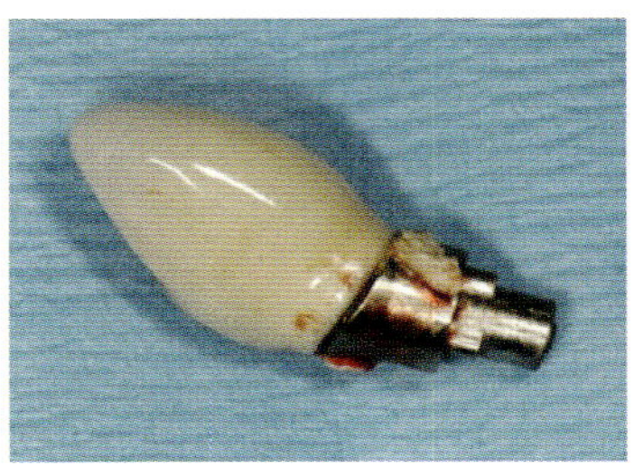
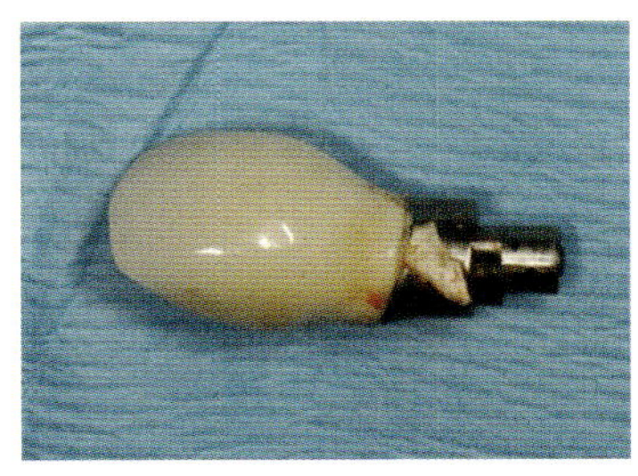
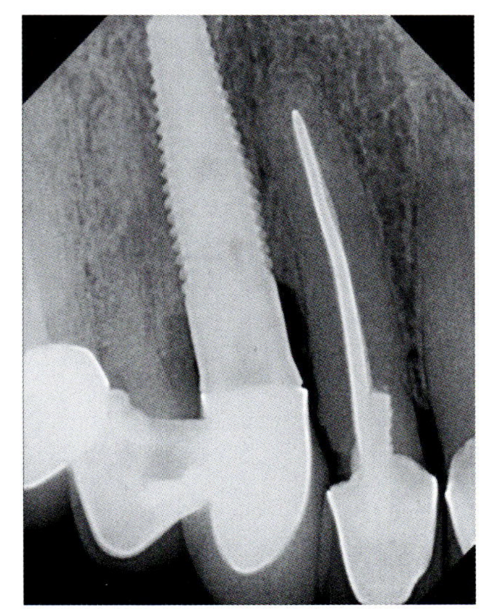

图33.2 修复体颊侧和舌侧多余的粘接剂。临床照片显示了13种植体的基台和牙冠上残留的多余粘接剂。X线片显示12继发龋和种植体周围骨吸收。患者出现种植体周围龈袋疼痛、肿胀和化脓，符合种植体周围炎临床表现。

体的长轴。

基线X线片建立了修复时硬组织轮廓与种植体关系的参考点。值得注意的是，虽然X线片可能发现图像上存在的多余粘接剂不透射影，但其灵敏度差，并不是能够确定所有粘接剂已从种植体周围龈袋中去除的可靠方法。更合适的避免粘接相关并发症的方法是按照步骤尽量减少牙冠中多余的粘接剂，并对种植体周围龈袋进行彻底的探诊和视诊。

应花时间指导并向患者演示在已安装的修复体周围进行清洁的合理方法。然后，患者应重复进行清洁练习以提高口腔清洁技术，并确保患者能够熟练地进行必需的家庭护理。

应根据患者的个体风险因素确定3～6个月的复诊间隔。决定复诊间隔的因素包括口腔卫生和牙菌斑控制的有效性、既往种植体周围疾病史、种植体周围出血或化脓、是否吸烟及剩余牙列的需要。当临床医生或口腔卫生员在复诊进行检查时，应询问患者在种植体修复以及其他牙列是否有任何问题。在对种植体进行任何操作之前，应对该部位进行视诊，注意种植体周围软组织的外观，并检查是否有任何肿胀或牙龈退缩的迹象。轻轻按压种植体周围软组织，检查龈沟中是否有任何代表病变的化脓迹象。

接下来可以进行温和的牙周探查。由于天然牙与种植体的附着、种植体与临床牙冠的修复过渡的差异，种植体周围的绝对探诊深度与天然牙有所不同。更重要的是探诊时是否存在出血，以及种植体周围探诊深度随时间的相对变化。可以叩诊种植体以检查活动性或叩痛。应使用薄的咬合纸和一段金属箔（Shim stock）重新评估静态咬合和动态咬合情况，以保证其稳定性以及符合咬合方案。还应检查患者有无口腔副功能活动。

使用金或钛洁牙器进行专业机械洁治，带塑料或碳尖的超声波或压电洁牙器适用于种植修复体的洁治。虽然一些标准的金属洁牙器可能过硬或产生磨损，无法洁治种植体，但大部分塑料手动洁牙器的硬度不足以有效去除牙菌斑或牙石。

如图33.3所示，第二张提前规划的X线片，应在种植体修复1年后以与基线X线片相同的方式拍摄。

拍摄类似的高质量图像使临床医生能根据X线片与基线X线片相比较，

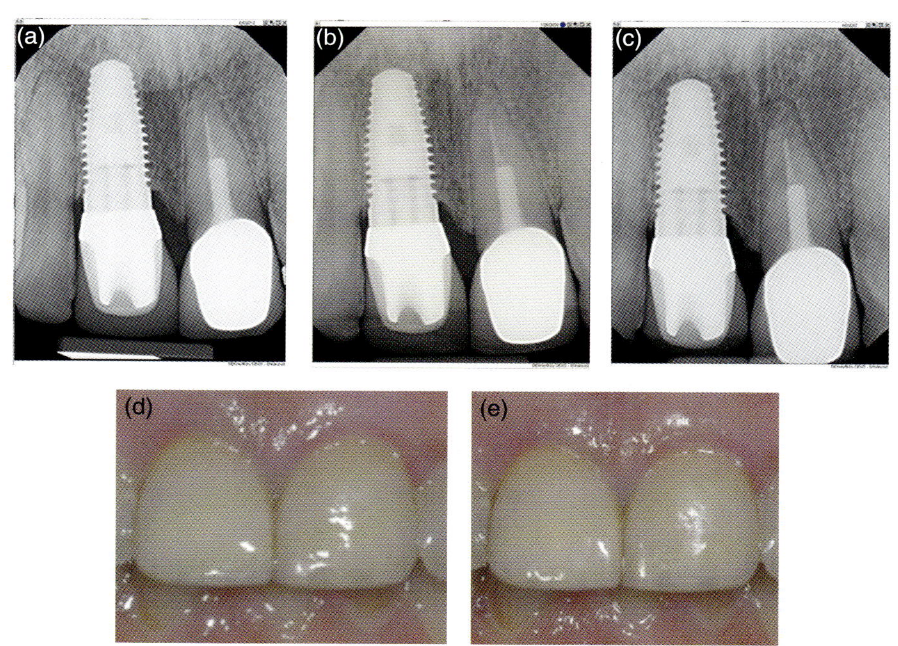

图33.3 一系列评估种植体周围软、硬组织的X线片和照片。高质量可重复的X线片（a~c）显示随着时间推移骨嵴顶相对种植体的稳定性。（a）基线X线片。（b）1年后随访X线片。（c）6年后随访X线片。（d，e）临床照片显示6年内种植体周围软组织的稳定性及健康状况。（d）基线照片。（e）6年后随访照片。

并评估骨量的稳定性。如果没有出现种植体周围炎的临床和影像学体征，可以延长拍片间隔以匹配剩余牙列。如果不满足以上条件，则应立即开始干预治疗，或将患者转诊至专家处进行进一步治疗。

33.3　建议

（1）在开始治疗前与患者讨论维护和评估的预期效果。确保患者了解与种植体修复相关的生物和技术并发症的风险、家庭和专业洁治的重要性以及未来的维护费用。

（2）为患者制订个性化的维护计划，重点是通过牙菌斑控制预防疾病，并经常检查计划的有效性和遵守情况。

（3）尽早识别种植体周围黏膜炎或种植体周围炎的临床症状和影像学特征，并进行干预或向专家咨询以使疾病获得进一步治疗。

（4）经常重新评估种植修复体的咬合情况，尤其是当牙列发生变化时。

第34章

数字化种植工作流程

The Digital Workflow in Implant Dentistry

Andrew Chio, Anthony Mak

种植义齿的治疗工作流程有两种类型：传统的牙科治疗方式（模拟系统）和数字化种植义齿工作流程。

全面和适宜的治疗方案是任何由种植体支持的牙列固定修复的基础。通常包括以下流程：

- 来自诊断印模的精确研究模型。
- 用于评估美学和发音的诊断蜡型、口内蜡型或其他诊断装置。
- X线片检查，包括根尖周和CBCT，以评估种植义齿的骨支持。
- X线片导板的制作和对手术导板的二次适配。

模拟系统依赖于传统的印模技术完成石膏模型，由技工手工完成从制作诊断蜡型到修复体的所有后续程序。

使用全数字化工作流程避免了往常与传统印模技术相关的缺点和困难。一些传统印模技术常见的限制包括：

- 印模过程中导致的不适。
- 印模材料可能变形以及取模过程后续步骤导致模型不准确。
- 模型损坏的可能。
- 由于在诊所和技工室之间寄送模型导致延误。

以上模拟系统的缺点不会出现在全数字化工作流程中，数字化流程使用口内扫描仪进行印模，在计算机辅助设计（CAD）软件上完成修复体的设计。通过互联网发送数字化印模的数据，大大减少了制作蜡型和修复体所需的时间。

全数字化工作流程的主要优势之一是使用数字口内扫描和CBCT数据可

以轻松、准确地判断及模拟、规划种植体的位置。又可以逆推制作出精确的外科种植导板，从而以简化且可预测的方式放置种植固定义齿。

简而言之，全数字化种植体计划及外科手术流程具有以下优势：

- 减少了患者就诊次数。
- 为种植体治疗计划和引导手术提供了简化且可预测的工作流程。
- 单颗及多颗种植体植入的角度和准确性更好。
- 修复体设计过程更简单。

34.1 数字化种植工作流程的组成和步骤

34.1.1 数字诊断印模

数字化种植工作流程从手术区域的口内扫描开始（图34.1）。文献中已经证明目前的数字扫描仪非常准确，精度范围为6.9～45.2μm[1-2]。这些扫描仪还可以轻松快速地获取和渲染三维（3D）模型[3]，并且能够生成与石膏灌注模型一样可靠的数字模型[4]。

文献中关于全牙列数字化印模的准确性和实用性的证据不一，尤其是跨牙弓放置种植体的无牙颌病例。

然而应该注意的是，当前的数字化印模系统对于全牙弓更准确，并且

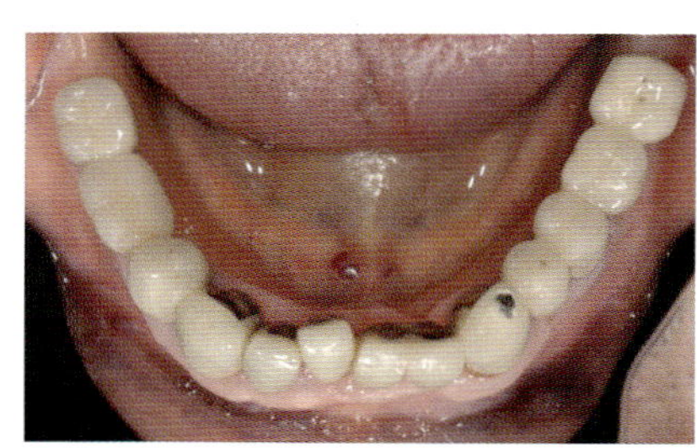
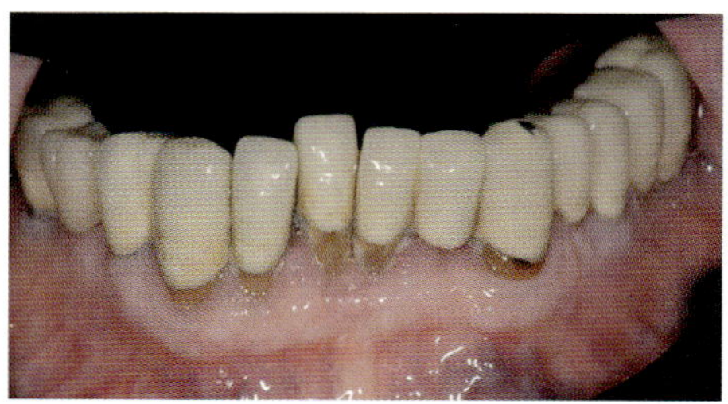
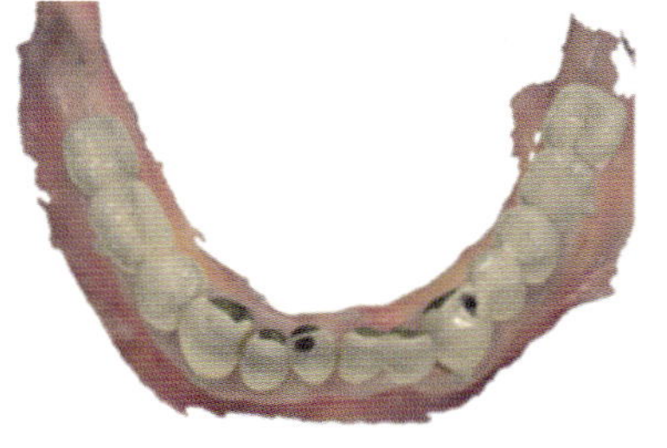
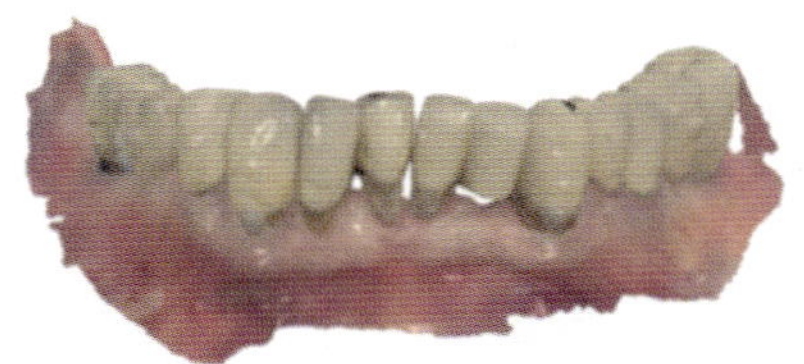

图34.1 口内扫描获得的下颌牙列数字模型。

比上代系统更快。新技术的发展，如笔者的全牙弓扫描方案，使用树脂或硅橡胶标记以增加大跨度无牙颌区的参考点数目，可以帮助改善表面采集程序的精确性（图34.2）。

除了比传统印模技术更有效、更方便之外，研究还表明，与传统印模相比，患者通常更青睐于口内扫描方法[5-6]。

34.1.2　CBCT扫描

CBCT扫描可以生成患者口腔解剖结构的超高分辨率3D渲染（图34.3）。如今的CBCT可以视作种植体植入后维护的标准，是因为如下优势：

- 辐射剂量低，CBCT辐射剂量与传统全景曲面断层片一致[7]。
- 扫描时间短[7]。
- 数据精确，已在文献中得到验证[8-9]。

34.1.3　数字化种植治疗计划

下一步使用诊断性3D建模软件对患者的扫描图像（STL文件）和CBCT扫描图像（DICOM）进行编辑和匹配（图34.4和图34.5）。

通过诊断性3D建模软件编辑的数据可以完成以下工作：

- 准确评估骨量和骨密度。
- 显示图像中的牙齿、牙龈和牙体解剖结构。
- 识别关键的解剖标志，如神经、上颌窦和邻牙，以便通过规划软件设计的安全区域避开解剖标志。

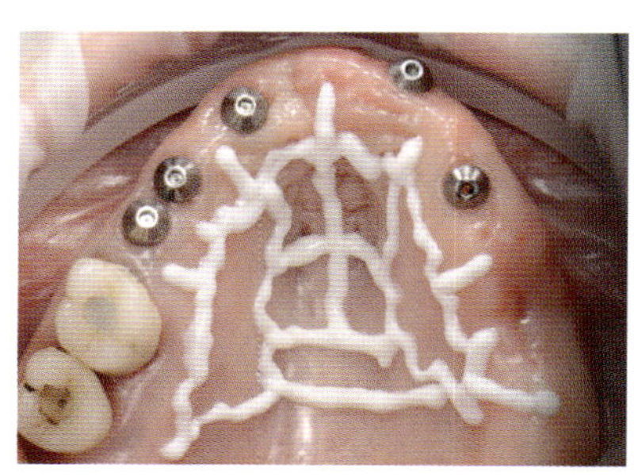
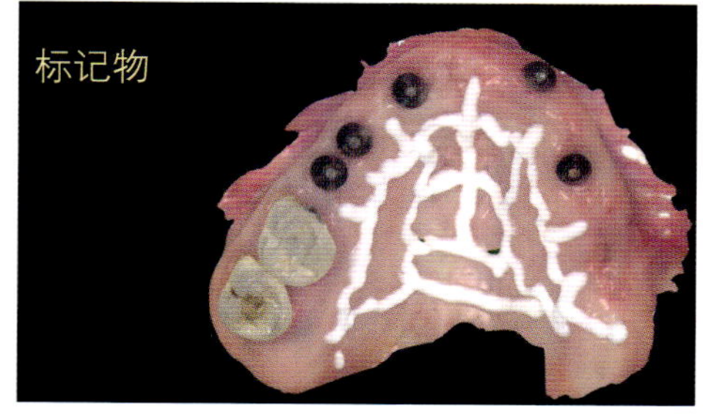

图34.2　在大面积无牙颌区使用树脂或硅橡胶标记物以增加参考点。

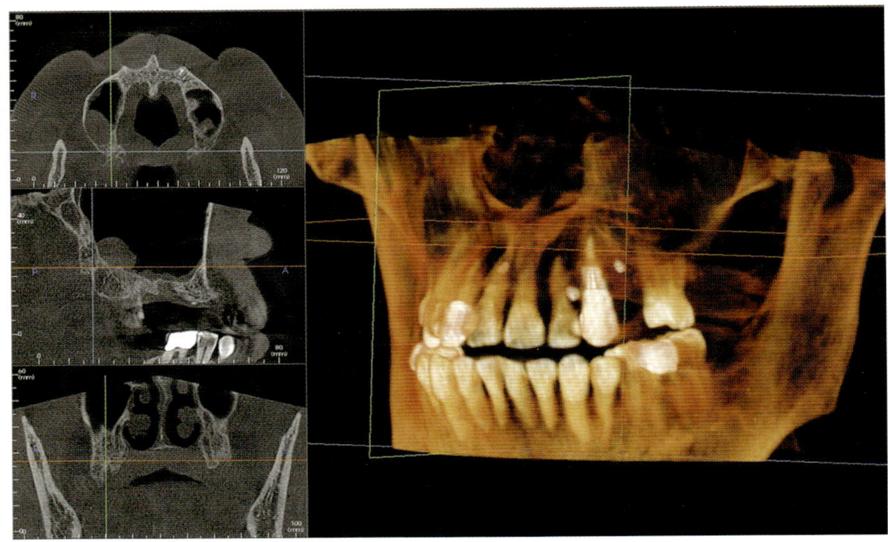

图34.3 CBCT扫描。

使用诊断软件使以修复为导向的种植治疗计划也得到了简化和轻松可视化，因为诊断软件可以完成以下工作：

- 将数字建模的修复体与术前扫描结果的位置合并。
- 使修复计划可视化，辅助术前规划。
- 在术前准确确定种植体的宽度、深度和尺寸。
- 使用软件规划可以同期植入的多个种植体，以简化涉及多个牙位的修复流程。

正确的种植体定位拥有更好的美学和修复效果，并可确保最佳的咬合和种植体负荷[10-14]。

34.1.4 数字化外科手术指南

一旦确定了虚拟种植体的植入位置，确保它们处于理想的角度、位置和深度以获得最佳的修复效果，就可以设计手术导板（图34.6和图34.7）。

手术导板从规划软件“复刻”所有数据，以便在植入手术过程中在患者身上复现模拟计划。与其他类型的导板（骨支持、黏膜支持）相比，牙支持的手术导板往往更稳定，且精度更高[15-19]。

制造计算机生成的手术导板有两种方法：增材立体光刻3D打印工艺或

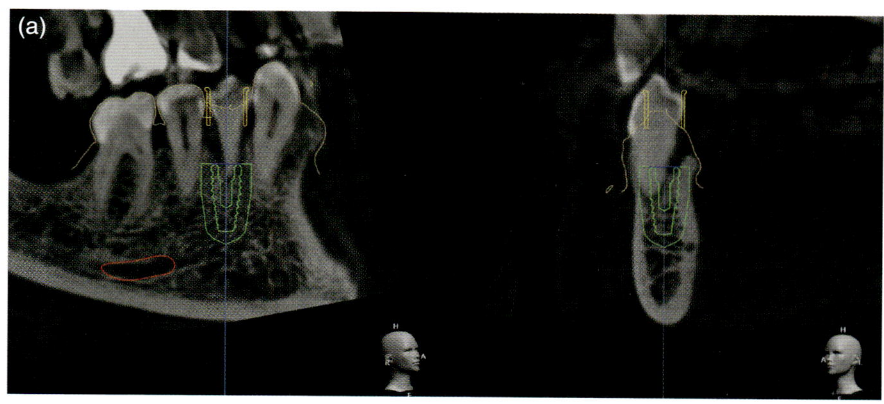

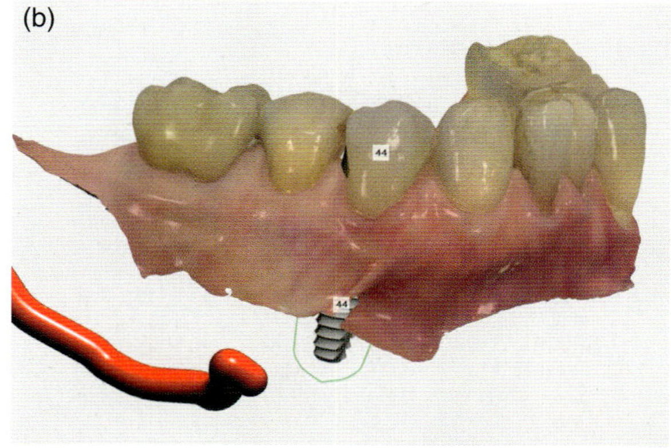

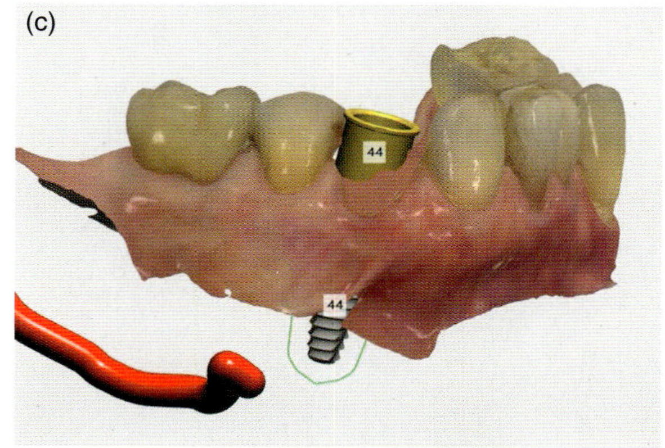

图34.4　（a～d）基于修复角度种植体放置的数字化设计。

减材切削工艺。

某些软件平台可以在椅旁进行3D打印，而其他平台则需要在治疗室外的设施来制作导板。此外，许多软件平台还将定序器械和限位块纳入手术

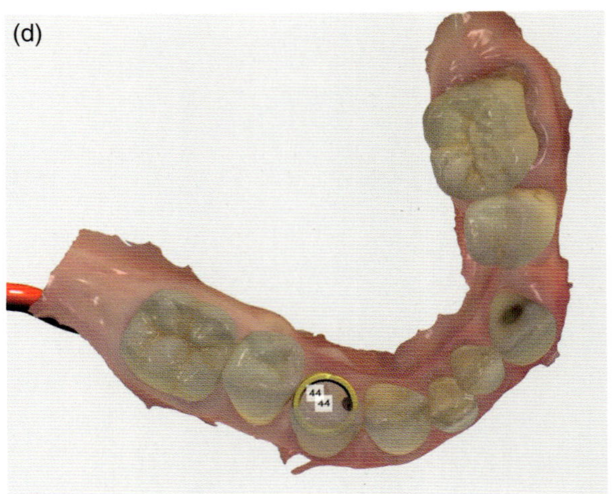

图34.4（续）

(a)

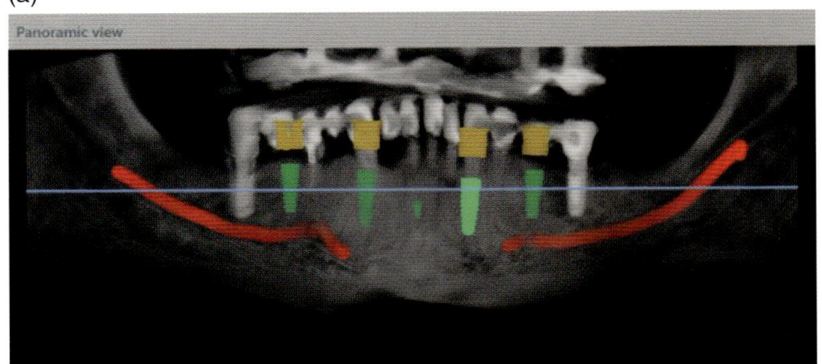

(b)

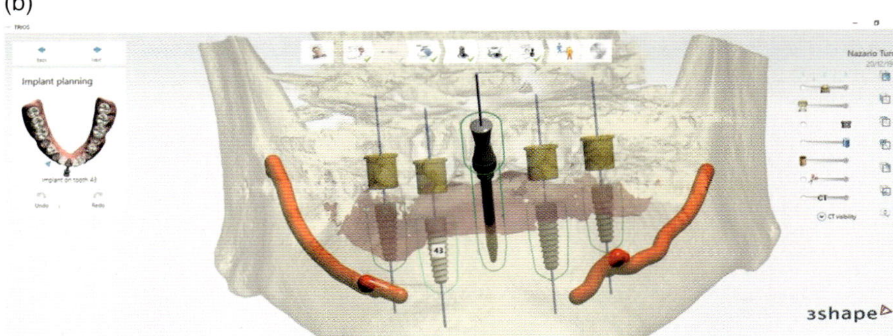

(c)

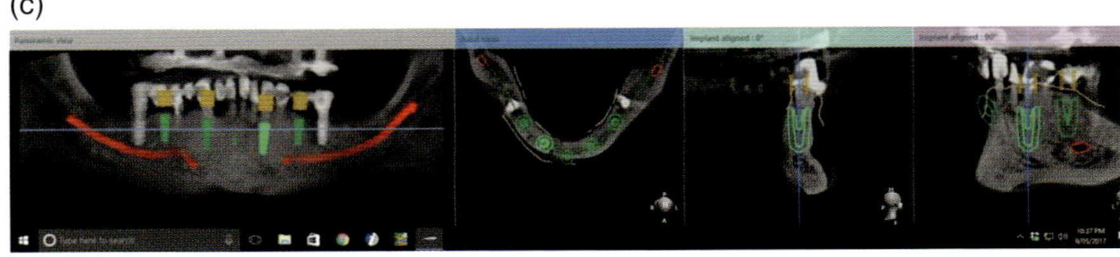

图34.5 （a～c）基于修复角度种植体植入的数字化设计（复杂案例）。［（b）来源：3Shape A/S；（c）来源：Microsoft Corporation］

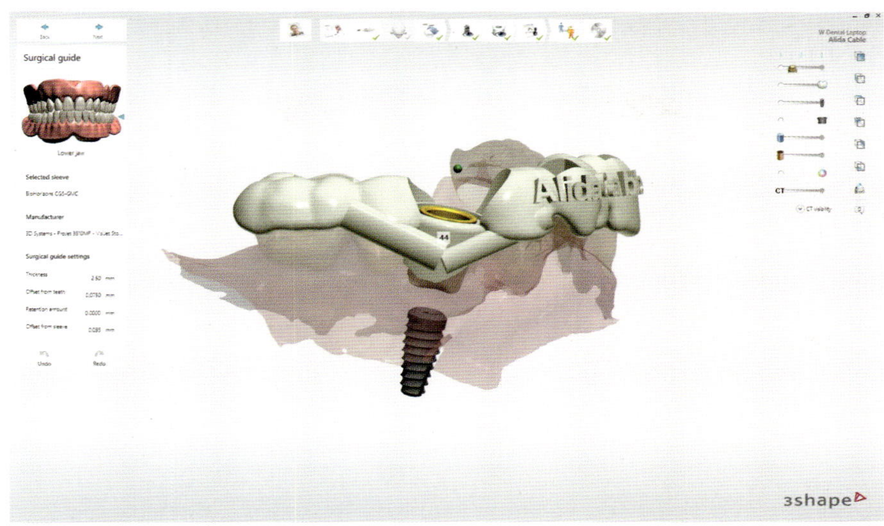

图34.6　具有最佳3D种植体定位的手术导板的数字化设计。（来源：3Shape A/S）

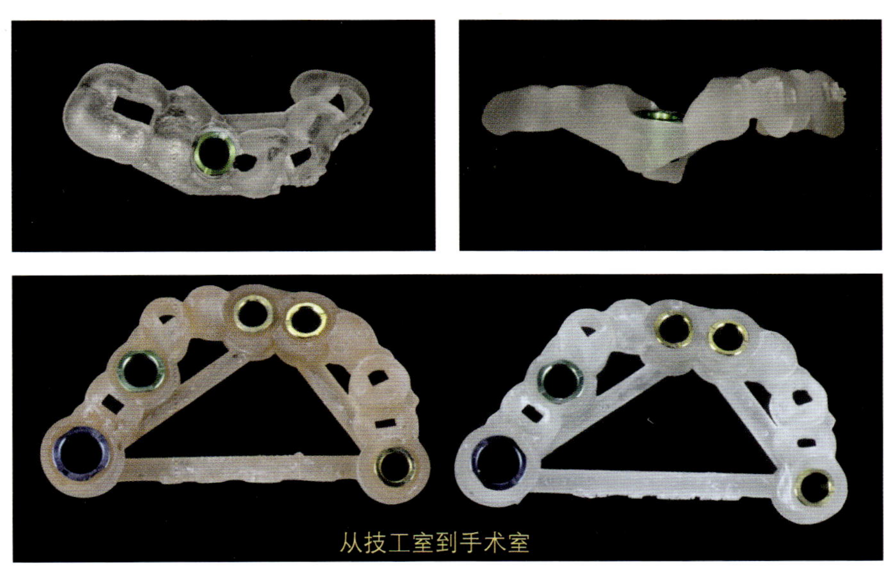

图34.7　数字化设计的手术导板。

导板，提供个性化钻孔方案来实现3D种植体安全植入。

值得注意的是伴随着数字化制作手术导板的使用，一些缺点也随之显现。文献中提到空间不足尤其会影响到下后区。一些学者提出缺点，包括手术导板形状、金属套筒长度/手术钻头以及模板支撑问题。

34.1.5 术前制作临时义齿

数字化设计制备的全牙弓结构的临时修复体可以在外科手术前被制造用于即刻临时修复。值得一提的是，和数字化设计相比，引导种植手术过程中可能会发生轻微的偏差。考虑到这些潜在的偏差，基台和临时义齿的材料选择应该适当调整。

34.1.6 引导种植手术

与传统自由手手术相比，计算机辅助制作的手术导板（图34.8）显著减少了种植体放置时位置误差的可能性[26-27]。因此，使用引导手术套装（图34.9）来实施数字化种植引导手术可提高种植体放置的准确性并简化后续修复过程[28]。

引导种植手术的好处还包括患者的切实利益，包括显著减少术中和术后的并发症（例如疼痛）[29]。提高患者舒适度在一定程度上与引导种植手术中使用不翻瓣途径有关。一些研究指出不翻瓣途径可能是实施引导手术的更好方法[30-31]。使用不翻瓣植入手术的常见优势是减少术后疼痛和肿胀，减少术中出血，保留软、硬组织和维持骨膜血供[32]。一些研究还表明这项不翻瓣技术可通过保留龈乳头来增强美感[33]。

34.1.7 种植体数字化印模

口内扫描仪的数字化印模也可用于种植体工作流程的修复阶段。多数主流的种植体品牌已经开发口内扫描仪并易于将待扫描的种植体品牌、位

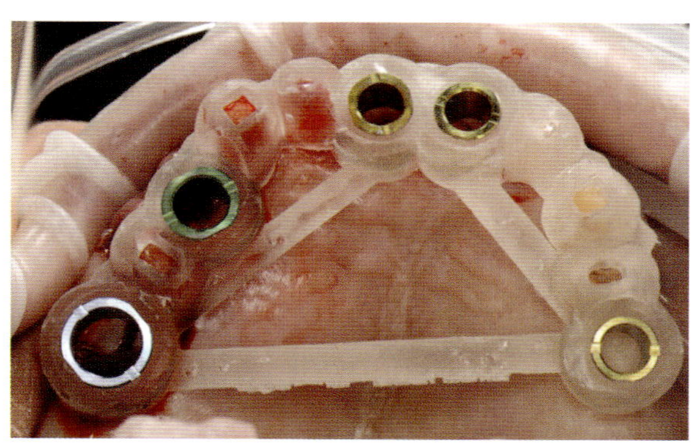

图34.8 手术导板口内就位。

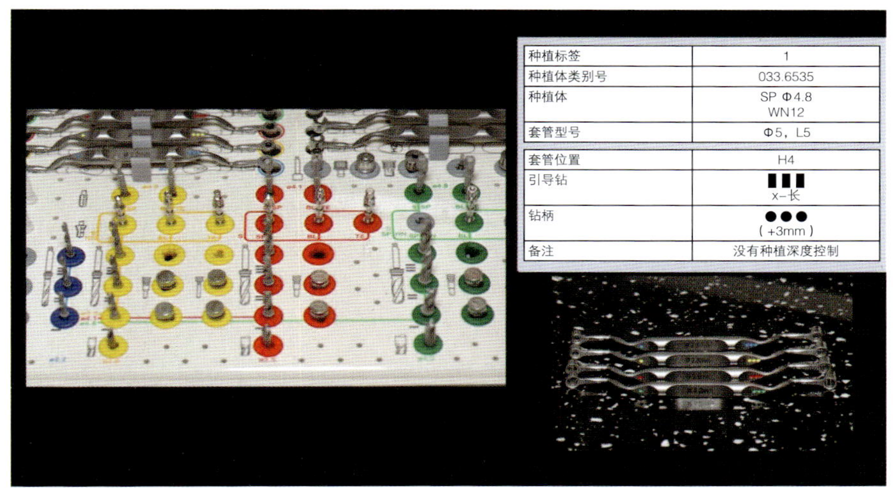

图34.9 Straumann BLX引导手术套装。

置和校准转存为数字模型（图34.10～图34.13），而后被用于开发基台和后续修复。所有其他的口腔修复记录包括咬合记录和对颌牙弓也可以用口内扫描仪记录下来。

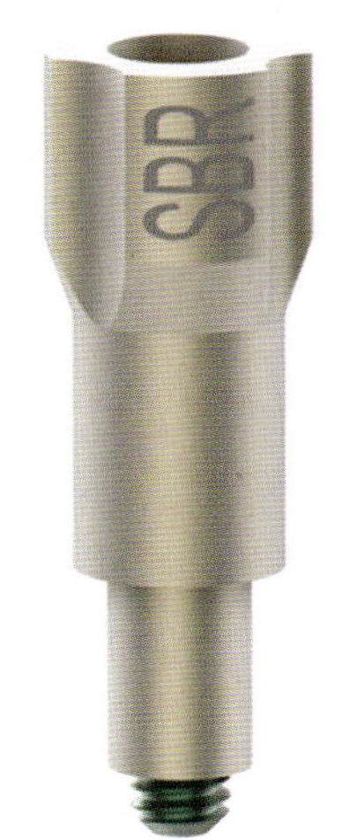

图34.10 口内扫描标记物。

34.1.8 定制义齿的制造

数字化种植记录既可以用于在椅旁制作最终基台和义齿，也可以通过互联网发送到技工室。对于更复杂的病例，数字化技工室的技术可能更适合设计与制造相关修复部件。相较于椅旁系统，这些技工室系统被证明可以提供更大的义齿选择范围[34]。

数字化设计和制造方法简化且改进了复杂的修复体制造流程[35]，而且相较于传统方法，在种植体支持的义齿修复体方面提供了更高的效率（图34.14）[36]。

从软件、硬件的角度来说，数字化牙科学的技术发展在准备种植体修复过程中保持了可预测性与准确性，同时提高了易操作性。最新的进展是摄影测量和动态导航。

摄影测量学是一项通过口外接收器从摄影图像中收集3D坐标测量来记录物体的几何特性和空间位置的技术[37–40]。1994年，Lie和Jemt在牙科引入

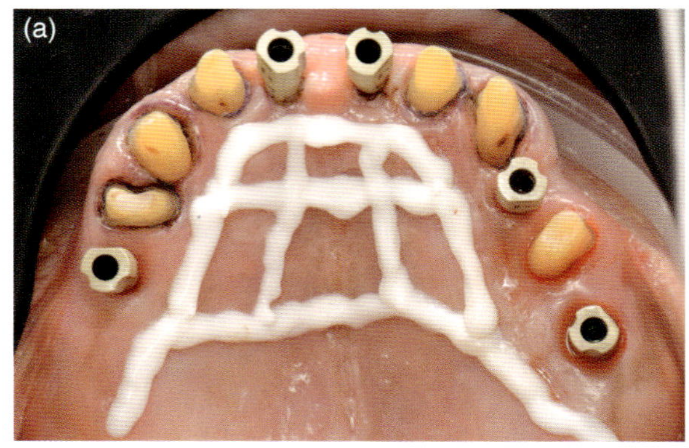

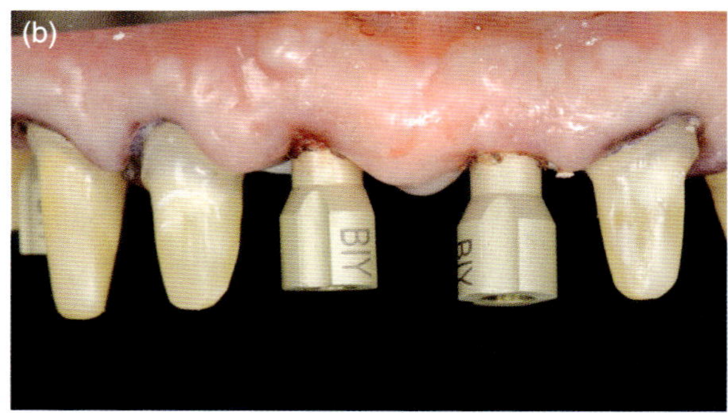

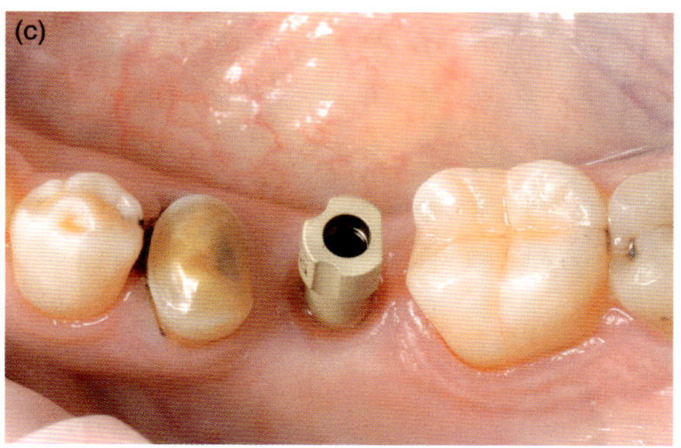

图34.11 （a~c）口内扫描标记物在口内的位置。

这项技术[41]研究种植支架变形，这项技术已经在文献中被报道，可以作为记录多个牙种植体位置和角度的潜在可行替代方案[37-42]。

外科手术中种植体植入使用的动态导航能够追踪种植体钻头的尖端，并将其映射到事先获得的CBCT扫描件上。在种植手术期间提供了钻孔实时位置和定位导航。现有文献证明了该系统的准确性；但是复杂的工作流程

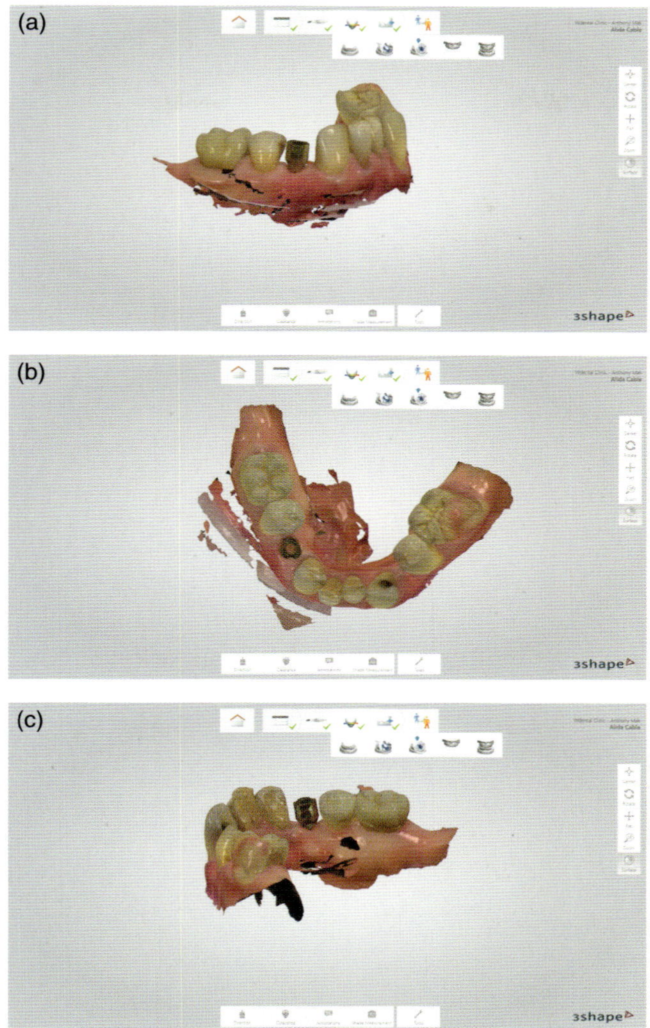

图34.12 （a～c）用口内扫描仪进行数字表面扫描，利用扫描标记物捕捉单个种植病例的种植体位置和方向。（来源：3Shape A/S）

和系统费用阻碍了该技术广泛应用[10,43–44]。

总结本章时需要指出，本章描述了数字化种植工作流程中的当代方案，也称为“单次扫描方案”。相应的还有一种双扫描方案，即分别对佩戴放射性导板的患者和单个放射性导板进行扫描。放射性导板中的标记物可以将两次扫描匹配。这种方案使手术导板数字化并可用合适的设计软件制作手术导板。

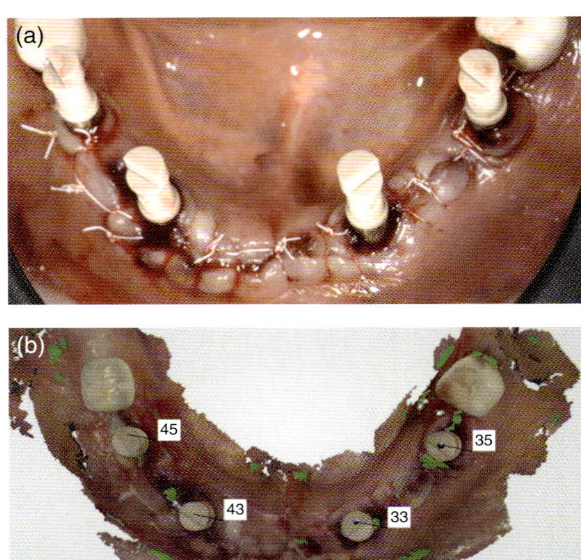

图34.13 （a，b）通过口内插入的数字化扫描体，扫描仪捕捉多个牙种植病例中种植体的位置和方向。

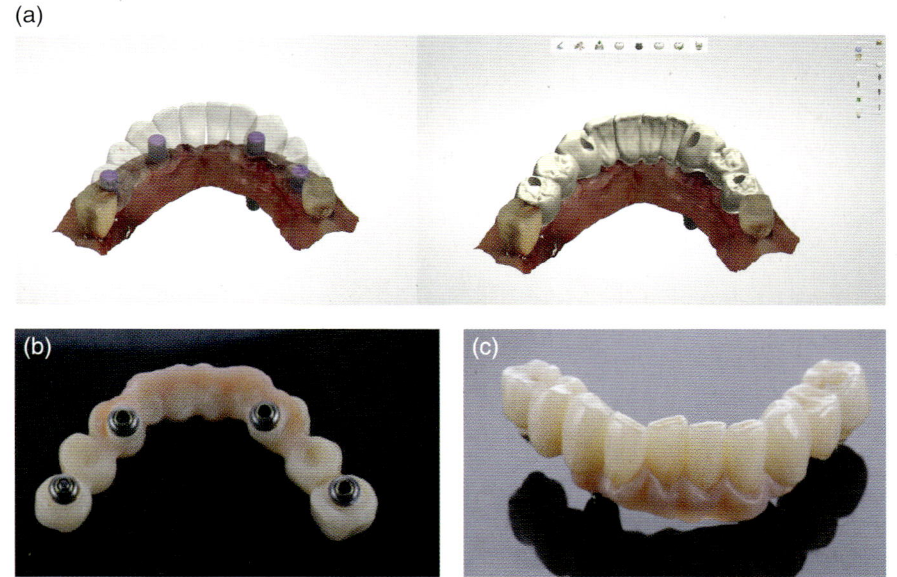

图34.14 （a~c）下颌全牙弓固定义齿的数字化设计和制造。［（a）来源：Anthony Mak l Bradley Grobler DT医生；（b）来源：3Shape A/S］

第35章

生物学并发症
Biological Complications

Christopher C.K. Ho

35.1 原则

文献表明，在经过合理的治疗计划后使用牙种植体可以达到高存活率、高成功率，以及长期可预测性。但是种植体也容易受到一系列技术性和生物学并发症的影响。随着种植患者数量增加，生物学并发症的发生率会不可避免地增加，这将成为未来的一个重大医疗问题。

种植生物学并发症包括种植体脱落和种植体周围组织炎症。根据种植体取出或骨结合丧失的时间将种植体骨结合丧失进一步分为“早期”或“晚期”种植失败。组织学上，骨结合丧失的种植体被纤维组织包绕，阻止种植体和骨直接接触，从而导致种植体功能受损。其他更常见的种植生物学并发症是种植体周围疾病。种植体周围疾病包括种植体周围炎和种植体周围黏膜炎，其特征分别是存在或不存在骨丧失。

Albrektsson等[1]提出种植的成功标准为：第一年骨丧失1mm并且之后几年骨丧失0.1mm，或作为自然生物进程，种植体与周围骨的接触区每年骨变化量在0.2mm。这可以被称为“稳定状态”。骨丧失加剧通常见于负荷后的第一年，随后骨丧失进入较低阶段，牙槽嵴高度稳定。因此10年后，2.8mm的骨吸收被认为是“正常的”。Smith和Zarb[2]综述了这些标准，并提出了以下新标准：

（1）在临床检查中，单颗非连接种植体是无动度的。

（2）在未变形的X线片上没有发现种植体周围有透射区（图35.1）。

（3）使用第一年后，垂直骨丧失每年平均＜0.2mm。

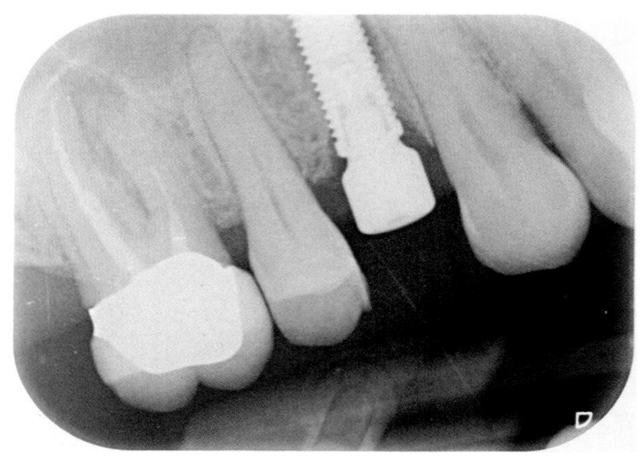

图35.1 失败的种植体周围有种植体周围透射区。

（4）种植后没有持续性疼痛、不适或感染。

（5）种植体位置考虑到冠或义齿的美观性能够让医患满意。

（6）根据这些标准，5年观察期结束时85%的成功率和10年观察期后80%的成功率是成功的最低水平。

35.1.1 附着差异

天然牙与种植义齿在解剖学和生物学上存在细微的差异，这可能是导致骨丧失的原因之一。上皮细胞以机械上脆弱地黏附在种植体表面，而不是直接以半桥粒和基底板附着的结构附着。相比之下，天然牙通过Sharpey纤维将纤维结缔组织附着在牙骨质上。种植体周围结缔组织中的纤维组织以环形的方式平行于种植体，仅以软性瘢痕样结缔组织依附在种植体表面（图35.2）。天然牙还具有牙周韧带，可以应对载荷做出轻微的暂时移动。种植体周围黏膜的再生能力是有限的，因为牙齿的缺失会导致牙周膜的丢失，而牙周膜是血供的重要来源。

种植体周围疾病的进展比天然牙更快且更具破坏性，这是由于牙槽嵴顶端平行胶原纤维的机械附着较弱，以及与天然牙相比血供更差。因此，种植体周围疾病的早期发现和治疗是种植长期成功的关键。

由于丧失了牙周膜本身的血供，种植体周围黏膜的再生能力受到细胞数量减少和低血管密度的限制。

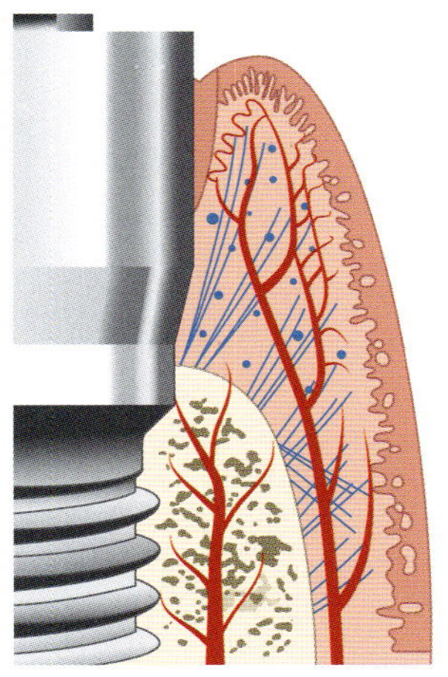
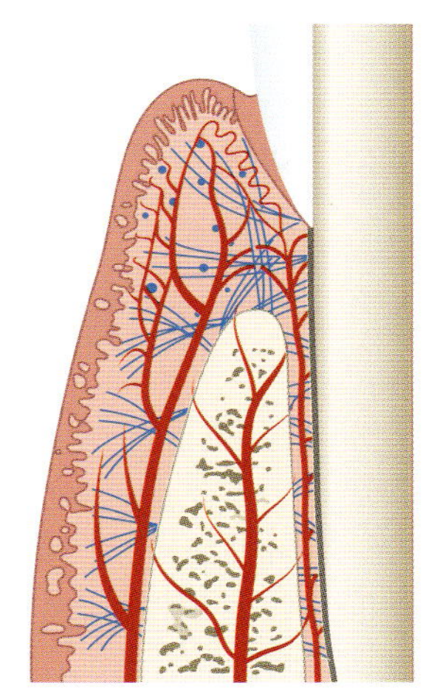

图35.2 牙周和种植体周围界面。种植体界面由平行排列而不是垂直于牙槽嵴顶的胶原纤维组成，与天然牙相比，其机械附着性较弱。

35.1.2 牙槽嵴顶骨丧失

据文献报道，种植第一年后可接受的骨丧失应该少于每年0.2mm。许多研究报道，在放置基台的第一年发生骨丧失为1～1.5mm。有人认为这是由于修复体中的微间隙导致种植体周围生物学宽度形成造成的骨丧失。预防种植体后期骨丧失是种植体长期成功的关键因素。超过每年0.2mm持续的骨丧失需要仔细检查并可能需要干预。

牙槽嵴顶骨丧失的发生率一直是一个有争议的问题，关于其严重程度和后果的文献很多。人们对牙槽嵴顶骨丧失的原因知之甚少，认为感染或负荷过重是主要原因。感染理论表明，种植体表现得像天然牙一样且易患上与天然牙相似的疾病[3]，而过负荷[4]被认为是骨内应力导致骨丧失的另一种原因。更深层的理论集中于损伤的愈合/适应，一旦种植体需要支持义齿，不同的局部和全身系统因素可能会影响骨结合生物学或骨结合的维持[5]。

35.1.3 种植体周围疾病

“种植体周围炎”50多年前作为种植体周围组织感染性病理状态的一个术语被引入。大多数文献报道，这是一种骨结合种植体周围组织的感染性疾病，伴有支持骨组织丧失和炎症的临床体征（探诊时出血和/或溢脓）。

1994年，首届欧洲牙周学研讨会制定了一份共识报告更清楚地定义了"种植体周围疾病"[6]。种植体周围黏膜炎被定义为功能正常的种植体周围软组织的可逆性炎症，不伴随支持骨的丧失。这一过程的临床体征包括探诊时出血和/或溢脓，以及牙周探诊深度（PD）增加至4～5mm。种植体周围炎被定义为一种炎症过程，不仅影响种植体周围软组织的功能，而且还有证据显示包括支持骨组织丧失。临床体征包括牙周探诊深度＞5mm，探诊时出血和/或溢脓，而骨丧失的证据通常是通过放射学确定的。通常，受影响的种植体周围的骨丧失形状呈火山口型缺损。2008年举行的第六届欧洲牙周学研讨会修订了"种植体周围疾病"的定义：种植体周围黏膜炎是种植体周围黏膜中的炎症，不伴随支持骨组织丧失的症状；种植体周围炎除了黏膜的炎症外，还伴随支持骨组织丧失的特征[7]。

近年来，关于骨丧失与引发异物反应有关的理论被进一步提出[8]。Albrektsson等[9]假定，骨结合是对种植体的异物反应。慢性炎症反应是种植体周围的骨嵌入或分离（骨分离）所致。这种骨丧失可能是异物反应的失衡，受种植体、临床医生的经验与技术以及患者特点等各种因素的影响，这些因素可能会维持或加剧异物反应。一旦发生严重的边缘骨丧失，可能随之继发生物膜介导的感染。

35.1.3.1 种植体周围疾病流行趋势

由于植入了更多的种植体，种植体周围疾病的患者数量增加了，而且现在已经种植了几十年的患者数量也增加了。据报道，在种植体植入后5～10年发生种植体周围炎约占种植体数量的10%和患者人数的20%[10]。

DERKS等[11]对瑞典国家社会保险登记中的2765名患者进行了评估，发现22%的患者经历了种植体周围炎且43%的患者患有种植体周围黏膜炎。早期种植体脱落占患者的4.4%（占种植体的1.4%），而在接受治疗9年后，检查的患者中有4.2%患者出现晚期种植体脱落（占种植体的2%）。多级分析显示吸烟者和初步诊断为牙周炎的患者发生早期种植体脱落概率更高。Renvert等[12]在对294名患者的种植体周围黏膜炎和种植体周围炎发生情况的21～26年随访研究中，对其中86名患者进行了20～26年的分析，发现有

54.7%患者被诊断为种植体周围黏膜炎，22.1%的患者被诊断为种植体周围炎。他们还发现，植入3颗及以上种植体的人群患病风险更高。

35.1.3.2　种植体周围疾病的风险因素

检测出种植丧失的高风险人群是种植治疗中的一大困难挑战。风险因素可被定义为“一种环境、行为或生物学因素，如果存在，则会直接增加疾病（或不良事件）发生的可能性；如果不存在或消除，则会降低可能性”（表35.1）。

已经确定的种植体周围疾病的几个风险因素，包括：

- 牙周炎病史。
- 吸烟。
- 口腔卫生不佳。
- 过量粘接剂。
- 裸露的螺纹和表面涂层（粗糙表面）。
- 没有去除菌斑的通道（盖嵴形牙冠，连接的修复体）。
- 不良的轮廓修复。

表35.1　影响牙槽嵴骨缺失的可能因素

患者特异性	**整体** • 医学（例如糖尿病） • 社会（例如吸烟） • 牙科（例如牙周病病史） • 基因 **局部** • 生物力学-超负荷 • 修复治疗过程及义齿设计 • 软组织生物型和角化 • 口腔卫生
非患者特异性	**种植体风险因素** • 宏观设计 • 表面特征 • 种植体连接 **临床风险因素** • 缺乏手术知识 • 做手术的经验不足 • 没有使用合适的方案 **时间**

- 种植体修复体边缘密合性差。
- 缺乏角化的牙龈和骨量不足。
- 缺乏预防性维护。
- 手术操作不当。

35.1.3.2.1 粘接固位与螺丝固位的比较

种植修复体可以通过粘接（使用临时或永久粘接剂）于螺丝固位的种植体基台固定到种植体上。临床上选择何种固位系统取决于多个因素，包括种植体排列、可复性和被动就位。

粘接固位种植修复体的一个主要缺点：完全去除多余的粘接剂可能是困难的。在尝试完全去除粘固剂时，已证明除了钛基台上的划痕和凿痕外，通常还会留下残留物[13]。

Wilson等[14]在一项前瞻性研究中发现，过量的粘接剂与种植体周围疾病之间存在正相关。Linkevicius等[15]在回顾性病例分析中报告了，在伴牙周炎病史的患者中，有粘接剂残留更容易导致种植体周围疾病。在粘接固位修复中，边缘位置越深，未检测到的粘接剂越多[16]。

Crespi等的随机对照试验[17]比较了粘接固位冠和螺丝固位冠的骨丧失情况。这项研究纳入了28名患者以及272颗种植体。他们报道，粘接固位组（CRG）的平均骨水平为（−1.23 ± 0.45）mm，而螺丝固位组（SRG）的平均骨水平为（−1.01 ± 0.33）mm。术后随访3年，发现轻微的增长［CRG组平均增加（0.30 ± 0.25）mm，SRG组平均增加（0.45 ± 0.29）mm］；在该时间点后长达8年的随访，边缘骨水平随着时间的推移保持稳定。

Sailer等[18]一项系统综述指出，粘接固位修复显示出更严重的生物学并发症（种植体松动、骨丧失 > 2mm），而螺丝固位修复则显示出更多的技术性问题。螺丝固位重建比粘接固位修复更容易复原，因此技术并发症和最终的生物学并发症可以被更容易地处理。

35.1.3.2.2 口腔修复轮廓

Katafuchi等[19]报告了种植体的修复轮廓（骨和组织水平），特别是修复体的出龈角度，是否与种植体周围炎有关。他们发现，当穿龈角度 > 30°时，骨水平组种植体周围炎的患病率与穿龈角度≤30° 相比（图35.3）明

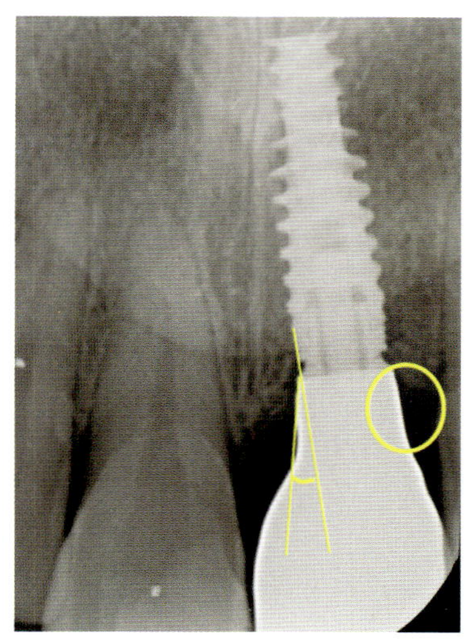

图35.3 种植修复体穿龈轮廓。当种植修复体的穿龈角度≥30° 时，可能与种植体周围炎有关。此外，另一个风险因素是穿龈轮廓是突起的。

显更高。在软组织水平组中，没有发现这种相关性。对于骨水平种植体，当凸面轮廓伴随＞30° 的穿龈角度时，种植体周围炎的发生率为37.8%，且穿龈角度和轮廓的关系具有统计学意义。此外，Yi等[20]报告了义齿特征与种植体周围炎之间的关系。

这篇对169例（349颗种植体）患者的回顾性研究发现，穿龈角度与边缘骨丧失显著相关。他们发现，如果穿龈角度≥30° ，当穿龈轮廓是突起的且与相邻种植体通过联冠固定在一起时，种植体周围炎的患病率在统计学显著增高。在软组织水平种植体中没有观察到类似的相关性。他们发现，牙冠与种植体的比例对种植体周围炎的发病率没有显著影响。

种植义齿过度凸出，特别是穿龈角度≥30° ，是种植体周围炎关键的局部因素。

35.1.3.2.3 口腔修复学设计（卫生可及性）

Serino和Ström[21]在一项对23名患者的横断面研究中发现在部分无牙颌患者中，种植部位口腔卫生的易清洁性等局部因素与是否存在种植体周围炎有关。种植体周围炎受试者常表现为剩余天然牙列周围仅有轻微的支持骨丧失迹象，且没有牙周炎的迹象（即在天然牙处存在6mm的牙周袋）。在患种植体周围炎的种植体中，发现有很高比例（74%）的种植体未获得充分的菌斑控制；而在患种植体周围炎的种植体中，有48%的种植体没有方法/没有能力获得适当的口腔卫生清洁。这项研究的结论表明，种植体周围的骨丧失与种植体部位的菌斑控制不足有关，种植体周围菌斑控制良好则很少出现种植体周围炎。

35.1.3.2.4 种植体表面

多数现代种植体制造商生产的种植体表面是相当粗糙的，这为表面提供了更快的骨结合并增强了骨与种植体的接触。改性后的表面具有更高的表面能、更高的吸附性、更强及更快的骨结合。尽管这对骨结合可能有利，但这种微结构在种植体周围疾病的治疗中可能是不利的，因为粗糙的表面增加了细菌定植的表面积。在种植体形态结构设计中，对螺纹的设计趋近于大螺纹且具有自攻性，每根螺纹之间的清洁难度可能随之增大。

35.2 步骤

35.2.1 种植体周围疾病的治疗

种植体周围疾病是由牙齿生物膜的细菌感染引起的，其微生物区由混合厌氧菌群组成，类似于与慢性牙周炎相关的龈下菌群，这些病原体会引起宿主的局部炎症反应。治疗的主要目标是改变种植体周围区域的微生物丛，使宿主免疫系统能够成功消除病原体，通常进行类似于牙周病治疗中使用的有效机械清创术。这一切在没有考虑有效清洁能力的种植上部结构设计中将会更加困难。

如果牙槽嵴顶骨丧失而暴露出螺纹和粗糙的表面，那么有必要考虑是否能有效地去除存在于螺纹之间和不规则表面的污染。

现已提出几种治疗方法来处理生物学并发症，包括非手术机械清创、抗菌药物、局部和/或全身抗生素、激光、切除伴或不伴种植体成形术和再生方法。建议根据种植体周围疾病的严重程度、骨丧失量和种植体周围骨缺损的形态来选择治疗方法。对于种植体周围黏膜炎或种植体周围骨缺损＜2mm的患者，推荐使用非手术治疗；对于种植体周围骨缺损＞2mm的患者，建议使用手术治疗（例如切除伴或不伴种植体成形术、引导骨再生），但如果骨丧失无法恢复，应取出种植体。

35.2.1.1 去污方法

去污方法旨在去除种植体周围包括凹槽和种植体表面的细菌生物膜，并重新实现骨结合或至少使细菌黏附最小化。现已经提出各种去污方法用于暴露后的种植体表面，机械、化学或光动力方法以及激光治疗已被用于尝试消除感染、抗炎和利于表面重新实现骨结合。

35.2.1.1.1 机械去污

机械方法包括对种植体进行龈上和龈下的清洁，其目的是在不损害种植体表面的情况下去除生物膜。

- 刮匙：这是一种专门设计的手持器械，用于种植体周围的机械清创。多由纯钛制成以防止表面损坏；通常不推荐钢，因为它比钛更硬；而碳纤维和塑料刮匙较植种植体表面更软，虽不会损坏表面但可能会自身断裂。临床医生应谨慎使用较软的种植器械，因为材料的残留物可能会卡在种植体周围组织中导致异物反应并影响愈合。钛涂层刮匙具有与种植体表面类似的硬度，因此不会刮伤表面（图35.4）。
- 超声波设备：带聚醚醚酮（PEEK）涂层尖端的超声波仪器是可被安全使用的，它们由塑料材料制成，核是不锈钢制，可以用于种植体表面。
- 气粉抛光系统：由于标准的碳酸氢钠空气粉末磨料系统具有更高的磨蚀性，因此不建议使用。但最近开发的低磨损的甘氨酸粉和赤藓糖醇粉系统具有独特的塑料喷嘴，可以使粉末以较小的压力横向流出，以防止邻近组织出现气肿。
- 种植体磨光整形术：这种更为激进的方法可以平滑种植体表面，留下一个有利于口腔卫生的抛光表面（图35.5）。这一过程是在冲洗下用车针或抛光石完成的，需注意不要使种植体升温。与此同时，钛屑易污染种植区域，这可能会导致该区域染色。
- 机械性菌斑控制（家庭护理）：口腔卫生不佳是种植体周围炎的一个风险因素，因此建议使用手动或电动牙刷和齿间辅助工具。

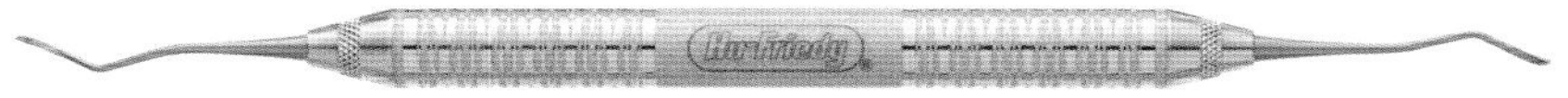

图35.4 为防止损伤表面而设计的用于种植体周围的钛刮匙。（来源：HuFriedy Group）

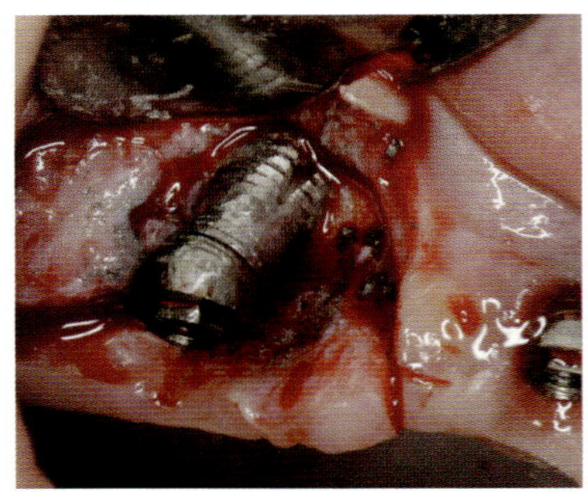
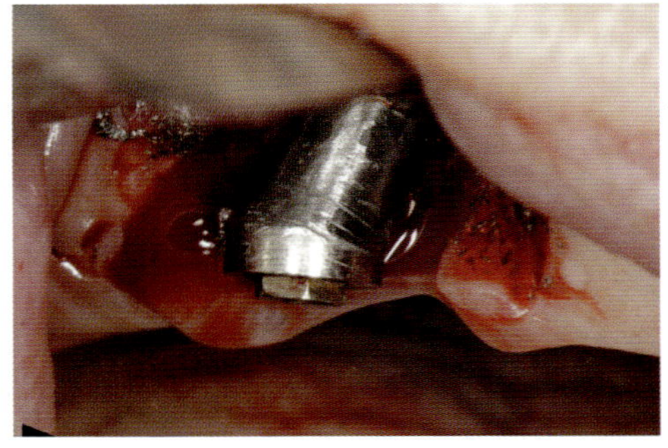

图35.5 种植体磨光整形术可以去除暴露的螺纹，使表面光滑，达到高度抛光的效果。

35.2.1.1.2 化学消毒

- 抗菌剂：过去曾使用柠檬酸、氯已定、氯胺酮、四环素、过氧化氢和氯化钠，单独使用以上一种抗菌剂的效果没有显著差异[23]。抗微生物制剂（例如氯已定），常被用于辅助口腔卫生，可以作为漱口水或牙膏使用。其他抗菌剂有精油漱口液（例如李斯特林和三氯生牙膏）。
- 局部使用抗生素：有学者主张将含有四环素的单片乙烯–醋酸乙烯共聚物纤维放置在种植体周围龈袋内，对种植体周围的临床和微生物指标有积极作用[24]。

35.2.1.1.3 激光和光动力疗法

最近的研究表明，使用激光可以帮助钛合金种植体消毒。各种激光器，包括掺铒钇铝石榴石（Er:YAG）和二氧化碳激光器已经被用于种植体表面的消毒[25-26]。激光消毒是应用其热效应使蛋白质变性并导致细胞坏死，具有止血、选择性地消融牙石、杀菌等作用。

Er:YAG激光已被证实可以有效地去除种植体表面的口腔生物膜，而不损伤种植体表面。据报道，二氧化碳激光器也是安全的，且不会影响成骨细胞在种植体表面的附着。然而，使用这两种激光器的主要问题是连续使用10秒后温度易上升到临界阈值（10℃）以上，另一个缺点是设备成本高。

Schwarz等[27]比较了使用Er:YAG激光设备的表面消毒和使用棉球及无菌生理盐水的塑料洁牙器的表面消毒，发现对联合外科治疗后的晚期种植体周围炎没有显著临床差异。

关于最适合钛合金种植体表面细菌消毒的激光器类型和设置，文献中缺乏共识。

光动力疗法是一种将光敏物质固定在生物膜细菌上的技术。当用激光照射时，光敏物质会产生具有细胞毒性的单线态氧，破坏种植体表面的细菌细胞[28]。

35.2.2 种植体周围黏膜炎的治疗

第一步是评估病因，消除致病因素（例如牙间隙、牙菌斑等），并且鼓励患者养成正确的口腔卫生习惯。与天然牙周围的牙龈炎一样，种植体周围黏膜炎的病因与种植体周围软组织中的菌斑生物膜积累以及所产生的宿主免疫反应有关，因此抗感染治疗是管理种植体周围黏膜炎的基础。抗感染治疗一般是非手术性的，使用牙周刮治器、超声波设备、空气喷砂设备或激光对种植体表面进行机械清创，伴或不伴有局部抗生素或消毒剂。这些疗法对种植体周围黏膜炎的疗效已经得到证实，对照临床试验显示临床参数，尤其是探诊出血得到改善[29]。当将单独进行机械清创与机械清创加氯己定或局部使用四环素的不同方案进行比较时，试验组和对照组的探诊出血量都明显减少。试验发现加用氯己定或局部使用四环素没有明显优势。在一项研究中，Salvi等[34]设计停止口腔卫生护理，诱发种植体周围黏膜炎，并通过非手术的机械清创法治疗。他们的研究表明，与天然牙的牙龈炎相比，停止口腔护理卫生所造成的细菌感染在种植体周围黏膜中引起了更大的炎症反应。Schierano等[35]的研究显示，在暂停后恢复口腔卫生护理，种植体周围组织炎症有可能恢复到试验前的水平，但需要的时间是天然牙的3倍（69天 vs 21天）。总而言之，多项针对种植体周围黏膜炎的研究表明，与治疗天然牙的牙龈炎相比，种植体周围黏膜炎更严重，并且炎症逆转难度更大、耗时更长。

建议通过机械性清除生物膜及牙石治疗种植体周围黏膜炎，可选择是否使用抗菌剂。口腔卫生的家庭护理建议机械性地控制牙菌斑，并加用消毒抗菌剂。

35.2.3 种植体周围炎的治疗

根据疾病的严重程度和种植体周围缺陷的类型，种植体周围炎的治疗可分为非手术治疗和手术治疗。

35.2.3.1 种植体周围炎的非手术治疗

治疗方法包括对种植体进行彻底清创，破坏生物膜，减少细菌数量。采用类似于治疗黏膜炎的机械性去污，主要区别在于去污的重点为龈下。现有的文献表明，非手术治疗并不完全有效，只能提供有限的改善，而且有明显的疾病复发倾向[29]。这很可能是因为暴露在生物膜下的种植体表面没有得到充分的清创，因此可能需要考虑手术干预。

35.2.3.2 种植体周围炎的手术治疗

当非手术疗法不能控制炎症变化时，就需要对种植体周围炎进行手术治疗（图35.6）。

手术干预优点：

- 提供清洁和清创的通道。
- 提供清洁和去污通道的同时，暴露受影响的表面并进行清洁（根向复位瓣）。
- 提供清创和再生技术的通道。

3种术式：

- 翻瓣术：可以直接暴露种植体表面进行清创，以维持种植体周围的软组织健康。在全厚的黏骨膜瓣做1个龈沟内切口，暴露炎症组织并对其表面进行清创。随后重新定位并缝合龈瓣。翻瓣术旨在不改变种植体颈部周围软组织边缘的情况下消除炎症。这术式通常只有在骨质丧失较少的情况下使用。
- 根向复位瓣术：用来对种植体周围的组织进行根端定位，减轻牙周袋并加强口腔卫生护理。根据探诊深度和种植体周围黏膜的厚度，做1个反向斜面切口。翻起颊部和腭部/舌部龈瓣，去除病变组织，并对种植体表面进行清创。术中可能需要垂直松弛切口来定位根方龈瓣，再通过重塑骨质来进行骨成形术，然后将龈瓣从根方缝合，暴露受影响的种植体区域。该术式适用于非美学领域的单壁骨内或骨上缺陷的种植体周围炎。
- 再生术：该术式旨在组织愈合期间对种植体表面进行去污和营养，以避免黏膜退缩，同时用再生技术提高重新骨结合的可能性（图35.7）。

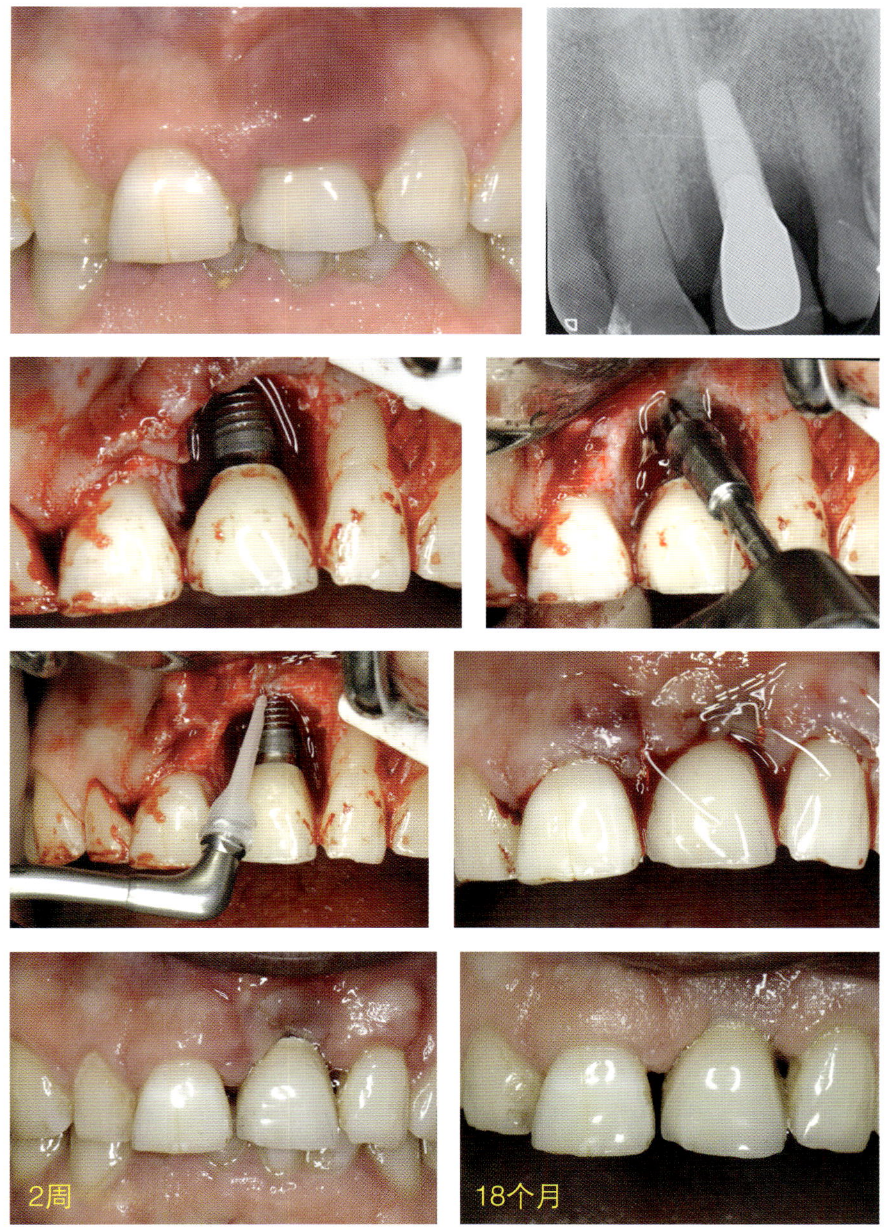

图35.6 患有种植体周围炎的患者通过手术进行全厚龈瓣提升，去除肉芽组织，用手工洁治器械、钛刷和甘氨酸粉清创，并进行根尖定位。此术式可以在非美学区域或美学影响小的区域下进行，如该低笑线患者。可以看到，炎症得到了控制，牙龈恢复了健康，并出现了点彩。

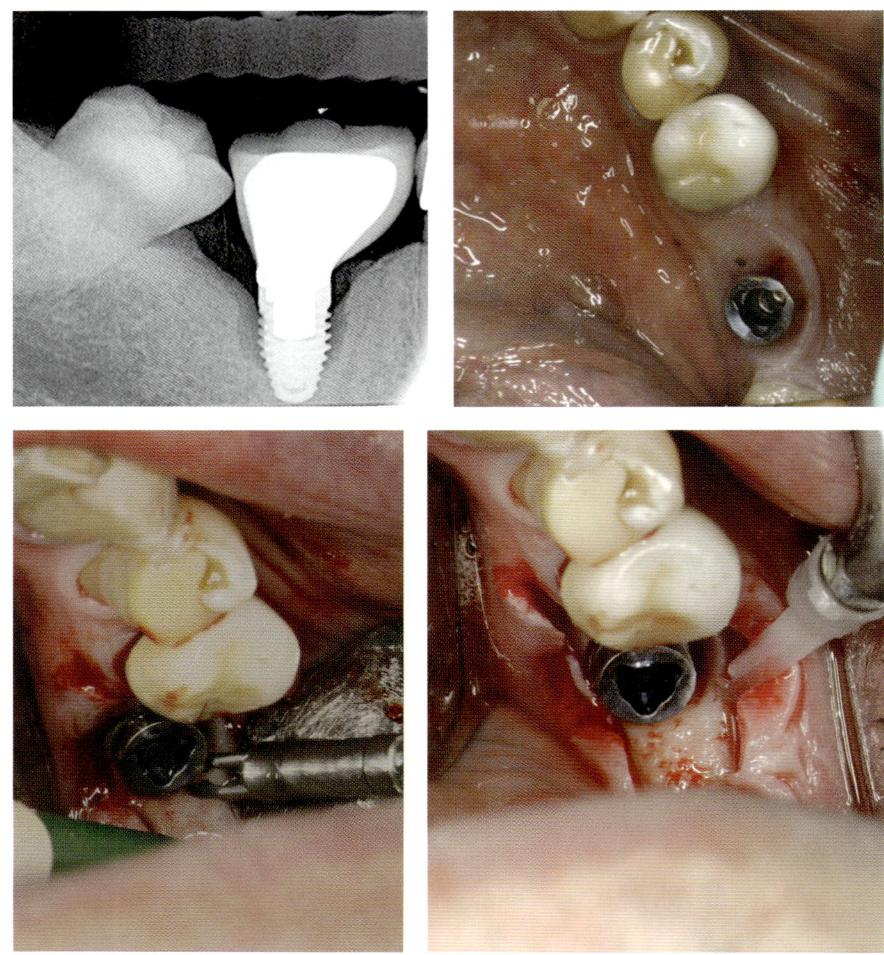

图35.7　火山口型骨内缺损病例的再生术。

该术式适用于火山口型骨内缺损的病变。沟内切口是为了保持软组织边缘，并在颊部和舌/腭部进行龈瓣提升，以进行表面清创。在种植体周围放置移植材料以填充骨内缺陷，并用可吸收或不可吸收的薄膜覆盖，最后进行冠状定位和缝合。动物研究表明，术后被污染的种植体表面可能会重新发生骨结合[36]。

35.2.4　建议

- 手术技术的选择应基于种植体周围病变的特点。如果存在深牙周袋和骨内缺损，手术干预的目的应是进行彻底清创、种植体表面去污和缺损重

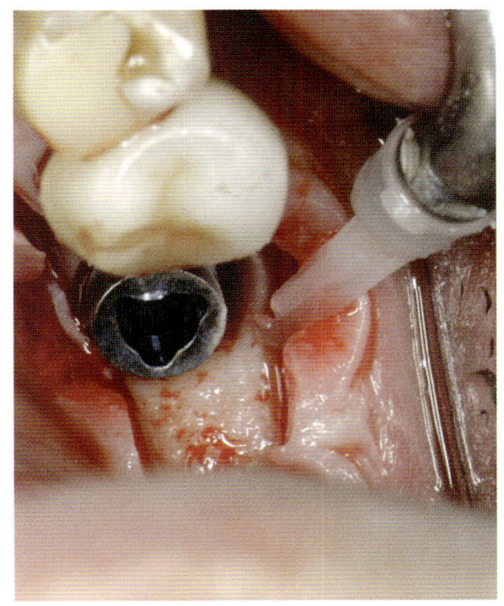

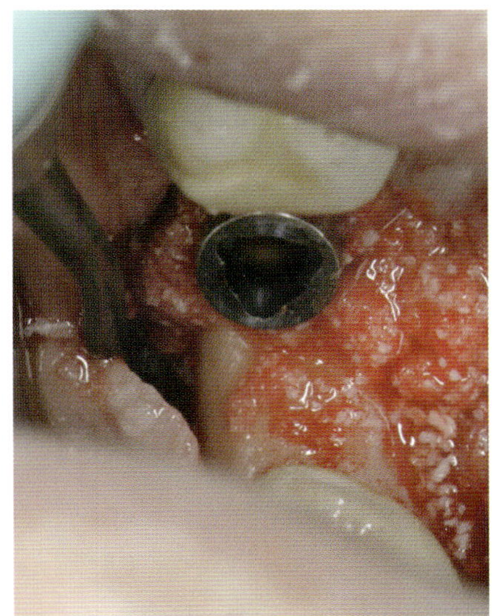

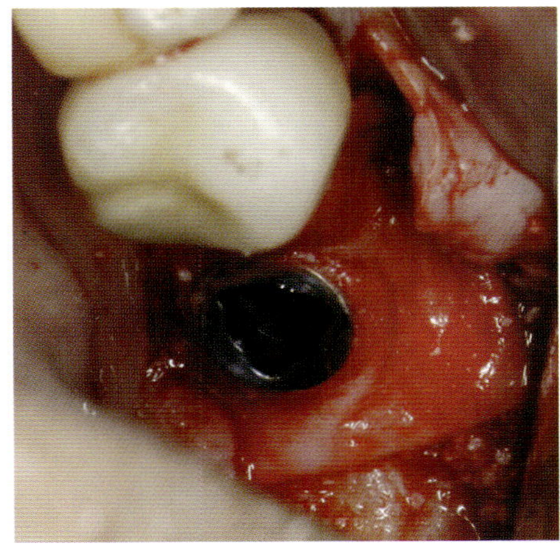

图35.7（续）

建/再生。对于没有明显骨壁缺损或主要是骨上缺损，手术干预的目的应是彻底清创和重新定位边缘黏膜，虽然这可能会影响种植修复体的美学效果，但患者能更有效地进行口腔卫生护理。

- 文献没有提出最佳的种植体表面净化方法，激光与传统系统相比没有显示额外的优势；甚至简单地用生理盐水冲洗也有效果[23,27]。
- 支持翻瓣术使用的文献有限，但可用于治疗浅层缺损或非手术治疗失败后的美学区域。

- 治疗骨上或单壁缺陷时应在非美学区域使用根向复位瓣术。
- 再生术适用于环状和骨内缺损的种植体周围炎。Schwarz等[37]证实，应用再生术治疗在有骨壁的圆型骨质缺损是有效的。尚未有证据支持特定的再生外科技术的有效性（例如自体或异体移植或骨替代物移植）[29]。

35.2.5 支持治疗

牙周/种植体周围的支持性治疗包括使用牙周探针定期监测，清除龈上和龈下/黏膜菌斑和牙石沉积，并提供个性化的口腔卫生指导。

Heitz-Mayfield等[38]评估了手术治疗种植体周围炎后种植体周围支持治疗（SPIT）的临床效果。24名患者有牙患者，共36颗种植体，被诊断为种植体周围炎，他们接受了抗感染手术方案的治疗，然后进行定期的种植体周围支持治疗。SPIT包括使用钛或碳纤维手工洁治器械或超声波设备清除种植体表面的黏膜上和黏膜下生物膜。此外，还对其他种植体/牙齿进行了专业的预防（去除牙石/生物膜），并加强了口腔卫生宣教。在1年、3年和5年时，进行了临床随访并拍摄X线片。研究者将治疗成功定义为种植体存活，种植体周围PD < 25mm且不伴有出血/充血，以及种植体周围没有进展的骨丧失。治疗后12个月，种植体100%存活，79%的患者（24例中的19例）有成功的治疗结果。5年后，63%的患者（24人中的15人）获得了成功的治疗结果，42%的种植体实现了种植体周围炎的完全解决，即所有部位没有出血。

Costa等[39]发现，预先存在种植体周围黏膜炎且没有进行预防性维护的人更易患种植体周围炎。他们研究了212名种植义齿修复缺牙的患者，并对其进行牙周和种植体周围的临床检查。

5年后，80名在基线检查中被诊断为种植体周围黏膜炎的患者被重新检查。这些人被分为两组：在研究期间，一组进行了预防性维护（39名），另一组没有预防性维护（41名）。分别评估以下参数：菌斑指数、牙周及种植体周围探诊出血、牙周及种植体周围的探诊深度、化脓情况种植体周围骨丧失。在没有支持性治疗的组别中，种植体周围炎的发生率为43.9%，在接受定期支持性治疗的患者中为18%。因此得出结论，预先存在种植体周围黏膜炎患者没有进行预防性维护，将更易患种植体周围炎。

35.3 建议

- 确保种植修复体的轮廓不过度收缩，且易于清洁。确保修复体的穿龈角度＜30°，且轮廓平坦或凹陷。应有自洁通道，可以放置牙间辅助工具或牙线，有利于清洁修复体周围（图35.8）。

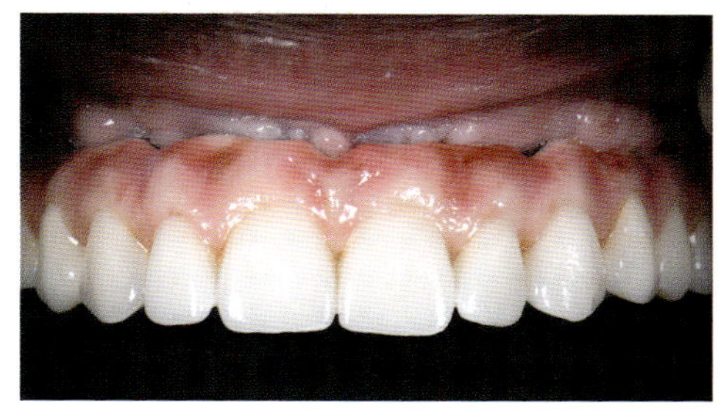

图35.8 终种植修复体展示了可自洁的区域。

- 种植体支持的桥体组织面应该是平坦的，或在无牙区突起，这样有利于清洁，且不易使菌斑滞留。
- 去除妨碍自洁的唇侧延伸。如果修复体需要唇侧延伸，则考虑使用可摘修复，以便于口腔卫生护理（图35.9）。
- 由于种植体周围黏膜炎发展迅速，而且比牙龈炎更难治疗，因此需要采取积极的非手术方法。
- 当患者应用种植体周围支持治疗时，种植体周围疾病的发生率会显著降低。

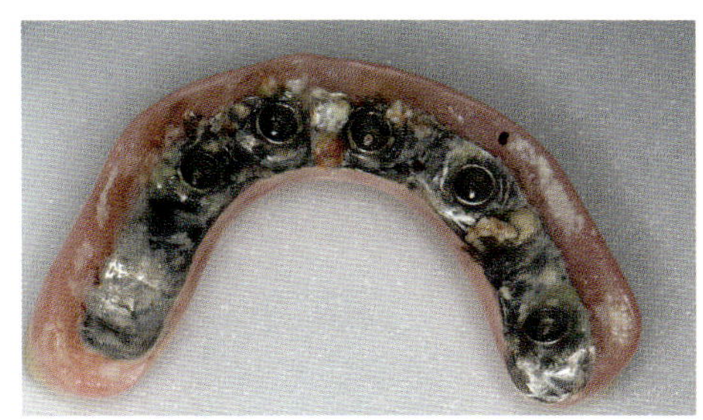

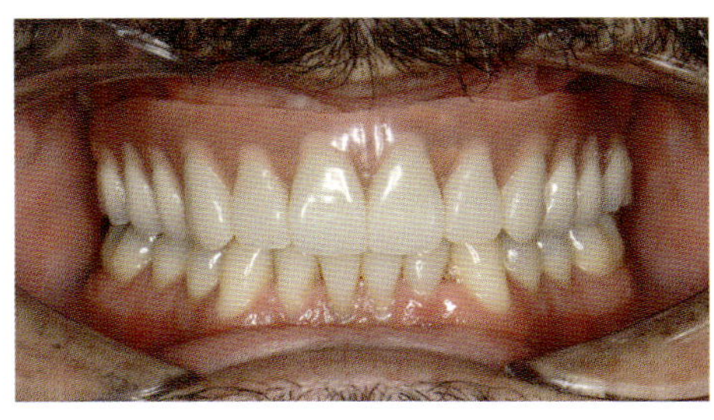

图35.9 固定修复体有较大的唇侧延伸，妨碍清洁，导致食物残渣和牙菌斑大量堆积在修复体内，容易使患者发生种植体周围炎。

第36章

种植体并发症
Implant Prosthetic Complications

Christopher C.K. Ho, Matthew K. Youssef

36.1 原则

随着种植义齿植入时间的增加，后期种植失败的数量也在增加。这可能是由于机械问题、感染或种植体周围炎导致的支持组织丧失所造成的。了解潜在的并发症不仅有助于患者管理，也有助于制订治疗和预防计划。了解种植体并发症在医患沟通、知情同意和术后护理中都非常重要。对患者和医生而言，并发症都是棘手且耗时的[1]。

有资料显示，骨结合种植体的存活率约为95%[2]。在过去的50年里，种植体的成功是通过存活率、修复体稳定性、最小放射剂量骨丧失和种植体周围软组织无感染来评估的。评估种植体的主要标准有疼痛、修复体活动度和X线片上的骨量。

种植体修复成功的关键标准包括[1-4]：

- 美观性——与患者原有的牙列相匹配，软组织与邻近和对侧的牙列相匹配。
- 软组织稳定性以及没有种植体周围疾病。
- 种植体的存活率和成功率。
- 咬合功能。
- 可修复性。
- 被动就位——恢复性的被动就位可以减少对种植体的作用力，确保基台与种植体最大范围接触，使应力分布均匀。
- 患者满意度。

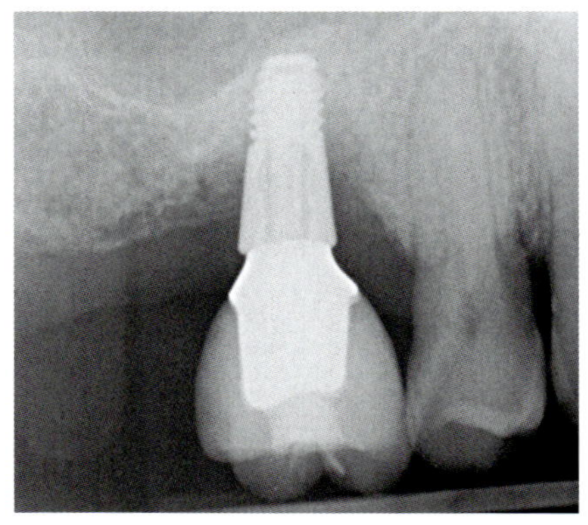
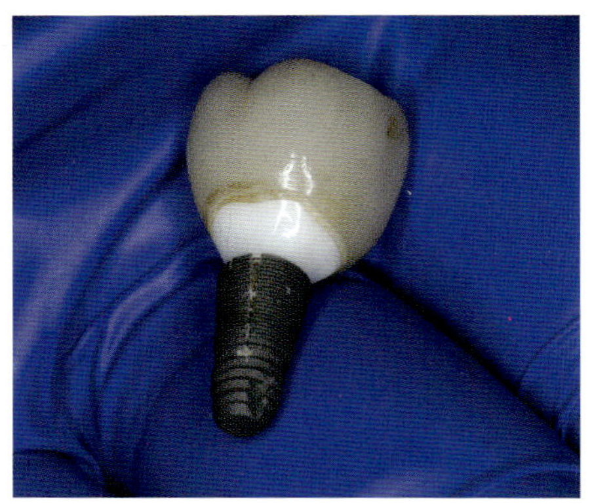

图36.1 种植体断裂。患者的种植体周围有不明原因的骨丧失，在摘除牙冠时发现种植体有断裂现象。

可能的修复体并发症[1,3]：

- 种植体断裂。
- 修复材料断裂。
- 螺丝松动。
- 螺丝断裂。
- 丙烯酸树脂断裂。
- 种植体断裂。
- 骨质断裂。
- 不良美学效果。
- 咬合并发症。
- 接触丧失。
- 覆盖义齿机械固位并发症。

机械问题可能是由金属疲劳、材料磨损、老化、结合不良或生物力学超负荷造成的[1,3]。此外，还可能有临床医生的人为因素（例如操作错误、缺乏判断力和经验）或患者因素（例如微创伤、大创伤所造成的功能异常）。

单颗种植体的并发症包括修复冠与种植基台脱落、接触丧失、陶瓷断裂、美观度差、软组织缺失、修复螺丝松动、基台断裂和种植体断裂[1,3]。

全口种植并发症包括丙烯酸牙的脱落、丙烯酸牙轻度断裂、修复体螺丝松动、修复体螺丝断裂以及基台连接螺丝的磨损[3]。其他不常见的并发症包括钛杆断裂和种植体断裂（图36.1和图36.2）。

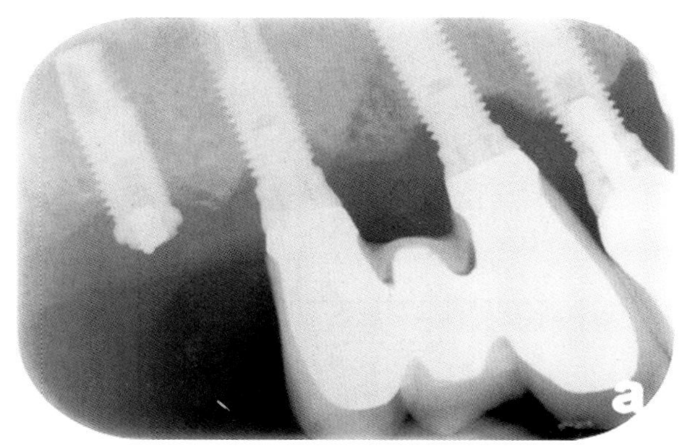

图36.2 断裂的基台螺丝（金螺丝）。

36.1.1 种植体并发症的发生率

36.1.1.1 种植体支持的单冠固定修复体

早期的论文显示，种植体修复的成功率为80%~85%[4]。最近10年期的系统回顾显示成功率为89%[2]。在一项系统综述回顾中，Zembic等报告说，在评估种植后5年的修复体生物、机械和美学结果时，其机械并发症率为12%，生物并发症率为6%[5]。

Jung等[6]发表了一项系统综述，对平均随访5年的纵向研究中报告的种植体支持的牙冠的存活率和机械并发症的发生率进行了分析。5年后，技术并发症的发生率分别为：螺丝松动8.8%、固位力丧失4.1%、修复材料断裂3.5%[6]。一项关于种植体支持的单冠和种植体固定义齿（IFDPs）的10年期回顾性研究发现，最常见的并发症是崩瓷（20.31%），其次是种植体螺丝松动（2.57%），以及固位力下降（2.06%）[7]。与单冠相比，固定义齿更易损耗崩瓷，两者之间有统计学意义[8]。此外，7年后，接触丧失的发生率为60%[9-10]。

36.1.1.2 全口种植体-固定义齿修复

全口种植修复的并发症很常见。Papaspyridakos等[50]专门调查了种植体支持的全口固定修复体的生物学和技术并发症，发现5年后有29.3%的修复体没有并发症，10年后只有8.6%。螺丝相关并发症（即松动或断裂）在5年后为10.4%，10年后为20.8%。饰面瓷崩瓷或断裂在5年和10年后发生率分别为33%和66.6%[11]。关于金属烤瓷全口修复体的研究很少。Bozini等在对全口种植固定义齿（FAIFDPs）的修复并发症进行Meta分析后认为，关于金属烤瓷修复体的研究很少，在关于金属/丙烯酸树脂牙的研究中，饰面瓷断裂和材料磨损是最常见的并发症[12]。不管文献中的确切数字如何，在种植领域，彻底了解修复体的并发症及其预防和管理方法是十分重要的。虽然种植体支持的全口义齿对于完全无牙颌的患者来说是一个很好的治疗选择，但是应该避免为了做种植体支持的全口义齿而提前拔除预后良好的天然牙。

36.1.2 修复体并发症的病因学

了解种植体并发症的病因有助于预防和管理。种植体并发症的病因可以大致分为患者因素和临床医生因素。晚期种植失败是多因素的，可能是由于生物力学和宿主因素之间不平衡所致。

36.1.2.1 机械力过载

副功能可能导致种植体过载、金属疲劳或材料老化[8]。其他与过载有关的因素包括咬合不充分、种植固定义齿中存在远端悬臂，或修复体没有被动就位。基台–种植体界面的错位和缺乏被动就位可能会导致种植区域牙槽骨骨折、螺丝松动或基台/修复体螺丝断裂。

36.1.2.2 粘接剂过量

在某些患者中，由于种植区域骨质结构导致的种植体角度问题，可能需要用粘接剂来固定修复体。种植体以一定角度植入，纠正了螺丝通道的问题，但降低了粘接剂的固位效果。Wilson等在一项前瞻性研究中发现，过量粘接剂与种植体周围疾病呈正相关[14]。Linkevicius等发现，在有牙周炎病史的患者中，带有粘接剂残留物的种植体可能更容易发生种植体周围疾病[15]。在粘接剂固位的修复体中，修复体边缘的位置越向龈方，未被清除的粘接剂就越多[16]。X线片只能观察种植体近中和远中，因此不是检测残留粘接剂的可靠方法。

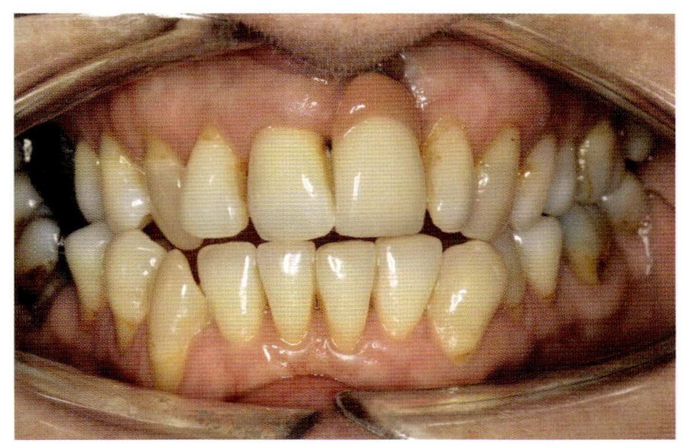

图36.3 种植体位置不佳，试图用粉色饰瓷掩饰。这会导致修复体周围清洁困难，后期易发生炎症。

36.1.2.3 近中邻接丧失

天然牙与种植体之间邻接丧失情况比预计的要多[9]。这种邻接丧失会导致食物嵌塞、龋齿、疼痛和牙周问题，这是由于牙齿的生理性近中移动，咬合力一般会传导至邻接区[10]。来自咬合的向前力引导牙齿近中移动，当接触点由于摩擦而磨损时，牙齿就会向近中偏移。种植体不会移位，但是天然牙可能会近中移动，从而造成近中邻接接触丧失。另一种理论认为，成年前的颅面发育可能导致咬合的改变。Greenstein等[51]在一篇综述中表示，34%～66%的病例在种植修复后出现了牙间隙。这最早发生在种植后的3个月，通常发生在种植体近中。

36.2 步骤

36.2.1 咬合

对过载种植体进行的动物研究表明，当口腔卫生保持良好时，种植体颈部边缘骨吸收就会停止；但在口腔卫生不佳的环境中，边缘骨质会持续吸收[12]。

在预先存在种植体周围炎症的情况下，种植体的过载会导致边缘骨吸收显著增加[13]。

36.2.2 不良的种植体位置

不良的种植体位置美学效果不佳，也不利于口腔卫生（图36.3）。新型修复方案可以通过引入预制或定制角度的基台来恢复不良位置。然而，在某些情况下，为了沿种植体的长轴传导力，可能仍需要使用粘接剂固位修复体，以防修复体出现不良应力分布。如果种植体被放置在一个不理想的位置，则需要移除种植体或更改其位置。利用锥形束计算机断层扫描（CBCT）和种植计划软件进行术前规划，可以对患者的骨量和潜在的骨增量需求进行准确的术前评估[16]。

36.2.3 前牙种植体

通过检查种植部位的牙龈颜色得出：无论选择何种材料，与天然牙相比，牙龈美学效果都有显著差异（图36.4）[17]。在前牙区，金和氧化锆基台与钛相比对美观影响较小[17]。Kim等通过分光光度分析得出，与金或钛相比，氧化锆基台具有更小的色差[18]。然而，使用不同材料患者的满意度并没有差异[19]。

36.2.4 种植体折断

种植体折断的发生率为0.16%～1.5%[20]。有多种因素可能导致断裂，包括小直径的种植体、咬合创伤和副功能（图36.5）。

另一个诱发因素是牙槽嵴骨丧失，这可能导致种植体的弯曲应力，特别是在修复螺丝末端的种植体结构薄弱区的支持骨丧失。

解决方案

- 如果种植体断裂，可以通过使用钻孔机或超声骨刀将其取出。如果条件允许的话，可以植入1颗新的、较大的种植体。
- 在某些情况下，当种植体表面断裂但仍存留足够的内螺纹时，可使用新的修复体，并将其粘接在合适的位置。然而，重新更换并再植入从长期而言是最好的选择。
- 如果不更换种植体，可以让剩余的根尖部分埋藏在牙槽骨内，在无牙区用传统的修复方法（例如可摘义齿或固定桥进行修复）。

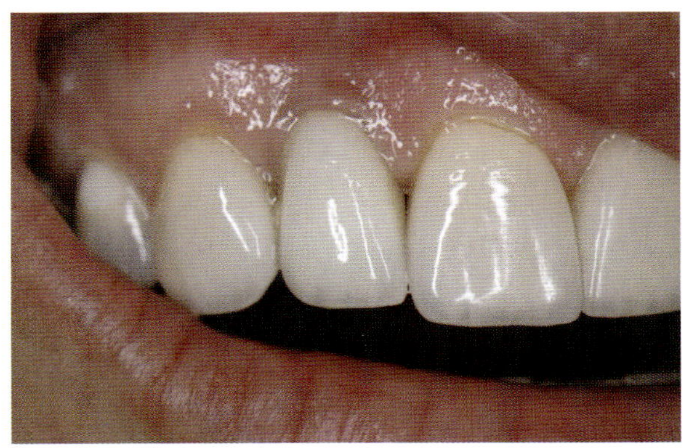

图36.4　前牙区邻面健康牙龈轻度变色。

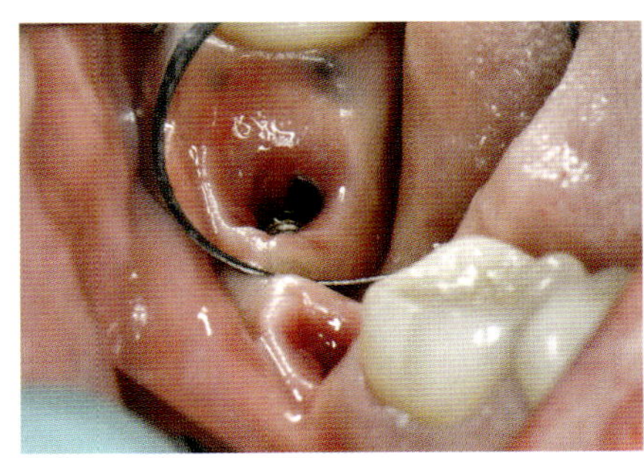

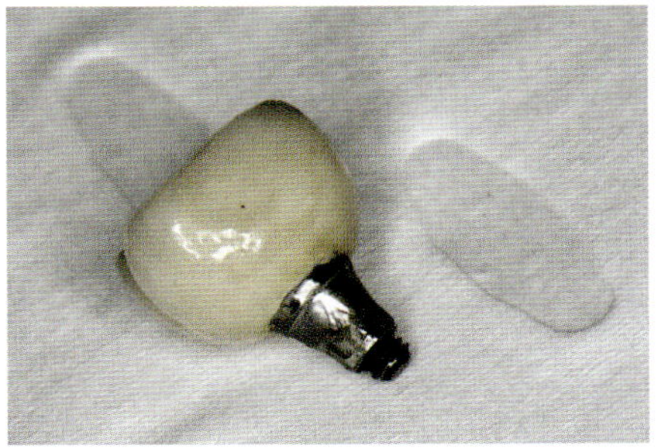

图36.5　基台的螺丝松动再拧紧导致了种植体的断裂。基台内的锥形连接/啮合六角的形态不佳可能是造成错位和持续松动的原因。

36.2.5　种植体螺丝松动

通常使用金和钛合金螺丝，金螺丝具有较高的弹性模量，在提高夹持力的情况下，螺丝松动的情况较少。钛合金具有比金更好的机械性能，金螺丝更容易发生金属疲劳[5-6]。通过施加扭矩拧紧螺丝，在螺丝内产生一个称为“预负荷”的力。当螺丝拧紧时将被拉长，并产生张力。螺丝的弹性回复将各组件结合在一起，提供夹持力。Wittneben等[52]在一项为期10年的关于种植支持固定义齿和单冠并发症发生率的回顾性研究中发现，𬌗面螺丝松动发生率为2.57%。

解决方案

- 必须不断检查扭矩扳手和马达的校准情况，并使用机械扭矩测量仪来确保扭矩正确。

- 必须严格评估金或基台螺丝是否有慢性松动、组件断裂或修复体承受过度力量。
- 如果螺丝持续松动，可能会导致其伸长，并造成损耗和疲劳。这可能需要在安装修复体前更换新的螺丝。

36.2.6 基台螺丝断裂

种植体内的基台螺丝断裂需要复杂手术去除断裂的螺丝，或需要去除和更换种植体。当螺丝断裂时，会损失夹持力，同时失去预负荷；通常断裂的螺丝顶端是松动的，可以被松脱。但有些情况下，根尖部分可能被卡住，或者螺纹损坏而无法取出。

解决方案

- 当螺丝在顶端断裂时，可以使用血管钳或止血钳夹出断裂的螺丝。
- 将超声波洁牙器的尖端放入螺丝的顶部，洗牙器的振荡会逐渐旋转螺丝。
- 使用特定工具。大多数种植体制造商都生产特定的工具箱，其中的钻头、钻导和攻丝等工具与种植体相适应。这些工具可以使螺丝解螺旋。其他工具能钻入螺丝，产生可去除的金属碎片。
- 反向低速钻头可以拧出螺丝。

36.2.7 螺丝头部脱落

螺丝头部的损坏或内连接体头部的脱落是常见的修复体并发症，这种情况种植体螺丝刀也不能有效地取出或拧紧螺丝。

解决方案

- 首先，使用一把新螺丝刀，或者对螺丝刀稍做调整，将其尖端磨短0.5mm。磨短尖端后的螺丝刀接触面积相对更大，或许能使其与螺纹更吻合以将螺丝取出。
- 其次，用硬质合金钻头在螺丝上开1个槽（图36.6），这样就可以用平头螺丝刀来拆卸螺丝。
- 最后，去除螺丝的头部，这样就消除了螺丝的预负荷或夹持力，使修复体可以被取出。由于螺丝的头部被移除，剩余的螺丝就会松动，可以被移除。

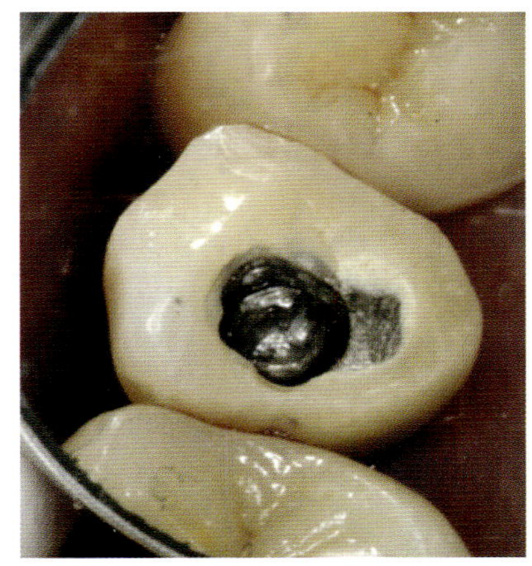
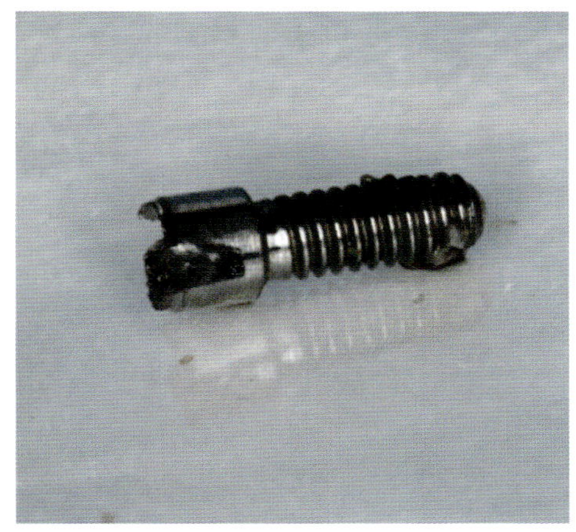

图36.6 剥落的螺丝头部。在螺丝的顶部开了一个细槽，这样就可以用一个平头螺丝刀来拧开螺丝后取出。

36.2.8 被动就位

种植体上部结构相匹配是防止生物和机械并发症的关键因素。种植体修复中被动就位的定义为“在没有施加外部载荷的情况下，支持种植体的部件和周围的骨之间的张力为零”[21]。1994年，Carlsson提出，完全被动就位的种植体是不存在的，一定程度的不匹配是不可避免的[22]。天然牙可以在牙槽骨内移动，但种植体是固定的。此外，修复体精准机械就位是至关重要的，因为在将修复体安装到基台上时，可能会产生内部应力，导致骨的微裂，从而导致牙槽嵴流失，或出现松动、断裂等机械问题。上部修复体被动就位可以使种植体和周围骨之间的应力减少[23]。骨结合的种植体没有牙周韧带，因此几乎没有生物活动度。一般认为种植体大约10μm的移动范围[24]。

与骨结合的种植体如果不密合，将会对修复体的内部组件、种植体和周围的骨产生压力[25]。然而，修复体和种植体之间对不密合存在一定的容错性[26]。在临床上确定一个合理的、可量化的不密合量是非常困难的[27]。可能与以下因素有关，包括：骨质、种植体长度与直径，以及种植体的表面特征[21]。种植体框架上部结构的被动配合的临床测量一直是一个有争议的话题。现建立了多种拟合检查方法，并都取得了不同程度的成功，可以为临床工作提供经验[28]。检查方法包括：

- 手指交替按压法：在安放修复体时，在修复体的两侧交替施压，以评估摇晃运动[28]。如果不密合，可以看到唾液在种植体–基台界面的压力下移动[29]。
- 放射评估法：无论进行何种密合度测试，都应纳入该评估并拍摄放射线片，并与其他测试并列[18,30,32]。当上部结构的连接在龈下时，拍片显得尤其重要（图36.7）。
- 直接视觉触觉法：在修复体支架边缘用探查器械通过触觉和视觉来检查密合情况[30–31]。可以借助光源和放大镜提高可视化程度[30]。精细的探测器械可以用来最大限度地提高检测能力，但器械不如仪器灵敏，无法准确地检测。
- 单螺丝试验法：拧紧修复体末端螺丝，同时检查其余基台界面的差异[25, 28,33]。这种方法检测大跨度的支架来说最有效，因为离终端螺丝固定的基台越远，差异就越明显。这个试验可以与上述方法结合使用。
- 螺丝阻力试验法[25]：这一试验的理论基础是临床上可以接受150μm的误差。Nobel Biocare金螺丝和Nobel Biocare种植体的周径是300μm。因此，一旦有阻力存在，误差小于等于半圈（180°）是可以接受的。修复体首

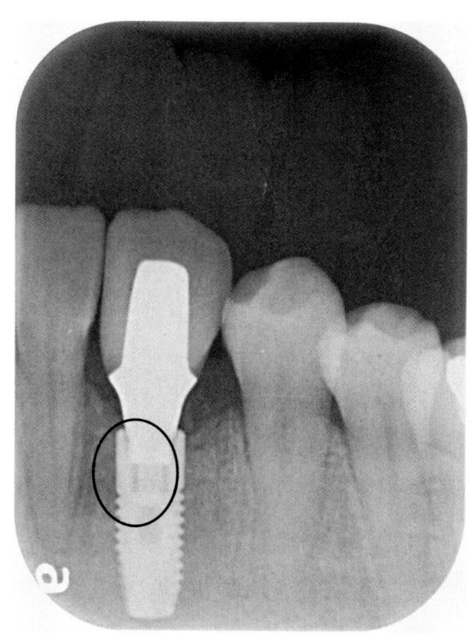

图36.7 基台装入不正确导致种植修复体不密合。

先从中轴基台开始收紧，然后逐渐移向末端基台。应使用10～15Ncm的最大扭矩，使修复体在阻力点的半圈内完全就位[25]。对这一试验进行的5年随访显示，没有出现机械疲劳性骨折，表明可以在临床上使用这一试验评估[25,28]。与此同时，影像学拍片、直视、照明、指压、牙线和咬合应与螺丝阻力试验一起用于支架匹配验证。

36.2.9　支架不密合的机械并发症

有限元分析评估了咬合负荷下的不密合水平，显示出周围种植体骨的应力增加[37-38]。研究表明不密合程度与施加在种植体和修复体上的应变量以及转移到骨上的应力有关[39]。Jimbo等假设，通常在骨缺失区域附近发现的种植体垂直断裂是由修复体不契合造成的[40-41]。通过有限元分析，他们证明了随着不密合程度的增加，种植体及其周围骨的应力水平也会增加[41]。他们还表明，当使用多单元基台时，应力水平会降低[41]。Adell等发现断裂率随着时间的推移而增加，引入了金属疲劳作为一个促成因素的可能性[29]。支架不密合与种植体失败之间的关系很复杂。我们必须考虑咬合应力、种植体长度与直径、种植体表面形貌、患者因素、修复体设计、印模技术、夹板连接或非夹板连接修复体等的影响。此外，不密合的程度和方向都将影响潜在的并发症。垂直、水平和成一定角度的不密合都会存在。部分有限元分析表明，由于不密合引起的应力模式可能导致部件和下层骨的应力增加30%～40%[42-44]。

我们利用动物实验研究由种植体支架不密合导致的临床问题，进行动度评估、放射学评估、组织学分析、显微镜测量、摄影测量和激光扫描。种植体周围的骨反应是其中的关键结果。但是，大多数研究都是在无负荷情况下完成的，只评估了垂直位不密合的情况。没有一项研究证实仅由于支架不密合而对种植体周围的骨质产生任何负面影响[42]。Jemt等的另一篇论文中表示，7名患者的口内X线片显示，边缘骨水平的变化与修复体不密合之间没有统计学相关[26]。

因此，尽管有限元分析显示骨的应力增加，但由于研究质量差，动物研究并没有反映出这一点。然而，我们不应忽视精准印模和稳定的被动就位对种植修复体的重要性。

36.2.10 印模技术

现代技术主要包括数字化口腔和数字化印模。在评估数字化印模技术时，Trios扫描仪（3Shape）在扫描单颌的6颗种植体时，平均误差为0.028mm[45]。然而，一项比较数字化印模技术和传统种植体印模技术的临床比较研究表明，传统方法在准确性方面具有统计学优势[46]。此外，用丙烯酸树脂夹板印模的准确性比非夹板印模更好[47]。准确的印模对支架被动就位十分重要，其中最稳定的是丙烯酸树脂在口内连接的种植体转移杆[46–47]。

导致修复体上部结构不密合的可能原因：

- 印模过程中的因素：下颌骨弯曲、取模技术、材料、转移杆的机械加工误差–夹板、非夹板定制托盘、种植体角度、转移杆粗糙程度、倒模技术。
- 主铸件铸造。
- 支架组装：铸造，添加陶瓷后的形变。

36.2.11 牙龈瘘管

牙龈瘘管可能是由种植义齿牙冠松动、修复螺丝断裂或牙冠断裂造成的。过多的粘接剂也被证明会导致瘘管的形成（图36.8）。解决方法包括将基台螺丝拧至制造商推荐的扭矩水平，去除多余的粘接剂，清除菌斑生

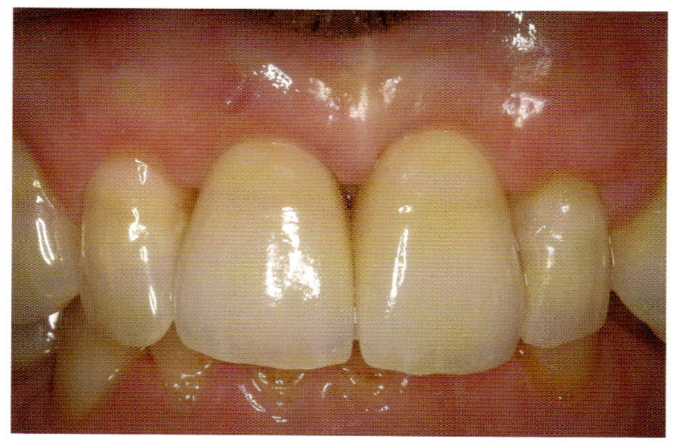

图36.8 右上颌中切牙唇侧牙龈存在瘘管。这可能是由种植体牙冠松动、修复螺丝断裂、牙冠断裂或残留粘接剂过多造成的。

物膜，用生理盐水冲洗，并定期复查。

36.2.12　修复体并发症的预防

预防修复体并发症需要严谨的诊断、合理的治疗计划、无创的手术技术、恰当的排牙和种植体的间距、完全或部分引导的种植体植入系统、被动就位的种植修复体、患者良好的口腔卫生保健，以及定期复诊维护[48]。

- 调整咬合：确保足够数量的咬合单元、正确的咬合方案，以及尽量减少𬌗干扰。对于存在副功能的患者，建议使用稳定的夹板连接。
- 尽量避免或缩短修复体的悬臂长度，减小修复体颊舌径。单端悬臂有放大力的作用，会破坏骨质。
- 牙冠/种植体比例：短种植体的使用得到文献支持。然而，不良的牙冠/种植体比例可能导致悬臂力过大及螺丝/基台的松动或断裂。
- 如果出现金/基台螺丝慢性松动或部件断裂，那么需要评估修复体的匹配性和任何超负荷因素。
- 如果患者有多颗断裂种植体或种植失败可能需要植入额外的种植体，并进行联冠修复。
- 为确保被动就位，需要正确的技术设计和准确的印模技术（图36.9）。

此外，为防止种植体丙烯酸上层结构断裂，应使种植体排列于牙槽嵴中央并位于咬合接触下方，这样可以减少施加在修复体和种植体本身的杠杆作用[48]。

在全口修复中，避免种植体断裂的方法有：限制悬臂长度，使用足够数量的种植体，使种植体分布均匀，种植体分布的前后相隔至少有10mm，在后牙区使用适当尺寸的种植体（图36.10）[48]。

36.3　建议

- 为更好地观察和评估就位情况，有必要使用放大镜或有照明功能的显微镜。
- 如果有长期松动或任何螺丝损坏的迹象，请更换基台螺丝。
- 如果难以去除断裂部分，为避免无法恢复的创伤，请将患者转给更有经验的医生。

- 在完成种植修复后，并发症随着时间的推移不断出现。医生应尽量减少可能的风险因素，但也应告知患者可能的并发症，让其有终生维护的意识。

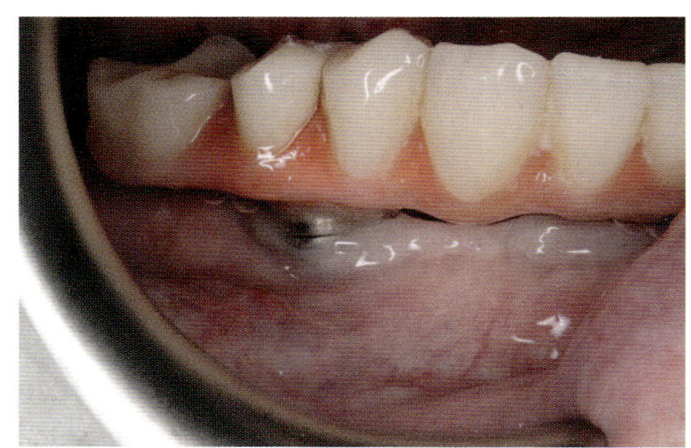

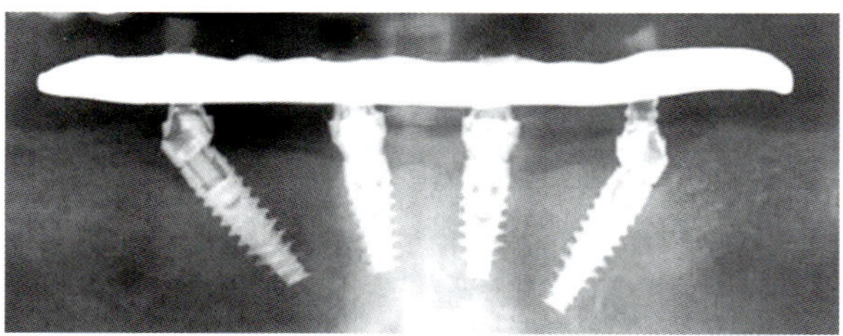

图36.9 右下颌磨牙区种植体与修复体明显不密合，需要更换支架。

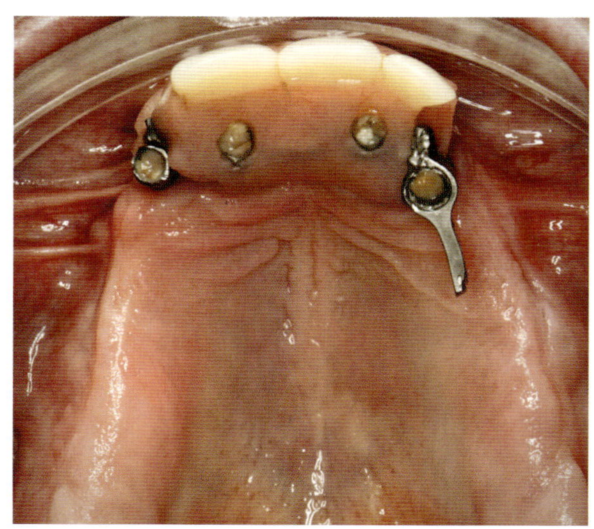

图36.10 种植体前后分布不良导致金属支架和丙烯酸树脂基托断裂。